全国中医药行业高等职业教育"十四五"规划教材

全国高等医药职业院校规划教材（第六版）

中医妇科学

（第三版）

（供中医学、针灸推拿、中医骨伤等专业用）

主　编　周惠芳

全国百佳图书出版单位

中国中医药出版社

·北　京·

图书在版编目（CIP）数据

中医妇科学 / 周惠芳主编 . -- 3 版 . -- 北京：中
国中医药出版社，2024.12. --（全国中医药行业高等职
业教育"十四五"规划教材）.
ISBN 978-7-5132-9058-6

Ⅰ . R271.1

中国国家版本馆 CIP 数据核字第 20243GR201 号

融合教材服务说明

全国中医药行业职业教育"十四五"规划教材为新形态融合教材，各教材配套数字教材和相关数字化
教学资源（PPT 课件、视频、复习思考题答案等）仅在全国中医药行业教育云平台"医开讲"发布。

资源访问说明

到"医开讲"网站（jh.e-lesson.cn）或扫描教材内任意二维码注册登录后，输入封底"激活码"进行
账号绑定后即可访问相关数字化资源（注意：激活码只可绑定一个账号，为避免不必要的损失，请您
刮开序列号立即进行账号绑定激活）。

联系我们

如您在使用数字资源的过程中遇到问题，请扫描右侧二维码联系我们。

中国中医药出版社出版

北京经济技术开发区科创十三街 31 号院二区 8 号楼

邮政编码　100176

传真　010-64405721

河北省武强县画业有限责任公司印刷

各地新华书店经销

开本 850×1168　1/16　印张 17.5　字数 470 千字

2024 年 12 月第 3 版　2024 年 12 月第 1 次印刷

书号　ISBN 978 – 7 – 5132 – 9058 – 6

定价　65.00 元

网址　www.cptcm.com

服 务 热 线　010-64405510

购 书 热 线　010-89535836

维 权 打 假　010-64405753

微信服务号　zgzyycbs

微商城网址　https://kdt.im/LIdUGr

官 方 微 博　http://e.weibo.com/cptcm

天猫旗舰店网址　https://zgzyycbs.tmall.com

如有印装质量问题请与本社出版部联系（010-64405510）

全国中医药行业高等职业教育"十四五"规划教材
全国高等医药职业院校规划教材（第六版）

《中医妇科学》编委会

全国中医药行业高等职业教育"十四五"规划教材
全国高等医药职业院校规划教材（第六版）

《中医妇科学》
融合出版数字化资源编创委员会

主　编

周惠芳（南京中医药大学）

副 主 编（按姓氏笔画排序）

丁　昉（广西中医药大学）　　　　　　冯冬兰（南阳医学高等专科学校）

刘音吟（南京中医药大学）　　　　　　江　璇（肇庆医学高等专科学校）

杨　清（四川中医药高等专科学校）　　杨丽娟（云南中医药大学）

张英军（邢台医学院）　　　　　　　　段建雪（保山中医药高等专科学校）

编　　委（按姓氏笔画排序）

王　昭（山东中医药高等专科学校）　　邓金莺（广西中医学校）

田　群（江西中医药高等专科学校）　　冯　华（江苏医药职业学院）

向罗珺（湖南中医药高等专科学校）　　张晓慧（黑龙江护理高等专科学校）

岳秀永（重庆三峡医药高等专科学校）　金　晶（江苏省中医院）

胡　盼（湖北中医药高等专科学校）　　胡明慧（南京中医药大学）

凌耀军（广东江门中医药职业学院）

学术秘书

胡明慧（南京中医药大学）

前　言

　　"全国中医药行业高等职业教育'十四五'规划教材"是为贯彻党的二十大精神和习近平总书记关于职业教育工作和教材工作的重要指示批示精神，落实《中医药发展战略规划纲要（2016—2030年）》等文件精神，在国家中医药管理局领导和全国中医药职业教育教学指导委员会指导下统一规划建设的，旨在提升中医药职业教育对全民健康和地方经济的贡献度，提高职业技术院校学生的实践操作能力，实现职业教育与产业需求、岗位胜任能力严密对接，突出新时代中医药职业教育的特色。鉴于由中医药行业主管部门主持编写的"全国高等医药职业院校规划教材"（三版以前称"统编教材"）在2006年后已陆续出版第三版、第四版、第五版，故本套"十四五"行业规划教材为第六版。

　　中国中医药出版社是全国中医药行业规划教材唯一出版基地，为国家中医、中西医结合执业（助理）医师资格考试大纲和细则、实践技能指导用书，全国中医药专业技术资格考试大纲和细则唯一授权出版单位，与国家中医药管理局中医师资格认证中心建立了良好的战略伙伴关系。

　　本套教材由50余所开展中医药高等职业教育的院校及相关医院、医药企业等单位，按照教育部公布的《高等职业学校专业教学标准》内容，并结合全国中医药行业高等职业教育"十三五"规划教材建设实际联合组织编写。本套教材供中医学、中药学、针灸推拿、中医骨伤、中医康复技术、中医养生保健、护理、康复治疗技术8个专业使用。

　　本套教材具有以下特点：

　　1.坚持立德树人，融入课程思政内容和党的二十大精神。把立德树人贯穿教材建设全过程、各方面，体现课程思政建设新要求，发挥中医药文化的育人优势，推进课程思政与中医药人文的融合，大力培育和践行社会主义核心价值观，健全德技并修、工学结合的育人机制，努力培养德智体美劳全面发展的社会主义建设者和接班人。

　　2.加强教材编写顶层设计，科学构建教材的主体框架，打造职业行动能力导向明确的金教材。教材编写落实"三个面向"，始终围绕中医药职业教育技术技能型、应用型中医药人才培养目标，以学生为中心，以岗位胜任力、产业需求为导向，内容设计符合职业院校学生认知特点和职业教育教学实际，体现了先进的职业教育理念，贴近学生、贴近岗位、贴近社会，注重科学性、先进性、针对性、适用性、实用性。

　　3.突出理论与实践相结合，强调动手能力、实践能力的培养。鼓励专业课程教材融入中医药特色产业发展的新技术、新工艺、新规范、新标准，满足学生适应项目学习、案例学习、模块化学习等不同学习方式的要求，注重以典型工作任务、案例等为载体组织教学单元，有效地激发学生的学习兴趣和创新潜能。同时，编写队伍积极吸纳了职业教育"双师型"教师。

4.强调质量意识，打造精品示范教材。将质量意识、精品意识贯穿教材编写全过程。教材围绕"十三五"行业规划教材评价调查报告中指出的问题，以问题为导向，有针对性地对上一版教材内容进行修订完善，力求打造适应中医药职业教育人才培养需求的精品示范教材。

5.加强教材数字化建设。适应新形态教材建设需求，打造精品融合教材，探索新型数字教材。将新技术融入教材建设，丰富数字化教学资源，满足中医药职业教育教学需求。

6.与考试接轨。编写内容科学、规范，突出职业教育技术技能人才培养目标，与执业助理医师、药师、护士等执业资格考试大纲一致，与考试接轨，提高学生的执业考试通过率。

本套教材的建设，得到国家中医药管理局领导的指导与大力支持，凝聚了全国中医药行业职业教育工作者的集体智慧，体现了全国中医药行业齐心协力、求真务实的工作作风，代表了全国中医药行业为"十四五"期间中医药事业发展和人才培养所做的共同努力，谨此向有关单位和个人致以衷心的感谢。希望本套教材的出版，能够对全国中医药行业职业教育教学发展和中医药人才培养产生积极的推动作用。需要说明的是，尽管所有组织者与编写者竭尽心智，精益求精，本套教材仍有一定的提升空间，敬请各教学单位、教学人员及广大学生多提宝贵意见和建议，以便修订时进一步提高。

国家中医药管理局教材办公室

全国中医药职业教育教学指导委员会

2024 年 12 月

编写说明

　　《中医妇科学》是"全国中医药行业高等职业教育'十四五'规划教材"之一，由全国中医药职业教育教学指导委员会、国家中医药管理局教材办公室统一规划、宏观指导，按照全国高等中医药职业院校中医妇科学课程目标确立教学内容并组织修订。

　　本教材修订继续秉持"以学生为中心"的教学理念，坚持教材的"五性"（即思想性、科学性、先进性、启发性、适用性）原则；紧扣"三突出"，即突出高等中医药职业教育特点，突出中医妇科学的特色优势，突出基层妇科疾病防治工作的需要；注重"三对接"，即人才培养目标与行业要求对接，课程教学内容与执业考试对接，教学过程与岗位工作过程对接；注重"三培养"，即基本理论、基础知识和基本技能的培养，中医临床思维的培养，中医妇科常见病、多发病诊治能力的培养；做到"三结合"，即传承与创新有机结合，理论与临床有机结合，中医与西医有机结合。同时在教材中融入课程思政内容和党的二十大精神，将新技术融入教材建设，丰富数字化教学资源，体现教材服务教育"立德树人"的根本任务。

　　本教材遵循前贤教材的编写体例，分为总论、各论、附论三部分，共十六个模块。总论包括绪论、女性生殖脏器解剖和生理、妇科疾病的病因病机概要、妇科疾病的诊断和辨证概要、妇科疾病的治法概要及预防与保健；各论分为月经病、带下病、妊娠病、产后病及妇科杂病论述；附论介绍了女性生殖系统的解剖与生理、正常妊娠与产前检查、正常分娩、妇产科检查与常用的特殊检查及计划生育。编写人员结合临床实际对上版教材进行合理删减、修正，补充原有不足之处，与时俱进地增入新内容。

　　为实施"产教融合"的人才培养新模式，实现理论与实践、教学与临床对接，编写团队对案例导入进行了修订完善，更强调了启发性和规范性，知识链接与临床实际结合更为紧密与实用，以拓展学生的临床思维，激发学生的学习兴趣，培养学生解决临床实际问题的能力。为有效衔接国家中医执业助理医师资格考试、职业资格证书和技能鉴定标准，教材中还进一步完善了执业助理医师《中医妇科学》考纲摘要，使本教材不仅供高等中医药职业教育中医学、针灸推拿、中医骨伤等专业的教学使用，也是参加中医执业助理医师考试、获取技能鉴定和职业资格证书的重要参考书。

　　本教材由南京中医药大学、保山中医药高等专科学校、南阳医学高等专科学校、肇庆医学高等专科学校、邢台医学院、四川中医药高等专科学校、山东中医药高等专科学校、广西中医学校、江苏医药职业学院、江西中医药高等专科学校、湖南中医药高等专科学校、云南中医药大学、黑龙江护理高等专科学校、江苏省中医院、重庆三峡医药高等专科学校、湖北中医药高等专科学校、广西中医药大学、广东江门中医药职业学院的20名人员编写完成，保山中医药高等专科学校陈林兴担任教材主审。模块一，模块二项目一、二由周惠芳编写；模块二项目三、四、五和模块三、模块六由杨丽娟编写；模块四、五由王昭编写；模块七项目一由金晶编写；模块七项目二、三、四、五由刘音吟编写；模块七项目六、七、八由冯华编写；模块八、模块十五由杨清编写；模块九项目一、二、三、四、十、十一由冯冬兰编写；模块九项目五、六、七、八由王立娜编写；模块九项目九由邓金莺编写；模块十项目一、二、三、四、十由江璇编写；模块十项目五、六、七、八、九由向罗珺编写；模块十一项目一、二、三由秦明春编写；模块十一项目四、五由凌耀军编写；模块十一项目六、七由张晓慧编写；模块十二由张英军编写；模块十三由胡盼编写；模块十四由岳秀永编写；模块十六由田群编写；附录一、二由胡明慧编写。本教材数字化工作由周惠芳主编总负责，张英军、杨丽娟、刘音吟、江璇、冯冬兰、杨清、段建雪、丁昉副主编负责统稿，其余成员共同参与完成。

在编写过程中，全体编者高度重视，尽其所能，分工合作，力求编出高质量的精品教材、特色教材，使其好教、好学、好用。但由于时间有限，书中难免有不足甚至疏漏之处，敬请使用者提出宝贵意见与建议，以便再版时修订提高，使教材日臻完善。本教材在编写过程中得到了各参编单位的大力支持和帮助，在此表示衷心感谢！

《中医妇科学》编委会

2024年11月

目 录

总 论

模块一 绪 论

扫一扫，查阅
本模块 PPT、
视频等数字资源

【学习目标】
1. 掌握中医妇科学的定义和范围。
2. 了解中医妇科学的发展简史，各历史时期的主要著作。

项目一 中医妇科学的定义与范围

中医妇科学是运用中医学基本理论，以整体观念为主导思想，系统研究女性的解剖、生理特点，女性特有疾病的病因病机、诊断辨证的规律及防治女性特有疾病的一门临床学科。

中医妇科学的研究范围包括中医妇科理论，月经病、带下病、妊娠病、产后病及妇科杂病等的辨病、辨证及常规防治。关于人体脏腑、气血、经络的活动规律，男女并无差异，但由于女性在脏器方面有阴户、玉门、阴道、子门、胞宫、胞脉、胞络等，在生理上有月经、带下、妊娠、产育及哺乳等特殊性，使其在病理上产生了相应的经、带、胎、产及妇科杂病等特有病证，故设立专科研究妇科疾病的发生规律并探讨其预防、治疗、保健的措施。唐代孙思邈在《备急千金要方·妇人方》中提出："妇人之别有方者，以其胎妊、生产、崩伤之异故也……所以妇人别立方也。"《医宗金鉴·妇科心法要诀》进一步明确指出："男妇两科同一治，所异调经崩带癥，嗣育胎前并产后，前阴乳疾不相同。"随着社会的发展及妇科疾病谱的变化，中医古籍中未曾记载的一些妇科疾病，如绝经后骨质疏松症、异位妊娠、妊娠贫血、产后抑郁、子宫内膜异位症与子宫腺肌病、多囊卵巢综合征、盆腔炎性疾病与盆腔炎性疾病后遗症等，如今亦纳入了中医妇科学的研究范围。

项目二 中医妇科学的发展简史

中医妇科学作为中医学的重要组成部分，历史悠久，在中医学的形成和发展中建立和逐步充实起来，大致可分为十大历史阶段。

一、夏、商、西周时期（萌芽时期）

我国在远古时期已有关于难产、妇产科疾病、妇产科药物、种子和胎教理论的记载。《史

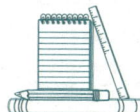

记·楚世家》中已有关于夏或夏以前剖宫产手术的记载。殷墟出土的甲骨文中载有关于生育疾患和预测分娩时间的卜辞。《列女传》之"目不视恶色，耳不听淫声，口不出傲言"是关于胎教的最早记载。

二、春秋战国时期（奠基时期）

春秋战国时期，妇科理论的进展主要体现在优生学、胚胎学等方面。《山海经》中载有"种子"及"避孕"的药物。此时期出现了医和、扁鹊等医家，扁鹊因长于治疗妇科疾病，被称为"带下医"。《左传·僖公二十三年》指出，近亲结婚不利于后代的繁衍。《史记·扁鹊仓公列传》最早记述了妇产科病案。《文子·九守》中有关于胚胎发育的记录，是怀胎十月而生的初始记载。

三、秦汉时期（雏形时期）

《黄帝内经》（下简称《内经》）是我国现存的第一部医学巨著。其最早描述了妇女特有的内外生殖器官，对女性月经及胎孕生理进行了高度概括，如《素问·上古天真论》之"女子七岁，肾气盛，齿更发长，二七而天癸至，任脉通，太冲脉盛，月事以时下，故有子"，提出了肾主生殖的理论，至今仍是指导中医妇科理论研究与临床实践的重要依据。《难经》创立的左肾右命门学说是中医妇科学重要的理论基础。《神农本草经》是我国现存最早的药物学专著，为后世妇科用药提供了重要的依据。

汉代，医事上设有专门从事妇女疾病的女医或称"乳医"。此期药物堕胎、连体胎儿、手术摘除死胎等首见记载。马王堆汉墓出土的医籍中，《养生方》《胎产书》对中医妇科学影响较大。《养生方》主要以性知识为主，留有历史上第一幅"女阴图"。《胎产书》是现存最早的产科专著，最早论述了人体胚胎发育。汉末时期张仲景编著的《金匮要略》被称为妇产科学之源头，是现存最早设立妇科专篇的医著。汉末时期医家华佗在妇产科也有很深的造诣，他运用针、药和手术等方法成功地进行了死胎摘除手术。

四、魏晋南北朝及隋代（发展时期）

魏晋南北朝时期，脉学和病源证候学的发展推动了中医妇科向专科发展的趋势，提出晚婚与节育的主张，记载了针刺引产成功的案例及逐月养胎的理论。晋代王叔和所著《脉经》阐述了妇女妊娠、产后、带下、月经疾病及妇女杂病的脉法和辨证，首先提出"月经"之名及"居经""避年""激经"等各种特殊的月经表现。南齐褚澄所著《褚氏遗书》从摄生角度提出了晚婚与节育的主张，倡导优生优育，对后世影响深远。北齐徐之才所著《逐月养胎法》阐述了胚胎发育与逐月养胎理论，奠定了妊娠期保健的基础。

隋代巢元方编著的《诸病源候论》所论之妇科病，全部以损伤冲任立论；所论之产科病，逐项论述其病因、病机及临床所见，至今对临床仍有重要指导作用。

五、唐代（鼎盛时期）

唐代，建立了比较完备的医事制度，设立了唐代最高的医学教育机构和医疗机构"太医署"。唐代著名医家孙思邈所著的《备急千金要方》广泛讨论了求子、妊娠、产难、胞衣不出、月经、带下及杂病，并载有临产及产后护理、难产、横产、倒生不出诸方，以及针刺引产的穴位、手法。《经效产宝》是唐代妇产科发展的重要代表，是一部理论较完备的产科专著，记述了妇人妊娠至产后诸疾的治法，并第一次提出"冲心"，对后世产科的发展有一定指导作用。

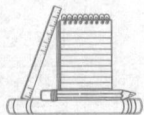

六、宋代(独立分科时期)

宋代，妇产科已发展成为独立专科。宋代"太医局"设置的九科之中就有产科，为世界上最早的妇产科独立分科。杨子建所著的《十产论》记载了肩产式转胎法，对产科的贡献较大。朱端章所著的《卫生家宝产科备要》论述了产后"冲心""冲胃""冲肺"的证候和治疗，指出了"三冲"的严重性。宋代，在妇产科方面成就最突出的当为陈自明和他的著作《妇人大全良方》，其首先提出"妇人以血为基本"的学术观点，继承并发展了《诸病源候论》突出冲任损伤的病机，是我国历史上第一部妇科与产科合论的妇产科巨著，对后世影响深远。

七、金元时期(争鸣时期)

金元时期是医学百家争鸣、名医辈出的时期，刘完素、张从正、李杲、朱丹溪四大家的学术思想最具有代表性，开拓了后世对妇产科疾病诊断和治疗的新思路。刘完素认为"六气皆从火化"，治法宜重用寒凉，所著《素问病机气宜保命集》之"妇人胎产论"云"妇人童幼天癸未行之间，皆属少阴；天癸既行，皆从厥阴论之；天癸已绝，乃属太阴经也"，对妇女生理特点进行了阐述，成为"少女着重补肾、中年着重调肝、绝经期着重理脾"的理论根据。张从正著《儒门事亲》，提出"养生当论食补，治病当论药攻"，善用汗、吐、下三法且用于妇科通经，提出"凡看妇人病，入门先问经"的精辟见解。李杲认为"内伤脾胃，百病始生"，治病时重视补脾升阳除湿，后世称其为补土派；其创立的"补中益气汤"是治疗气虚不摄或脾胃虚弱的经典方剂，至今对妇科临床仍有指导意义。朱丹溪提出"阳常有余，阴常不足"，提倡滋阴降火的治疗方法；另外，他的痰湿论也为妇科病证的治疗开辟了新的途径。

八、明代(专科理论完善时期)

明代的医事制度和医学教育设有妇人科。万全所著的《广嗣纪要》和《妇人秘科》对妇产科常见病有所论述，其中《广嗣纪要·择配》对妇女生理缺陷螺、纹、鼓、角、脉的5种不宜，即"五不女"进行了论述。李时珍的《本草纲目》《奇经八脉考》《濒湖脉学》中有关月经理论和奇经八脉的论述，对中医月经理论的发展做出了重要贡献。明代张介宾所著《景岳全书·妇人规》提出"阳非有余，阴常不足"及阳气阴精互为生化的观点，对妇科理论发展有重要意义。

九、清代与民国时期(汇通时期)

清代，受西医学的影响出现了中西医汇通派，将妇产科统称为妇人科或女科。妇科著作影响较大的首推傅山所著的《傅青主女科》，书中辨证以肝、脾、肾三脏立论，并论述妇女经、带、胎、产诸病所主各方，影响久远。亟斋居士所著《达生篇》提出的"睡、忍痛、慢临盆"的临产调护六字要诀，有效地指导了妇女分娩。乾隆年间，吴谦等编著的《医宗金鉴·妇科心法要诀》是我国最早由政府组织编写的妇产科教科书，是较好的医学参考书。此外，王清任所著《医林改错》是研究瘀血与妇科疾病关系的重要参考书，书中的少腹逐瘀汤、膈下逐瘀汤是妇科常用的活血化瘀方剂，对妇科治疗学有很大影响。

民国时期张锡纯所著《医学衷中参西录》对妇科贡献较大，书中创新而精辟地论述了有关妇产科方面的医话及医案，其创制的理冲汤、温冲汤、安冲汤、固冲汤、寿胎丸等仍为今人所习用。

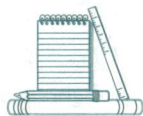

十、中华人民共和国成立后（医教研体系形成时期）

中华人民共和国成立后，在党和政府的高度重视下，中医药学得到了蓬勃发展。中医妇科在教育、医疗、科研等方面均取得了重大成就。

中医妇科学医教研三位一体的形成有赖于党和政府的高度重视，有赖于全体中医妇科工作者的共同努力，这些成就丰富了中医妇科学，又为中医妇科学的进一步发展奠定了基础并提供了新的思路与方法。

复习思考

1. 试述中医妇科学的定义。
2. 中医妇科学研究的范围是什么？
3. 中医妇科学的特色与优势体现在哪些方面？

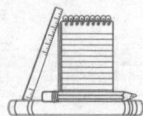

扫一扫，查阅
复习思考题答案

模块二　女性生殖脏器解剖和生理

扫一扫，查阅
本模块 PPT、
视频等数字资源

【学习目标】

1. 掌握月经、带下、妊娠、产褥的生理现象。
2. 掌握肾、肝、脾三脏在月经产生中的作用；天癸的生理作用。
3. 熟悉胞宫、冲任督带的主要生理功能；月经产生的机理；受孕的必备条件。
4. 了解中医学对女性生殖器官的认识；正常的分娩过程。

项目一　女性生殖脏器解剖

古人通过长期的医疗和解剖实践，对女性生殖器官的解剖术语、位置、形态及功能已有相关描述，散见于各种医学典籍中。

一、外生殖器

外生殖器包括阴户和玉门。

（一）阴户

阴户指女性外阴，包含阴蒂、大小阴唇、阴唇系带及阴道前庭的部位，又称"四边"。阴户一词最早见于《校注妇人良方》。

阴户有保护内生殖脏器的作用，是抵御外邪的第一道门户。

（二）玉门

玉门指阴道口和处女膜的部位，最早见于《脉经》。古人根据婚、产对阴道口和处女膜的影响将玉门形态进行了详细的分类，如《诸病源候论·带下候》说："已产属胞门，未产属龙门；未嫁属玉门。"而以玉门涵盖最广，古人亦将已婚、已产妇女的阴道口和处女膜称为玉门。如《备急千金要方》即有"妇人阴阳过度、玉门疼痛""产后玉门不闭"的记载。

玉门是分娩胎儿，以及排出月经、带下、恶露及防御外邪的关口，也是合阴阳的出入口。

二、内生殖器

（一）阴道

阴道所指，中西医一致，又称"子肠""产道"。阴道一词最早见于《诸病源候论》。

阴道是娩出胎儿，排出月经、带下、恶露的通道，是合阴阳、禁闭子精、防御外邪的处所。

（二）子门

子门又名"子户"，即子宫颈口，是子宫下部暴露于阴道的部分，"子门"一词出自《灵枢·水胀》，曰："石瘕生于胞中，寒气客于子门，子门闭塞。"《类经》注释说："子门，即子宫之门也。"子门是预防外邪入侵的第二道关口，是排月经、泌带液、娩出胎儿的关口。

（三）胞宫、胞脉、胞络

1. 胞宫　为女性重要的内生殖器官，包括子宫、输卵管和卵巢，又名"女子胞""子宫""子脏""子处""血室""胞室"等。

胞宫的形态正如朱丹溪在《格致余论·受胎论》中所述："阴阳交媾，胎孕乃凝，所藏之处，名曰子宫。一系在下，上有两歧，一达于左，一达于右。"明代张介宾《景岳全书·妇人规·子嗣类》在此基础上又补充了"中分为二，形如合钵"，形象地描述了中医学所言胞宫的形态。

胞宫的位置位于带脉之下，小腹正中，直肠之前，膀胱之后，下口连接阴道。

胞宫的功能主要是产生月经和孕育胎儿，此外还能发动分娩、分泌带液、排出恶露。

胞宫属奇恒之腑，其形态中空似腑，功能藏精似脏，亦藏亦泻，藏泻有时。如经期、分娩期表现为泻而不藏；非行经期、妊娠期藏而不泻，故《素问·五脏别论》称它为"奇恒之腑"，张景岳在《类经·脏象类·奇恒脏腑藏泻不同》中说："女子之胞，子宫是也，亦以出纳精气而成胎孕者为奇。"

2. 胞脉　隶属于子宫的血脉。

胞脉受心所主，并将阴血下注子宫，以维持子宫的正常功能。《素问·评热病论》云"胞脉者，属心而络于胞中""月事不来者胞脉闭也"。

3. 胞络　是隶属于子宫的脉络。

胞络具有维系子宫正常解剖位置的作用，并使肾与胞宫经络相通。《素问·奇病论》云："胞络者，系于肾。"《诸病源候论·阴挺下脱候》说："胞络伤损，子脏虚冷，气下冲，则令阴挺出，谓之下脱。"

项目二　月经生理

月经是指有规律的、周期性的子宫出血，又称"月事""月汛""月信""月水"。李时珍在《本草纲目》中说："女子，阴类也，以血为主，其血上应太阴，下应海潮，月有盈亏，潮有朝夕，月事一月一行，与之相符，故谓之月信、月水、月经。"

一、月经的生理现象

1. 初潮　月经第一次来潮，称为初潮。初潮年龄一般为 14 岁左右。由于受地域、气候、风俗、种族、营养等因素的影响，初潮年龄因人而异，在我国一般早自 11 岁，迟至 16 岁。初潮后 1 年左右，由于肾气尚未充盛，天癸初至而不稳定，月经周期常提前或错后，没有规律，有时甚至停闭数月，待身体发育成熟后，逐渐可形成每月一次的规律性月经。

2. 月经周期　出血第 1 天为月经周期的开始，两次月经第 1 天之间的时间间隔称为一个月经周期，月经周期一般为 21~35 天，平均 28 天，周期长短因人而异，但应有规律性。

3. 经期　即月经持续时间，正常经期一般为 2~8 天。

4. 经量　指每次排出经血的总量，一般正常月经的经量为 20~60mL，因个人体质不同而有一定差异，多于 80mL 为月经过多；经量一般第 1 天稍少，第 2、3 天较多，第 4 天逐渐减少。

5. 经色　一般为暗红色，开始时较浅，后量多时经色加深，将净时复又暗淡。

6. 经质　稀稠适中，不凝固，无血块，无特殊气味。

7. 绝经 距妇女一生中最后一次月经自然停止达 1 年以上者，称为绝经或断经。由于受体质、营养等因素的影响，绝经年龄因人而异，我国大多数女性绝经年龄一般为 44~54 岁。绝经前肾气渐衰，天癸渐竭，会出现月经周期或前或后，经量或多或少的现象，一般历时 1~3 年，最后终止不来。

8. 经期反应 经期一般无明显不适感，部分妇女可出现轻微的小腹胀满不适、腰酸肢软、乳房轻度作胀、情绪易变等现象，经后自然缓解，此属于生理现象。

9. 月经生理的特殊现象 身体无病而月经二月一行者，称为"并月"；三月一至者，称为"居经"或"季经"；一年一至者，称为"避年"；终身不行经而能受孕者，称为"暗经"；怀孕以后仍按月行经而量少无损于胎儿的，称为"激经"，又名"盛胎""垢胎"。这些都是月经生理上的特殊现象，不作疾病论治。临床上，应以身体是否无病、生育能力是否正常作为主要依据来判断其月经是否属于病态。

二、月经产生的机理

《素问·上古天真论》云："女子七岁，肾气盛，齿更发长；二七而天癸至，任脉通，太冲脉盛，月事以时下，故有子。"《内经》对月经生理的这一经典描述至今仍指导着中医妇科的理论和临床。月经的产生是肾气盛，天癸至，任脉通，太冲脉盛，脏腑、气血、经络协调作用于胞宫，胞宫定期藏泻的生理现象。

（一）肾气、天癸、脏腑、气血、经络与月经的关系

1. 肾气与月经 肾气在月经的产生中起着主导作用和决定作用。

（1）肾藏精，主生殖，为精血之源 肾所藏之精，既是人体生长、发育和生殖之源；也是经血的来源，这是因为精血同源，精血互化。

（2）肾为天癸之源 天癸至，任通冲盛，月事以时下；天癸竭，任脉虚，太冲脉衰少，月经绝止。肾气的盛衰，主宰着天癸的至与竭，只有肾气盛，肾中真阴不断化生充实，天癸才能成熟；肾气虚衰，天癸生化乏源而竭止。因此，肾为天癸之源。

（3）肾为冲任之本 任通冲盛，血溢胞宫，才能化生月经。而冲任二脉精血的通盛，以肾气盛、天癸至为前提。因此，肾为冲任之本。

（4）肾为气血之根 气血是构成月经的物质基础。《冯氏锦囊秘录》云："气之根，肾中之真阳也；血之根，肾中之真阴也。"其阐明了肾中有阴阳二气，为气血之根。

（5）肾为五脏阴阳之根本 五脏安和，各司其职，经候如期。肾中真阴真阳可濡养和温化全身脏腑组织，正如《景岳全书·传忠录·命门余义》所言："命门为精血之海……为元气之根……五脏之阴气非此不能滋，五脏之阳气非此不能发。"肾中阴阳平衡协调，五脏才能正常。

（6）肾与胞宫相系 胞宫主司月经，肾通过胞络和冲、任、督三脉与胞宫相联。《素问·奇病论》曰"胞络者，系于肾"，说明肾通过胞络直接与胞宫相连；冲任督均起于胞中，而肾脉与冲脉下行支相并，与任脉交会于"关元"，与督脉"贯脊属肾"，所以肾又通过冲、任、督三脉与胞宫相联。

（7）肾与脑髓相通 肾主骨生髓，通于脑。脑为元神之府，主宰人体的一切生命活动，月经的产生也受其调节。

综上所述，肾通过调节脏腑、气血、天癸、冲任、胞宫、脑等多个环节，对月经的产生发挥作用，故肾在月经产生中占主导地位，所以《傅青主女科》谓"经本于肾""经水出诸肾"。

2. 天癸与月经 天癸为先天之精，藏之于肾，男女皆有，是促进人体生长、发育和生殖的

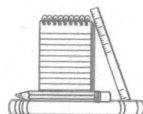

一种精微物质。

天癸的"至"与"竭"决定着月经的"潮"与"止"。天癸是在肾气旺盛时期靠后天水谷精微的滋养支持，由肾中真阴不断化生充实而成熟的。肾为天癸之源，天癸的至与竭由肾气主宰。只有肾气盛，天癸才能成熟，促使冲脉广聚脏腑之血，任脉所司精血津液旺盛，血溢胞宫，产生月经及孕育胎儿；肾气衰竭，则天癸竭绝，经孕终止。

3. **其他脏腑与月经**　脏腑在月经产生的机理中起着重要的调节作用。血的生化、贮藏、统摄及运行皆由脏腑所司，血是月经的主要成分，脏腑安和，各司其职，气血调畅，血海按时满盈、定期溢泻，月经才能如常。脏腑之中，以肾、肝、脾（胃）、心与月经的关系最为密切。肾与月经的关系如前所述，其他脏腑与月经的关系分述如下：

（1）**肝**　肝藏血，主疏泄，喜条达而恶抑郁。肝脏具有贮藏血液、调节血量和调畅气机的作用，脏腑化生的气血，除营养周身以外，其余贮藏于肝。肝血下注血海而司血海，参与月经周期、经期、经量的调节；此外，肝脉与任脉交会于"曲骨"，与督脉交会于"百会"，与冲脉交会于"三阴交"，通过冲、任、督三脉与胞宫相联，调节胞宫的蓄溢藏泻，使其蓄溢有序，经候如期。

肾藏精，肝藏血，为子母之脏。精血互化，共同为月经提供物质基础；肝主疏泄、肾主闭藏，一藏一泻，一开一阖，肝肾协调，则血海蓄溢有度，胞宫藏泻有序，经候如常。

（2）**脾（胃）**　脾为后天之本，气血生化之源，亦为经血之源。脾主运化，又主中气，具有统摄血液、固摄子宫之权，脾气健旺，则血旺而循常道，月经正常。胃为水谷之海，多气多血之腑，足阳明胃经与冲脉交汇于"气冲"（气街），故有"冲脉隶于阳明"之说。胃中水谷盛，则冲脉血盛，胞宫满盈，月事如期。《女科经纶》引程若水之说"妇人经水与乳，俱由脾胃所生"，指出了脾胃在月经产生中的重要作用。

（3）**心**　心主血脉，心气有推动血液在经脉内运行的作用。《素问·评热病论》指出"胞脉者，属心而络于胞中"，心通过胞脉与胞宫直接连属，心气下通，血注入胞，则经行如期。心主神明，统辖一身上下，胞宫行经、胎孕的功能正常与否与心直接相关。

（4）**肺**　肺主气，调节一身之气，朝百脉而输布精微，如雾露之溉，输布精微于胞宫，亦参与月经的生理活动。

综上所述，脏腑在月经产生的机理中，虽各有所主，但彼此之间又互相联系，共同协调，以维持月经正常。

4. **气血与月经**　月经的主要成分是血，而气为血之帅，血为气之母，二者相互滋生、相互为用，气顺血和，月经才能正常。

5. **经络与月经**　经络内属脏腑，外络肢节，沟通上下内外，是感应传导信息的通路系统。经络之中以冲、任、督、带四脉与女性月经关系最为密切。

知识链接

　　1. **冲为血海**　冲脉起于胞中，上至于头，与诸阳经相通；下至于足，与足三阴经相会，且与足阳明胃经交会于气街穴，与足少阴肾经相并。冲脉既与三阴三阳经相通，又得到先、后天之本的供养，是十二经气血汇聚之处，能调节十二经气血。故王冰说"冲为血海"，《灵枢·逆顺肥瘦》称之为"五脏六腑之海"，《内经》称之为"十二经之海"。

　　2. **任脉为阴脉之海**　任脉起于胞中，其经脉络肝、脾、肾，取三经之精血以养之，与冲脉相会于咽喉，得冲脉相辅，称"阴脉之海"。

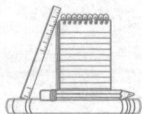

冲脉起于胞中，为十二经气血汇聚之要冲，能广聚脏腑之血，下注胞宫，化为月经，为月经之本。任脉起于胞中，主一身之阴，总司人体的精、血、津、液，为人体妊养之本而主胞胎。只有任脉之气通，胞宫才能得阴精充养，经孕如常。此外，月经的产生还受督脉的调节和带脉的约束。督脉为"阳脉之海"。任、督二脉同起于胞中，交会于龈交穴，二脉分司阴阳，共同维持人体阴阳脉气的平衡，从而保持胞宫功能的正常。带脉起于季胁，环腰一周，如带束腰，具有约束诸经、使经脉气血循行保持常度的作用。

总之，冲、任、督三脉同起于胞中，一源而三歧，带脉环腰一周，络胞而过。四脉上连十二经脉及脏腑，下通胞宫，在天癸的作用下，各司其职，共同调节和维持月经的生理。

脏腑、天癸、气血、冲任督带协调作用于胞宫，是月经产生的生理基础，其中肾、天癸、冲任、胞宫是产生月经的中心环节，各环节之间互相联系，不可分割，现代中医妇科学家称之为"肾 – 天癸 – 冲任 – 胞宫生殖轴"。

（二）月经周期的调节

1. 月经周期节律　月经具有周期性、节律性，在月经周期的不同时期，肾中阴阳消长、气血盈亏变化呈现规律性。一般分为行经期、经后期、经间期、经前期四个不同时期进行论述。现以 28 天为一个月经周期，阐述如下：

（1）行经期　行经第 1~4 天，此期子宫排出经血，泻而不藏，以除旧生新。经期既是本次月经的结束，又是新周期开始的标志，呈现"重阳转阴"特征，是由重阳向重阴转变的过渡期。

（2）经后期　月经周期第 5~12 天，为月经干净后至经间期前的一段时期，此期血海由空虚逐渐恢复充盈、子宫藏而不泻，呈现阴精渐充即阴长的动态变化。阴长是指肾水、天癸、阴精、气血等逐渐恢复至充盛，至重阴状态。重阴即指月经周期阴阳消长节律中的阴长高峰期。

（3）经间期　月经周期第 13~16 天，是两次月经之间，故称经间期，又称"氤氲之时""的候""真机"。经间期是重阴转阳、阴盛阳生的转化期，是种子的时候。

（4）经前期　月经周期第 17~28 天，即经间期之后至经潮前的一段时期。此期由阴盛阳生渐至重阳。重阳是指月经周期阴阳消长节律中阳生的高峰时期，此时阴阳俱盛，以备种子育胎。若受孕，则血聚养胎，月经停闭不潮；若未孕则盛极必衰，旧去新生，血海满溢，月经来潮。

月经周期中四个不同时期的连续与再现形成了月经周期的月节律。

2. 月经周期的调节机理　关于月经周期的调节机理主要有四种学说，而以《内经》的论述最为经典，由此提出的"肾 – 天癸 – 冲任 – 胞宫生殖轴"之说，是目前中医妇科学术界普遍认同的学术观点。在月经周期的调节中，肾气、天癸、冲任、气血、胞宫有着规律性的变化，在肾气的主导下，天癸起着决定性的作用，任通冲盛，气血和调，胞宫藏泻有序，月经按时来潮。

知识链接

月经周期调节的其他学说

1. 天人相应说　《素问·八正神明论》认为，月经的节律与月亮运动的节律一致。妇女的性周期以月为节律，故明代李时珍、张介宾以此取象比类推论月经调节为：上应月相，下应海潮，是天人相应的现象。《血证论》指出："月有盈亏，海有潮汐。女子之血，除旧生新，是满则溢、盈必亏之道。女子每月则行经一度，盖所以泄血之余也。"可以说，其初步揭示了月经周期形成与调节的机理。

2. 肾阴阳转化说 有学者提出，月经出现周期性的藏泻，是肾阴、肾阳转化，气血盈亏变化的结果。经后期血海空虚，肾阴增长，阴中有阳，此时表现为"藏而不泻"；经间期，是肾之阴精发展到重阴转阳的转化时期；经前期，是肾阳增长，阳中有阴，肾阴阳平衡中阳的功能渐趋旺盛时期；行经期，是"重阳则开"阶段，在阳气的温煦、推动下经血排出，子宫表现为"泻而不藏"，旧去新生，重阳转阴，出现新的周期。

3. 脑－肾－天癸－冲任－胞宫轴说 "中医天癸古今论"作者述其"根据古今对天癸的认识及'脑为元神之府'和肾主髓通脑的理论，提出脑－肾－天癸－冲任－胞宫（女）/睾丸（男）轴为性生殖机能调节系统"的新概念，由这一轴心主司月经生理。

4. 国医大师夏桂成教授的"心（脑）－肾－子宫轴"理论 夏教授认为，月经的来潮不仅需要气血的活动，而且依赖天癸阴阳的作用。其中，天癸阴阳的物质来源于肾，肾的活动受心脑神明所控制，而这种活动反映的场所在子宫，同时子宫藏泻的信息又可反馈于心肾，这样心（脑）、肾、子宫上下协调，连成一体，称心（脑）－肾－子宫轴。

根据太极阴阳鱼钟，夏教授将月经周期划分为四个时期，即行经期、经后期、经间期和经前期。行经期重阳转阴，排出经血；经后期阴长阳消，此期卵子、血海及水湿津液得以发育和充盈；经间期重阴转阳，排出卵子；经前期阳长阴消，此期阳长可温煦子宫、渗利多余的水湿津液。上述包括冲任血海在内，排卵、排经这种规律的活动，皆在心（脑）－肾－子宫轴的阴阳消长机制中形成。

（三）绝经机理

关于绝经机理，《素问·上古天真论》提出："七七，任脉虚，太冲脉衰少，天癸竭，地道不通，故形坏而无子也。""七七"之年，肾气虚，任虚冲衰，天癸竭，最终导致自然绝经。

项目三　带下生理

生理性带下是指健康女子润泽于阴户和阴道内的无色无臭或略显白色、黏而不稠的阴液。

知识链接

古今"带下"之含义

古今所言"带下"有广义与狭义之分。

广义的"带下"泛指妇女带脉以下的疾病，即妇女的经、带、胎、产和杂病。据《史记·扁鹊仓公列传》记载："扁鹊过邯郸，闻贵妇人，即为带下医。"这里的"带下"即指带脉以下疾病。

狭义的"带下"则有两种含义：一种是指生理性带下，如《沈氏女科辑要》引王孟英所言"带下，女子生而即有，津津常润，本非病也"，即指生理现象；另一种是指病理性带下，如《素问·骨空论》言"任脉为病……女子带下瘕聚"，即指带下病。

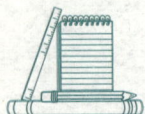

一、带下的生理现象和作用

（一）带下的生理现象

生理性带下，女子生而即有，发育成熟后分泌明显，且有明显的周期性变化，即在经期前后、经间期分泌增多，女子怀孕后孕初期其分泌量也略有增多，绝经后则明显减少。经间期带下量亦多，质清、透明，且有韧性，是受孕的良机，故《血证论·崩带》云："胞中之水清和……乃种子之的候，无病之月信也。"

（二）带下的作用

带下属津液，以液为多。具有润泽阴道、阴户及防御外邪的作用。

二、带下产生的机理

生理性带下是脏腑、经络、津液协调作用于胞宫的生理现象。

（一）脏腑与带下

带下属津液，与脾肾密切相关。《素问·逆调论》曰："肾者水脏，主津液。"《景岳全书·妇人规·白浊遗淋》云："盖白带出于胞宫，精之余也。"可见生理性带下是由肾精所化，肾气藏泻，其产生、施泻与肾有关。又据《灵枢·五癃津液别》云"五谷之津液，和合而为膏者，内渗入于骨空，补益脑髓，而下流于阴股"，说明了脾不仅是气血生化之源，也是津液生化之源，通过脾的运化转输，不仅将胃肠吸收的水谷精气和津液输布全身而灌溉脏腑、形体、诸窍，也同时泌布于胞宫，渗润于阴道，与精之余和合共同形成生理性带下。

（二）经络与带下

带下由任脉总司，督脉温化，带脉约束。任脉出胞中循阴器，为阴脉之海，总司人体的精、血、津、液，而带下属津液，布露于子宫、阴道、阴户，因此任脉与带下的生理和病理直接相关。如《素问玄机原病式》曰："故下部任脉湿热甚者，津液涌溢，而为带下。"督脉为阳脉之海，任、督同起于胞中，交会于龈交穴，任脉所司之阴液离不开督脉的温化作用，若失去督脉的温化，则易化为湿邪而为病理性带下。带脉约束诸经，约束带液，使其泌至有常。

综上所述，生理性带下属津液范畴，为肾精所化，由肾气封藏，靠脾运化、输布，由任脉总司，督脉温化，带脉约束。此外，经潮之后，天癸泌至，亦能调节带下，使其具有周期性的变化。只有脏腑、天癸、经络、津液协调作用于胞宫，带下才能发挥正常的生理作用。

项目四 妊娠生理

妊娠是从受孕到分娩的过程，也称"怀孕""有子""重身"等。"两神相搏，合而成形"是妊娠的开始，"十月怀胎，一朝分娩"是妊娠的结束。

一、受孕的机理

《女科正宗·广嗣总论》说："男精壮而女经调，有子之道也。"所谓男精壮，即男子的性功能正常，精液的量、液化时间及精子的形态、数目、成活率、活力等均正常，酸碱适度。女经调即月经的期、量、色、质正常，伴随月经无明显的不适症状。男精壮、女经调，需要在肾气充盛，天癸成熟的前提下才能实现，是受孕的先决条件。《证治准绳·女科·胎前门》引袁了凡之

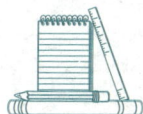

言："凡妇人一月经行一度，必有一日氤氲之候，于一时辰间……此的候也……顺而施之，则成胎也。"《灵枢·决气》说："两神相搏，合而成形。"这说明古人已认识到受孕还需择时而合，即选择"氤氲之时""的候"。

由此可见，受孕的机理是肾气盛，天癸至，女子任通冲盛，月事以时下；男子精壮，精气溢泻；择氤氲之时，阴阳交媾，两神相搏，合而成孕。

二、妊娠的生理现象

妊娠期间，血聚养胎，孕妇机体处于阴血不足，阳气偏亢的状态，并出现相应的一些生理特征，主要表现为妊娠对经、胃、乳、脉、子宫、腹部及小便等的影响而产生的一些变化。

（一）停经

女子受孕后，一般月经停止，不再来潮。因阴血下聚冲任胞宫，胞宫藏而不泻，以养胎元。临床上，对月经停闭不潮的育龄女性应首先考虑是否妊娠。

（二）脉滑

滑脉是诊断妊娠的重要依据之一。孕后一般六脉滑疾流利，按之应指，尺脉尤甚。尺脉候肾，肾旺荫胎，故肾脉应指有力、按之有根。妊娠脉轻取滑利，中取鼓指，重按不绝。但若肾气虚弱，气血不足，或年岁已高的妇女有孕，滑脉常不明显；精血不足者，孕后可出现沉涩或弦细脉。临床上必须结合辅助检查方能确诊。

（三）早孕反应

部分妇女因血聚冲任，冲气偏盛，冲气夹胃气上逆，妊娠早期可出现轻度的恶心呕吐、厌食、择食、胃脘烧灼感、嗜睡或晨起头晕等现象，一般在孕3个月后逐渐消失。

（四）乳房变化

部分孕妇在妊娠早期会感觉乳房发胀或触痛，妊娠8周后乳房明显增大隆起，乳头、乳晕着色，乳晕外周有散在的褐色小结节隆起。至妊娠4~5个月后，挤压乳头可有少量乳汁溢出。

（五）子宫增大、小腹膨隆

妊娠6周左右，子宫开始明显增大；3个月后子宫底的高度超出盆腔，在孕妇腹部可以触及，小腹部开始膨隆；妊娠4~5个月后孕妇可自觉胎动。

（六）轻度下肢肿胀

妊娠6个月后因胎体增大，阻滞气机，水道不利，常可出现足踝部轻度肿胀，休息后可自行消退。

此外，孕妇还可出现白带增多、尿频、便秘、面部黄褐斑等与妊娠相关的变化。其中停经、早孕反应、乳房变化、尿频、白带增多等症状多发生在妊娠早期，为早期妊娠的常见临床表现。

每次妊娠一般一胎。若一孕二胎者称"双胎"或"骈胎"，一孕三胎称"品胎"。

三、预产期

妊娠全程40周，即280天。临床上预产期的推算方法一般从末次月经的第1天算起，月数加9或减3，日数加7、农历加14。

项目五　产育生理

产育生理包括分娩、产褥期和哺乳期母体的生理变化特点。

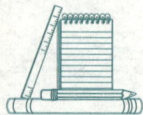

一、分娩

分娩是指成熟胎儿及胎衣从母体全部娩出的过程。临产时会出现腰腹阵阵作痛，小腹重坠，渐痛渐紧，一阵紧一阵，直至子门开全，阴户窘迫，胎儿、胎衣（亦称胞衣）相继娩出，分娩方为结束。

（一）临产征兆

孕妇在分娩发动前常有一些临产征兆。

1. 释重感　妊娠末期胎儿先露部入盆后，孕妇自觉上腹部轻松，如释重物，呼吸变得轻松，但可能感到行走不便和尿频。《胎产心法》载有"临产自有先兆，须知凡孕妇临产，或半月数日前，胎胚必下垂，小便多频数"。

2. 见红　大多数孕妇在临产前24～48小时阴道有少量出血，俗称"见红"，是即将分娩的征象。若阴道流血量较多，超过平时月经量，应考虑其他异常出血。

3. 试胎、弄胎（假宫缩）　《医宗金鉴·妇科心法要诀》云："妊娠八九个月时，或腹中痛，痛定仍然如常者，此名试胎……若月数已足，腹痛或作或止，腰不痛者，此名弄胎。"试胎、弄胎均为不规律的宫缩，即假宫缩。腹痛间隔与持续时间均不恒定、也无进行性加强趋势，非正式临产，为临产先兆，临床上应仔细观察鉴别。

（二）正产现象

1. 离经脉　临产时可打得产妇中指本节有脉搏跳动，称为离经脉。《产孕集》则认为："尺脉转急，如切绳转珠者，欲产也。"此说明尺脉转急也是临产的征兆之一。《脉经》指出"妇人欲生，其脉离经。夜半觉，日中则生也"，可见离经脉具有一定的参考价值。

2. 阵痛　从规律宫缩至胎儿胎盘娩出期间，腹部出现的阵发性疼痛称为阵痛，为分娩正式发动的标志和现象。开始时阵痛间隔时间为5～6分钟，逐渐缩短为2～3分钟，最后为1～2分钟，正如《十产论》云："正产者，盖妇人怀胎十月满足，阴阳气足，忽腰腹作阵疼痛，相次胎气顿陷，至于腰腹痛极甚，乃至腰间重痛，谷道挺进，继之浆破血出，儿遂自生。"又如《达生篇》所言"渐痛渐紧，一阵紧一阵，是正产，不必惊慌"，即指此阶段的表现。腰腹痛极，则子门开，胞衣破，浆水出，胎儿胎衣依次娩出。同时《达生篇》总结了"睡、忍痛、慢临盆"的临产调护六字要诀，目的是养精蓄锐，以便胎儿转正，宫口开全，顺利娩出。此六字高度概括了产妇分娩时应有的精神状态，有较好的指导意义。

二、产褥期

从分娩结束到胞宫逐渐恢复到孕前状态需要6～8周，此期称为产褥期。

正常分娩时，失血量为150～300mL，分娩时的失血耗气，使产妇分娩后阴血骤虚，阳气外浮，因此在产后1～2天常有轻微的发热、恶寒、自汗等症状，多在短时间内自然消失。

新产后子宫收缩复旧，可出现轻微下腹阵痛，产后1～2日明显，3～5日消失。

新产后不断有余血浊液从子宫及阴道排出，称为恶露。恶露开始血色暗红，量稍多，称为红色恶露，持续3～4天；之后转为淡红色，量渐少，称为浆液性恶露，7～10天干净；最后转为白色，称为白恶露，持续2～3周。如果血性恶露持续10天以上仍未干净，应考虑子宫复旧不良或感染。

新产后失血耗气可出现畏寒怕冷、微热多汗等虚象；另外，分娩后子宫缩复而见腹痛及排出余血浊液等瘀候，故产褥期的生理特点是多虚多瘀。

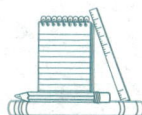

知识链接

产褥期临床表现

1. 泌乳热　产后 3~4 日出现乳房血管、淋巴管极度充盈，乳房胀大，伴发热，体温 37.8~39℃，称为泌乳热，一般持续 4~16 小时体温即下降，不属病态。

2. 子宫复旧　胎盘娩出后，子宫硬而圆，宫底在脐上一指。产后第 1 日宫底平脐，以后每日下降 1~2cm，至产后 10 日降入骨盆腔内。

3. 褥汗　产后 1 周内皮肤排泄功能旺盛，排出大量汗液，以夜间睡眠和初醒时更明显，不属病态。

4. 产后宫缩痛　产褥早期因子宫收缩引起下腹部阵发性剧烈疼痛，称为产后宫缩痛。于产后 1~2 日出现，持续 2~3 日自然消失，多见于经产妇。哺乳时，反射性刺激使缩宫素分泌增多则疼痛加重，不需特殊用药。

三、哺乳期

产妇新产后即有乳汁分泌，一般产后 30 分钟便可开始哺乳。初乳的免疫价值极高，母婴早接触、早哺乳不仅有利于增强婴儿抗病能力，还有利于建立和增进母子感情，同时新生儿吸吮乳头能刺激乳汁分泌，能促进母体子宫收缩及减少产后出血。

母乳是婴儿最理想的食物，其质和量会随着婴儿的需要而变化。薛立斋曰："血者，水谷之精气也，和调于五脏，洒陈于六腑，妇人则上为乳汁，下为月水。"母乳为气血所化，哺乳期内，产妇心情舒畅，营养丰富，乳房清洁，按需哺乳，对保证乳汁的质量有重要意义。母乳喂养提倡纯母乳哺喂 4~6 个月后逐渐添加辅食。断乳的最佳时间以产后 8~10 个月为宜，最好选择在气候温凉适宜的季节。

哺乳期月经一般不来潮，但少数人可有排卵，故仍需避孕。

月经、带下、妊娠、产育、哺乳是妇女的生理特点，更是女性一生中阴阳气血自我调节不可缺少的重要环节。其产生与调节的机理与脏腑、天癸、气血、经络、胞宫有密切关系。各环节正常，相互协调，方能构成女性特有的生理特征。

复习思考

1. 中医学认为女性的内生殖器、外生殖器有哪些？试述其位置、功能。

2. 简述月经的生理现象及产生机理。

3. 带下的生理现象如何？与哪些脏腑和经络关系密切？

4. 简述受孕的机理和妊娠的生理现象。

5. 产褥期的生理特点是什么？简述产褥期的生理现象。

扫一扫，查阅
复习思考题答案

模块三　妇科疾病的病因病机概要

【学习目标】
1. 掌握妇科疾病发生的主要病机。
2. 熟悉导致妇科疾病的主要病因。

项目一　病　因

病因，即引起机体致病的原因。导致妇科疾病的因素有淫邪因素、情志因素、生活因素、环境因素、病理产物及体质因素。淫邪因素、情志因素、生活因素、环境因素都属条件性致病因素，作用于机体后是否引起机体发病及发病后的表现形式、程度与转归预后，均由体质强弱即脏腑、经络、气血功能活动的盛衰来决定。疾病演变过程中产生病理产物也可影响冲任，导致妇科疾病。

一、淫邪因素

自然界的六气（风、寒、暑、湿、燥、火）失常，或太过，或不及，或非时而至则成为致病因素，称为六淫。六淫皆能导致妇产科疾病，称为淫邪因素。妇女"以血为本""以血为用"，寒、热、湿邪更易与血相搏引起妇产科诸证。

（一）寒邪

寒为阴邪，收引凝涩，易伤阳气，可使血脉凝滞，气血运行不畅。根据寒邪致病部位不同，有外寒、内寒之分，根据性质差异有实寒、虚寒之别。外寒指寒邪从皮肤肌表侵入，或由阴部入侵胞中。如正值经期、孕期、产褥期，感受寒邪、冒雨涉水、过食生冷，均可导致血为寒凝，血行不畅，胞脉受阻。内寒指脏腑阳气不足，虚寒内生；或阳不化阴，湿浊内停，脏腑功能失常，引起冲任、胞宫的损伤。寒邪致病可导致月经后期、月经过少、痛经、带下病、闭经、子肿、宫寒不孕等。

（二）热邪

热为阳邪，易伤阴津，其性炎上、亢奋，易动血、迫血妄行。热邪同样有外热、内热、实热、虚热之分。外热多由感受火热邪气、五志过极化火、过服辛热助阳之品，导致阳热内盛，称为实热；内热指素体阴分不足，阴虚而生内热，称为虚热。无论实热、虚热均可损伤冲任，迫血妄行，引起月经先期、崩漏、经行吐衄、胎漏、胎动不安、产后发热及产后恶露不绝等。

（三）湿邪

湿为阴邪，易碍阳气，其性重浊黏滞，趋下，易阻滞气机。湿邪致病有外湿和内湿之分。外湿多由感受水湿之邪或冒雨涉水、久居阴湿之地，以致湿邪内侵。若脾阳虚弱，运化失职，水湿

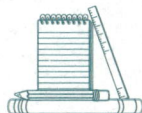

内盛；或肾阳不足，不能化气行水，水湿内停，湿聚生痰，此为内湿。湿邪可随人体阴阳盛衰及湿浊停留之久暂而发生从化转变，或从阳化为湿热，或从阴化为寒湿。若湿邪内停，无论外湿、内湿均可下注冲任，伤及任带，引起闭经、带下病、妊娠恶阻、妊娠水肿、阴痒、不孕等。

二、情志因素

人体对客观外界环境的正常情绪反应，有喜、怒、忧、思、悲、恐、惊七种，称为七情。七情太过可引起气分病变，继而引起血分病变，导致气血不调，脏腑功能失常而发病。内伤七情之中，以怒、思、恐对妇科病证影响显著。

（一）怒

"怒伤肝""怒则气上"，精神抑郁，忿怒过度，可使气机郁滞，气逆冲上，进而伤及血分；郁怒伤肝，肝不藏血，肝失疏泄，可引起月经后期、痛经、闭经、崩漏、经行吐衄、妊娠恶阻、缺乳、癥瘕等。

（二）思

"思伤脾""思则气结"，积念于心，忧思不解，可致气结，气行不畅，气滞血瘀；忧思伤脾，脾之化源不足，或脾失统血，可引起月经后期、月经过少、闭经、胎漏、胎动不安、堕胎、小产、缺乳、癥瘕等。

（三）恐

"恐伤肾""恐则气下"，惊恐过度，可致气下、气乱，使血失统摄和调控；惊恐伤肾，肾失封藏，冲任不固，可引起月经不调、崩漏、闭经、胎动不安、堕胎、小产、滑胎、不孕等。

三、生活因素

生活失于常度或生活环境的改变，可在一定程度上损伤体质的强健，并可影响脏腑、气血、冲任的功能，引起妇科病证。

（一）房劳多产

妇女早婚、房事不节（或不洁）、产多乳众、胎堕频繁均可损伤肾气，耗伤精血，精不化血；或邪气滞留，损伤冲任二脉及胞宫，可引起月经病、带下病、胎动不安、堕胎、小产、不孕等。

（二）饮食失节

凡饮食过量、不足、偏嗜等都可损伤脾胃，引起多种妇产科病证。若过食辛辣燥热助阳之品，可致阳热内盛、迫血妄行，引起月经先期、月经过多、崩漏、经行吐衄、带下过多、胎动不安、堕胎、小产、产后发热等；过食寒凉生冷食物，可致月经后期、月经过少、痛经、闭经、癥瘕等。

（三）劳逸失常

根据女性生理特点的特殊性，妇女在月经期、妊娠期和产育期要注意劳逸适度，劳则气耗，逸则气滞。劳力过度，可耗气动血导致冲任不固。经期劳力过度，可引起月经过多、崩漏；孕期劳力过度，可引起胎动不安、堕胎、小产；产后劳力过度，可引起产后恶露不绝、阴挺等；如过度安逸，可致气滞血凝，孕期易引起滞产。

（四）跌仆闪挫

跌仆伤血，闪挫伤气。妇女在经期、孕期登高持重，或跌仆闪挫，可动气伤血，损伤冲任、胞宫、胞脉，引起月经过多、崩漏、胎动不安、堕胎、小产；阴户挫伤可有阴户血肿或撕裂伤；

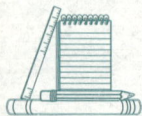

检查操作不当或手术损伤也可引起妇科病证。

（五）调摄失宜

机体的健康应以正常规律的生活为基础。不健康的生活方式可影响体质的强健，并进一步伤及脏腑、气血、冲任功能，引起妇科病证。如过度节食减肥或长期药物减肥，可引起月经后期、月经过少，甚至闭经；口服短效避孕药，可发生阴道不规则少量出血或闭经；孕前及孕期酗酒可致胎儿酒精中毒综合征（表现为生长迟缓、小头畸形）；孕期大量吸烟，可引起胎漏、胎动不安、死胎、畸胎、低体重儿及胎儿宫内窒息等。

四、环境因素

城市化和工业化对自然环境的影响带来了危及人类健康的环境问题，环境污染已成为现代社会普遍存在的致病因素。环境中的化学物质可通过食物或动物进入人体内，干扰内分泌系统功能，影响生殖功能，引起月经不调、堕胎、小产、不孕等。重金属污染可对胎儿与儿童的神经系统发育产生不良影响。放射线、噪声及辐射等物理因素可使孕妇焦虑、惊恐，致胎儿畸形、堕胎、小产等。

五、病理产物因素

疾病演变过程中可产生瘀血、痰饮等病理产物，病理产物稽留体内，可直接或间接影响冲任，阻滞胞宫、胞脉、胞络而导致妇科病证。

瘀血可因外感邪气、内伤七情、生活所伤、跌仆闪挫而形成。瘀阻冲任，可引起月经过多、经期延长、崩漏、痛经、闭经、异位妊娠、产后恶露不绝、癥瘕、不孕等。

痰饮是由肺、脾、肾的气化功能异常，津液输布失常，导致水湿停聚而成。痰饮下注，影响任带，可引起带下过多；痰饮壅阻冲任，胞宫蓄溢失常，可引起月经后期、闭经、不孕等；痰饮积聚日久，与瘀血互结，则成癥瘕。

六、体质因素

体质以先天禀赋为基础，在后天生长发育过程中受环境、气候、饮食、生活习惯等因素影响而形成。体质强弱决定着机体抗病能力的强弱，体质的特异性还决定对致病因素的易感性及疾病的发展、转归和预后。如女性素禀阳盛者，易患月经先期、月经过多、崩漏、胎动不安等；素体脾虚者，易患月经不调、经行泄泻、崩漏、带下过多、胎动不安、子肿等；素体肾亏者，易患月经不调、崩漏、闭经、经断前后诸证、胎动不安、滑胎、不孕等；湿邪致病后，因体质阴阳盛衰的不同，可发生不同转化，或从阳化，或从阴化，表现为不同证候。

综上所述，体质因素受先天禀赋的影响，决定着疾病的发生、发展、转归及预后。诊疗过程中应高度重视体质因素对疾病的影响。

项目二　病　机

病机是疾病发生、发展及变化的机理。妇产科疾病的病机，可概括为三方面：脏腑功能失常、气血失调，以直接或间接引起冲任（督带）、胞宫损伤。致病因素可直接损伤冲任（督带）、胞宫引起妇科病证，也可引起脏腑功能失常、气血失调，进而影响冲任（督带）而为病。妇科

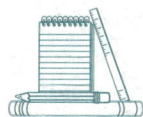

疾病的病机以冲任（督带）及胞宫的损伤为核心，是与其他各科病机的区别所在。

一、脏腑功能失常

中医学认为，脏腑功能失常可以导致气血失调，影响冲任督带和胞宫的功能，导致妇科诸病的发生，其中与肾、肝、脾胃的功能失常关系密切。

（一）肾

肾藏精，主生殖，胞络系于肾。肾精化生出的肾气，是人体生长发育和生殖的根本，也为五脏功能活动的根本，故肾的功能失常在妇产科疾病的病机中占有尤为重要的地位。临床上有肾气虚、肾阴虚、肾阳虚。

1. 肾气虚 肾精所化之肾气不足，则肾的封藏、固摄失职。肾气不足，冲任不固，系胞无力，可引起阴挺；冲任不固，封藏失职，可引起崩漏、月经过多、带下过多；冲任不固，血海失司，蓄溢失常，可引起月经先后不定期；冲任不固，胎失所系，可引起胎动不安、滑胎；冲任不固，不能摄精成孕，可致不孕等。

2. 肾阴虚 肾所藏之阴精不足，则滋养、濡润功能减弱。如肾阴亏虚，精不化血，冲任血虚，血海不能按时满溢，可引起月经后期、月经过少、闭经；冲任血虚，脏腑失养，可致经断前后诸证；冲任血虚，胎失所养，可致胎动不安、堕胎、小产、胎萎不长；肾阴亏虚，可生虚热，热伏冲任，迫血妄行，则致月经先期、崩漏、胎动不安、经行吐衄等；肾阴不足，不能上济心火，心肾不交，可引起经断前后诸证、子烦等。

3. 肾阳虚 肾阳即命门之火，肾之阳气不足则温煦、气化功能减弱。如肾阳不足，冲任胞宫失于温煦，胞脉虚寒，可引起痛经、妊娠腹痛、胎动不安、不孕等；胞脉虚寒，寒凝血瘀，血海蓄溢不足，可引起月经后期、月经过少，甚至闭经；肾阳不足，不能温煦脾土，导致脾肾阳虚，可引起经行泄泻、经行浮肿、崩漏、带下过多、子肿等。

（二）肝

肝藏血，主疏泄，而司血海，性喜条达、恶抑郁；主调畅气机，体阴而用阳，助脾胃运化水谷。具有藏血和调节血流量的作用，而女性"以血为本""以血为用"，较男性更易出现肝的功能失常，故而叶天士说"女子以肝为先天"。可见肝的病变也是妇科疾病的重要病机之一。其病机主要为肝气郁结、肝郁化热、肝经湿热、肝血不足、肝阳偏亢等。

1. 肝气郁结 若情志不畅，肝气郁结，则气滞血滞，冲任不畅，血海蓄溢失常，可引起月经先后不定期、经量时多时少；冲任不畅，胞脉受阻，可引起经行不畅、经行乳房胀痛、痛经、闭经等。

2. 肝郁化热 肝郁日久化热，热伏冲任，迫血妄行，可引起月经先期、月经过多、崩漏、胎动不安等；经期冲脉气盛，加之肝郁化热，气火循经上犯，损伤阳络，可引起经行吐衄。

3. 肝经湿热 肝郁化热，又肝气犯脾，脾虚生湿，湿热下注，损伤任带，带脉失约，可引起带下过多、阴痒等。

4. 肝血不足 肝血不足，冲任失养，可引起月经过少、闭经、不孕等；经期、孕期肝血不足，冲任血海空虚，可引起痛经、妊娠腹痛等；阴血不足，血虚化燥生风，可引起经行风疹、妊娠身痒等。

5. 肝阳偏亢 冲任失养，孕后血聚冲任养胎，肝血愈虚，肝阴不足，阴不制阳，肝阳偏亢，可引起子晕，甚则肝风内动，发为子痫；若在产后，可发生产后痉证。

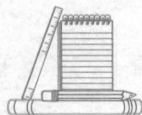

（三）脾

脾与胃相表里，同为气血生化之源，是人体后天之本。主运化水湿，又主中气而统血；脾气主升，对血液有统摄、控制和保护作用。脾的功能失常可表现为脾气不足、脾失健运及脾阳不振。

1. 脾气不足　若脾气不足，统摄无权，冲任不固，可引起月经先期、月经过多、崩漏等；冲任不固，胎失所系，可引起胎漏、胎动不安、堕胎、小产等；产后可有恶露不绝、乳汁自出等；冲任不固，气机下陷，系胞无力，可致阴挺。

2. 脾失健运　脾虚不能正常运化水谷精微，气血生化乏源，气亏血少，冲任失养，血液蓄溢不足，可引起月经后期、月经过少、闭经；冲任血虚，胎失所养，可致胎动不安、堕胎、小产、胎萎不长等；产后乳汁化源不足，可出现缺乳。

3. 脾阳不振　若脾之中阳不振，水湿运化失职，湿浊内停，泛溢于肌肤，可致经行浮肿、子肿；水湿下注冲任，带脉失约，任脉不固，可致带下过多；痰浊阻滞胞脉或凝聚胞中，可致月经后期、闭经、癥瘕，甚至不能摄精成孕而致不孕；湿浊内停，聚而生痰，孕期冲脉气盛，夹痰饮上逆，可致妊娠恶阻。

（四）心

心藏神，主血脉，与胞脉相通。心的功能失常可表现为心气虚与心阴虚。

1. 心气虚　若忧思不解，积念在心，心气暗耗，不得下达，冲任不足，可致月经后期、月经过少、闭经。

2. 心阴虚　心阴虚血海蓄溢不足，可引起月经过少、闭经；心阴不足，心火偏亢，心火与肾水不能相济，可致经行口糜、经断前后诸证；心火偏亢，热移膀胱小肠，可致妊娠小便淋痛；心阴虚，虚热外迫，可致月经先期、经间期出血、崩漏；津随热泄，可发生产后盗汗等。

（五）肺

肺主气，主肃降，朝百脉，通调水道。如肺阴不足，正值经期阴血下注冲任，肺阴愈虚，虚火上炎，损伤肺络，可引起经行吐衄；孕期肃降失职，气机上逆可致子嗽；若肺气失宣，水道不利，可致子肿等。

二、气血失调

女性以血为本，因其经、孕、产、乳都易耗伤阴血，故而机体常处于血分不足、气偏有余的状态。因气血之间相互依存，气病可及血，血病也可及气，故临证时应分清是以血为主，或以气为主的不同病机。

（一）气分病机

气是人体内流动着的精微物质，是脏腑经络活动能力的表现。情志变化及脏腑功能失常均可引起气分病变，证型包括气虚、气滞、气逆和气陷。

1. 气虚　气虚的病机主要与肺、脾、肾三脏关系密切。肺气虚，则卫外不固，易感受外邪，可致经行感冒、经行发热、产后发热、产后身痛等；气虚卫表不固，产后腠理不实，可有产后自汗。脾之中气不足或肾气虚弱，血失统摄，冲任不固，可引起月经先期、月经过多、崩漏、产后恶露不绝；冲任不固，系胎无力，可引起胎动不安、滑胎；脾肾气虚致冲任胞宫气弱，无力送胞，可引起胞衣不下；中阳不振，气虚下陷，冲任不固，系胞无力，则可致阴挺。

2. 气滞　气滞的病机与肝的关系密切。肝气郁结，使血行迟滞，冲任不畅，血海失司，可引起月经先后不定期、月经后期、痛经、闭经、癥瘕、不孕等；气机郁滞，冲任不畅，经期冲脉

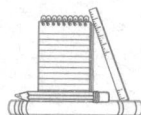

气血充盛，可致经行乳房胀痛；乳络受阻则有产后缺乳；气滞湿郁，水湿泛溢肌肤，可致经行浮肿、子肿；痰湿下注，冲任不畅，胞脉受阻，可引起月经后期、闭经、不孕等。

3. 气逆　气逆的病机与肺、胃、肝的关系密切。孕期冲脉气盛，气逆冲上，肺失肃降，肺气上逆可致子嗽；胃失和降，胃气上逆可致妊娠恶阻；情志忿怒，肝气上逆，损伤阳络，可致经行吐衄。

4. 气陷　气陷的病机与脾肾的关系密切，是气虚证的进一步发展。中气不足，气机下陷，可引起阴挺。

（二）血分病机

血对脏腑、经络、形体、官窍起濡润和滋养作用。血分病变主要证型有血虚、血瘀、血热、血寒等。

1. 血虚　脾虚化源不足，或经、孕、产、乳、外伤、久病重度失血，引起冲任血虚，可致月经后期、月经过少、闭经、痛经、妊娠腹痛、产后身痛、胎动不安、滑胎、胎萎不长、产后缺乳、不孕等。

2. 血瘀　离经之血停滞体内，或血为寒凝、血为热灼，或气虚、气滞不能行血，均可导致血瘀。瘀阻冲任，胞脉不畅，可致月经后期、月经过少、闭经、痛经、异位妊娠、产后腹痛、癥瘕等；败血不去，新血不得归经，可致月经过多、经期延长、崩漏等；瘀阻冲任，氤氲之时，阳气伏动，引动瘀血，血不循经，可致经间期出血；气机不畅，营卫不通，可致产后发热；瘀阻冲任，不能凝精成孕，可致不孕。

3. 血热　血热多见于感受热邪、七情化火、嗜食辛辣助阳之品，或素体阴分不足，阴虚生内热。热伏冲任，迫血妄行，可致月经先期、崩漏、胎动不安、产后恶露不绝等。

4. 血寒　血寒多见于感受寒邪，过食生冷，久居阴湿之地，或素体阳气不足。寒客冲任，血为寒凝，胞脉不畅，可致月经后期、月经过少、闭经、痛经、产后腹痛、癥瘕、不孕等。

（三）气血同病病机

气血关系十分密切，气与血互生互化，互根互用。二者在病机上也相互影响，导致气血不和。临床上常见的证型有气血两虚和气滞血瘀。

1. 气血两虚　气血互生互化，气虚则血少，血虚则气弱，最终导致气血两虚。气血虚弱，冲任不足，可引起经行头痛、经行身痛、胎动不安、胎萎不长、滑胎、子晕、过期不产、难产等。

2. 气滞血瘀　气滞者，不能推动血的运行，则致血瘀；瘀血停滞，阻滞气机，而致气滞。气滞血瘀，瘀阻冲任，可致闭经、痛经、异位妊娠、鬼胎、过期不产、难产、癥瘕等。

3. 气虚血瘀　素体脾虚，或积劳成疾，气虚行血无力，血行不畅，瘀血内停，积而成块，日久可导致癥瘕、盆腔炎性疾病后遗症。

三、冲任（督带）损伤

冲任（督带）损伤是妇科疾病最重要的病机。先天禀赋不足，痰饮、瘀血、湿浊、金刃、手术等，可直接影响冲任（督带）、胞宫，引起妇科疾病；脏腑功能失常、气血失调，可间接损伤冲任（督带），导致冲任（督带）、胞宫、胞脉、胞络损伤，肾－天癸－冲任－胞宫功能失调，从而发生妇科疾病。

冲任（督带）损伤的病机主要为冲任不足、冲任不固、冲任失调、冲任受阻、热蕴冲任、寒凝冲任、冲气上逆，以及督脉虚损、带脉失约等。

胞宫、胞脉、胞络的病机主要有胞宫藏泻失司和胞宫闭阻。

综上所述，三种病机不是孤立的，而是相互联系、相互影响的。如脏腑功能失常，可引起气血失调；气血失调，也可引起脏腑功能失常；致病因素直接损伤冲任（督带）后，也可能导致脏腑功能失常和气血失调。而冲任（督带）的损伤是妇产科疾病的病机关键。

复习思考

1. 导致妇科疾病的病因有哪些？
2. 寒热湿易引起哪些妇科疾病？
3. 脏腑功能失常易引起哪些妇科疾病？
4. 试述气血失调所致妇科疾病的病机特点。
5. 简述冲任（督带）损伤所致妇科疾病的病机特点。

扫一扫，查阅
复习思考题答案

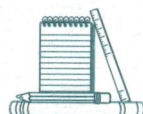

模块四　妇科疾病的诊断和辨证概要

【学习目标】

1. 掌握妇科问诊的主要内容及临床意义。
2. 熟悉妇科望诊、闻诊、切诊的主要内容及临床意义。
3. 掌握脏腑辨证中肾、肝、脾病变的证候特点。

妇科疾病的诊断方法同其他各科大体相同，但因女性在生理和病理特点上有其特殊性，故诊断和辨证又有其独特之处。

项目一　四　诊

四诊，即通过望、闻、问、切了解及诊察疾病的方法。妇科疾病的四诊辨证，在诊查全身症状、舌象、脉象的同时，还注重女性特殊生理经、带、孕、产、乳的情况。诊疗时要注意四诊合参，不可偏废，配合西医妇科检查方法，得出诊断和辨证的结果。

一、望诊

望诊是观察患者的神志、形态、面色、唇色、舌质、舌苔等部位，以了解脏腑、气血变化的诊法。根据妇科特点，望诊时还应注意观察月经、带下及恶露的量、色、质的变化。必要时还需观察乳房的发育情况及阴户的形态。

（一）望形神

形为形态，神为神情、神志。形是神存在的基础，神是形体生命活动的表现，形与神相互依存。在妇科疾病的诊断中，望形神对诊断疾病的性质和轻重有重要的参考价值。如神志清楚、捧腹曲背、表情痛苦，多为妇科痛证；如头晕困倦，甚至面色苍白或晦暗、肢冷汗出、昏不知人，多为妇科血证；如神昏谵语、高热烦躁、面赤息粗，多为妇科热证；如神情淡漠、向阳而卧、欲得衣被、面色白或青白，多为妇科寒证；如妊娠晚期或产时、产后有神昏口噤，项背强直，角弓反张或四肢抽搐，为肝风内动，可见于子痫、产后痉证。

（二）望面色

望面部颜色和光泽的变化可了解脏腑气血盛衰及邪气消长的情况。面色白者多属气虚、阳虚；兼有面目虚浮者，多属气虚痰湿或阳虚水泛；面色苍白者，多为急性大失血，或气血两虚；面色浮红而颧赤者，多为肺肾阴虚或阴虚血热；面色萎黄无华者，多为血虚、脾虚；面色红润者，多为气血充盛，或血热；面色紫暗者，多为气滞、血瘀，或血寒；面色晦暗者，多为肾虚。

（三）望唇舌

望唇舌包括望口唇、望舌质、望舌苔。

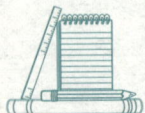

1. 望口唇 口唇的颜色、润燥等可以反映脾胃及气血的情况。脾胃健运、气血充盛则唇色红润。如唇色淡白，多为急性大失血，或气血两虚；唇色淡红，多为脾虚、血虚；唇色深红，多为血热；唇色深红、口唇干裂，甚或肿胀生疮，多为热毒或肝火；口唇紫暗或有瘀斑，多为血瘀；唇色青紫，多为血寒。

2. 望舌质 舌为心之苗，且五脏六腑精气均上荣于舌，故脏腑的病变也都反映于舌。望舌质的颜色、形态、荣枯可判断脏腑精气的盛衰、病邪性质和进退。舌质深红者，多为血热；舌质淡红者，多为血虚、气虚；舌尖红赤者，为心肺有热；舌边红赤者，为肝胆火炽；舌质绛红者，为热入营血；舌质淡白者，为气血两虚或阳虚内寒；舌质暗红者，多属气血郁滞；舌质紫暗或有瘀斑、瘀点者，多属血瘀；舌质青紫者，多为寒凝血瘀。舌形胖大湿润者，多为脾虚、湿盛；舌形瘦小色淡者，多为气血两虚；舌形瘦小色红而干者，多为阴虚血热；舌面裂纹者，多为热伤阴液，或血虚不荣。

3. 望舌苔 望舌苔颜色可了解病变之寒热，望舌苔厚薄可辨别邪气之深浅，望舌苔润燥可判断津液之盛衰。白苔主寒证。苔薄白者，主气虚，或外感风寒，病之初起，病位尚浅；苔薄白而滑者，多为阳虚湿浊初犯；苔白厚腻者，多为湿浊内停。黄苔主热证。苔薄黄者，多属血热轻证，或外感风热；苔黄厚而腻者，多为湿热蕴结；苔黄厚干燥者，多属血热重者；苔焦黄，或焦老有芒刺者，多属热结在里；无苔或花剥苔，多属热入营血或阴虚火炽。灰苔主湿证、里证。苔灰而润者，多为寒湿内阻或痰饮内停；苔灰而干，甚至黑苔者，多为热炽伤津，或肾阴亏损，或阴虚火旺。

（四）望毛发

毛发可反映肾精营血的盈亏。毛发稀疏、脱落，发色枯槁者，多为精血亏虚，可见于妊娠贫血、产后血晕；体毛增多、阴毛浓密，甚如男性化分布者，多为痰湿壅盛，可见于月经后期、闭经等。

（五）望月经

望月经，主要观察月经的量、色、质的变化。如经量过多，多属气虚或血热；经量过少，多属血虚、阴虚、肾虚或寒凝血滞；经量时多时少，多为气郁、肾虚。经色紫红或鲜红，多属血热；经色淡红，多属气虚、血虚；经色紫暗，多为血瘀。经质稀薄，多属虚证、寒证；经质稠黏，多属瘀证、热证；经血紫暗有块者，多属血瘀。

（六）望带下

根据带下量、色、质的变化以辨别病位及疾病性质。带下量多、色白、质稀，多属脾虚或肾虚；带下量多、色黄、质稠，多属湿热或湿毒；带下量多、色赤或赤白相兼，多属血热或邪毒。

（七）望恶露

望恶露是产后病的诊断依据之一。恶露量多、色淡、质稀、无臭味者，多为气虚；恶露量多、色鲜红或紫红、质稠者，多为血热；色紫暗有块者，多为血瘀；色暗如败酱、臭秽难闻者，应注意是否有邪毒感染。

（八）望阴户、阴道

主要是观察阴户、阴道的色泽和形态。如阴户色白，粗糙增厚枯槁干涩，甚或皲裂，多为肾精亏虚、肝血不足所致；阴户、阴道潮红，甚或红肿，多为虫蚀或肝经湿热引起；阴道有物脱出，为阴挺。

（九）望乳房、乳汁

若月经来潮后仍乳房平坦、乳头缩小，多为肝肾不足，精亏血少；妊娠期乳房松弛缩小，可

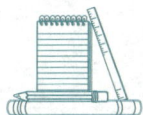

能是胎死不下；哺乳期以乳房胀、软及乳汁清稀或浓稠分辨虚实；产后乳房红肿，应警惕乳痈；乳头挤出血性物，应注意乳房恶性肿瘤。

二、闻诊

闻诊包括耳听声音和鼻嗅气味两个方面。

（一）耳听声音

通过耳听患者的语音、呼吸、嗳气、叹息、痰喘、咳嗽等声音的高低和强弱，以判断病位和疾病性质。如语音低微，多属中气不足；寡欢少语，善太息，多属肝气郁滞；声高气粗，甚或语无伦次者，多属实证、热证；嗳气频作，或恶心呕吐者，多属胃气上逆或脾胃不和；喘咳气急者，多属水饮凌心或肺气失宣。妊娠期还应听胎心音，根据胎心音的频率、节律等判断胎儿发育情况及有无胎儿窘迫现象。

（二）鼻嗅气味

鼻嗅气味在妇科主要是嗅月经、带下、恶露等气味，以了解疾病的寒热、虚实。若气味腥臭，多属寒湿；气味臭秽，多属血热或湿热蕴结；气味恶臭难闻者，多属邪毒壅盛或瘀浊败脓等病证，应警惕是否有恶性肿瘤。

三、问诊

问诊是诊察疾病的重要方法之一。问诊内容包括疾病的发生、发展、治疗经过、现在症状及其他与疾病有关情况及患者起居、饮食、特殊的生活习惯等。问诊时应注意根据望、闻、切诊所得的初步印象，围绕主诉进行询问。

（一）问年龄

不同年龄的妇女，因生理上的差异，病理表现各有特点，治疗时应有所侧重。一般来说，青春期肾气未充或先天禀赋不足，易导致月经疾患。育龄期因经、孕、产、乳数伤于血，加之压力较大易致肝气郁结，常出现月经不调、妊娠、产后诸病。围绝经期脾肾虚衰，易发生经断前后诸证、恶性肿瘤等。

（二）问主诉

主诉包括主要病证性质和发生时间，是患者就诊的最主要原因，也是诊断疾病的主要依据，应在问诊时首先询问清楚，在书写时要求文字简练、精确。

（三）问现病史

现病史包括发病时间、发病原因或诱因、开始的自觉症状、起病缓急及疾病的发展变化过程、相关的检查结果、诊疗经过及治疗效果、现在的症状等。

（四）问月经史

着重询问月经初潮年龄、月经周期、经期、经量、经质及经色，问有无痛经及其性质、程度、时间、伴随症状；末次月经日期及经期前后的症状、现在的情况；绝经后妇女还应了解绝经年龄及绝经前后的情况。如月经先期而至，多为血热或气虚；经期错后，多属寒凝或血虚；经期或提前或延后，多属肝郁或肾虚。经期超过 7 日者，为经期延长；经量少且行经时间不足 2 日者，为月经过少。育龄妇女发生停经，应排除妊娠。痛经者应了解疼痛时间及性质，如经前小腹疼痛拒按，多属实证；经后腰酸腹痛，按之痛减，多属虚证；胀甚于痛者，多属气滞；痛甚于胀者，多属血瘀。小腹冷痛，得热痛减，多属寒证；小腹灼热疼痛，得热痛甚，多属热证。

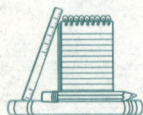

（五）问带下

了解带下的量、色、质、气味及伴随症状，结合望诊、闻诊进行辨证。如带下量多、色白清稀、气味腥臭者，多属寒证、虚证；色黄或赤、稠黏臭秽者，多属实证、热证；带下量少，甚或全无，多属虚证、瘀证。同时还应询问外阴部有无下坠、肿胀、瘙痒、疼痛等情况。

（六）问婚产史

询问结婚年龄、配偶健康状况、孕产次数、分娩时情况及哺育情况，有无堕胎、小产、难产、死胎、葡萄胎、产后诸病及避孕措施等。

（七）问既往史

询问与现病史相关的既往疾病史、手术史及过敏史等。如有慢性肾病史者，妊娠后可能浮肿较重；有高血压病史者，患子晕、子痫的可能性较大，且病情较重；有严重贫血、心力衰竭、药物中毒、严重感染等病史者，妊娠后易出现死胎、堕胎、小产、畸胎等；有结核病史或反复刮宫病史者，易患闭经和不孕症。

（八）问家族史

询问家族成员中有无遗传性疾病、肿瘤病史或传染性疾病等。

（九）问个人生活史

包括出生地、居住地、职业、工作生活环境、生活习惯、个人嗜好、家庭情况等。

四、切诊

切诊包括脉诊和按诊两部分内容。

（一）脉诊

妇科疾病虚、实、寒、热的辨证，其脉诊与其他科相同。因女性具有经、带、孕、产、乳特殊的生理特点，故着重阐述经、带、胎、产的正常与异常脉象。

1. 月经脉

（1）月经常脉　月经将至，或正值月经期，脉多滑利。

（2）月经病脉　脉缓弱者，多为气虚；脉细弱无力者，多为血虚；脉沉细者，多属肾气虚；脉细数者，多属阴虚有热；脉弦者，多属肝郁、气滞；脉涩有力者，多属血瘀；脉滑而有力者，多属痰湿蕴结；脉沉紧者，多属血寒；脉沉迟无力或沉细而迟者，多属虚寒或肾阳虚；脉沉紧或濡缓者，多为寒湿凝滞；脉滑数或洪数者，多属实热；脉细数者，多为虚热；脉弦数有力者，多为肝郁化热（火）。

2. 带下脉　带下量多，脉缓滑者，多为脾虚；脉沉弱者，多为肾虚；脉滑数或弦数者，多见湿热下注；脉沉紧或濡缓者，多见寒湿凝滞。带下量少，脉细数者，多为肝肾亏损；脉弦涩者，多为血枯瘀阻。

3. 妊娠脉

（1）妊娠常脉　妊娠 2～3 个月后，六脉平和而滑利，按之不绝，尺脉尤甚。

（2）妊娠病脉　妊娠期，脉沉细而涩，或两尺脉甚弱，多属肾气虚衰，冲任不足，易引起胎漏、胎动不安、堕胎等；妊娠末期，脉弦细而数或弦而劲急，多属肝阴不足，肝阳偏亢，易引起子晕、子痫等。

4. 临产脉　即离经脉，六脉浮大而滑，产时则尺脉转急，如切绳转珠，同时扪及中指本节、中节至末节两侧有动脉搏动。

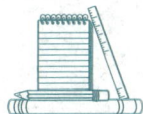

5. 产后脉

（1）产后常脉　产后冲任气血多虚，脉象多见虚缓和平。

（2）产后病脉　若脉浮滑而数，多为阴血未复，虚阳浮越，或外感实邪；脉沉细涩弱者，多为血脱虚损夹瘀。

（二）按诊

妇产科疾病的按诊，主要是按察腹部、四肢及乳房。

1. 按察腹部　可了解腹部之温凉、软硬、是否有胀满、压痛及包块。如有包块，应查清包块位置、大小、性质、活动度、表面光滑度及是否有触痛。若妇女经期，小腹疼痛拒按，病属实证；隐痛而喜按，多属虚证；若小腹或少腹部可及包块、质硬、推之不移，多属癥疾，病在血分；如结块不硬，推之可移，多属瘕证，病在气分。孕期腹部按诊，应了解子宫大小及胎位是否正常。如腹形过小，不足孕月，可为胎死胞中，或胎萎不长，或末次月经记忆不准确；如腹形过大，超出孕月，可为双胎、多胎、胎水肿满或胎儿过大。

2. 按察四肢　按察四肢的温度、湿度、有无肿胀及压痛，可辨别疾病的寒、热、虚、实及病位在脏还是在腑，在气还是在血。如四肢不温，小腹疼痛，喜热喜按，多属虚寒；手足心热，多属阴虚内热；如四肢肿胀，按胫部明显凹陷，甚或没指，多为水盛肿胀；按之无明显凹陷，随手而起者，多为气盛肿胀。

3. 按察乳房　即按察乳房的软硬，有无结节、肿块，如触及肿块时，应查清其性质、大小、活动度，表面是否光滑及有无触痛。

总之，临床上宜四诊合参，抓住主症，分析病变所在，必要时配合西医妇科检查，以做出正确的诊断。

项目二　辨证要点

妇科疾病的辨证应根据经、带、胎、产的临床特征，结合全身症状、舌象、脉象，运用阴阳、表里、寒热、虚实八纲辨证的原则，以确定证型诊断。妇科常用的辨证方法主要是脏腑辨证和气血辨证。

一、脏腑辨证

（一）肾病辨证

肾病在临床上主要表现为虚证，有肾气虚、肾阴虚、肾阳虚等证型，进而可导致多种妇产科疾病。肾虚证必有"头晕耳鸣、腰酸腿软"的证候，其肾气虚者常兼小便频数或尿后余沥不净、精神不振、舌淡红、苔薄白、脉沉细或沉弱；肾阴虚者常兼五心烦热、颧赤唇红、咽干、失眠盗汗、小便短黄、大便干结、舌红、苔少、脉细数无力；肾阳虚者常兼精神萎靡、面色晦暗、畏寒肢冷、小便清长、夜尿多、性欲减退、舌淡、苔白、脉沉细而迟或沉弱并以右尺脉尤甚。

（二）肝病辨证

肝病在妇科临床上主要表现为实证和虚中夹实证，包括肝气郁结、肝郁化热（火）、肝经湿热、肝阳上亢、肝风内动等证型。肝实证多有"胸胁、乳房、少腹胀痛，烦躁易怒"的证候；其肝气郁结者常兼时欲太息、腹满、纳差、舌淡红或暗红、苔薄白、脉弦；肝郁化热（火）者常兼头晕胀痛、目赤肿痛、口苦咽干、头晕目眩、舌红、苔薄黄、脉弦数；肝经湿热者常兼头晕

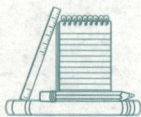

目眩、口苦咽干、尿黄涩痛、大便干结或秽溏、舌红、苔黄腻、脉弦滑而数。以上三种证型为肝病之实证。肝阳上亢者常兼有头晕头痛、面红目眩、心烦易怒、少寐多梦、四肢麻木、震颤、手足心热、舌红、苔少或薄黄、脉弦细或弦而有力；肝风内动者为肝阳上亢进一步发展，常兼头晕头痛、眼花、突然昏仆、四肢抽搐、颈项强直、角弓反张、舌红或绛、无苔或花剥苔、脉弦细而数，以上两种证型为虚实夹杂证。

（三）脾病辨证

脾病在妇科临床上主要表现为脾虚血少、脾虚湿盛、脾失统摄、脾气下陷、湿热下注等。脾虚证多有"脘腹胀满、不思饮食、四肢无力"的证候，其脾虚血少者常兼有面色萎黄、头晕心悸、神疲乏力、纳少便溏、失眠多梦、舌淡、苔薄白、脉细弱；脾虚湿盛者常兼有形体虚胖、头晕头重、胸脘痞闷、口淡腻、纳呆乏力、大便溏软、舌淡胖、苔薄白或滑腻；脾失统摄者常兼有面色萎黄或苍白、少气懒言，或全身出现散在紫癜、舌淡、苔薄白、脉缓弱；脾气下陷者可兼有气短懒言、小腹空坠、乏力、腰酸肢软、舌淡、苔薄白、脉沉弱；湿热下注者可兼有神疲乏力、胸闷纳呆、口中黏腻、小便短赤、大便黏腻不爽、舌红、苔黄腻、脉濡数或滑数。

（四）心病辨证

心病在妇科临床上的证型较少见，有心气虚、心阴虚、心火偏亢等。心病多有"心悸心烦、少寐多梦、神志失常"的证候。依其心气虚、心阴虚、心火偏亢等证型特点而有不同的兼症及舌脉。

（五）肺病辨证

肺病在妇科临床上证型也较少见，有阴虚肺燥、肃降失职、肺气失宣等。肺病多有咳嗽喘满的证候，依其阴虚肺燥、肃降失职、肺气失宣等证型特点而有不同兼症及舌脉。

二、气血辨证

气血源于脏腑所化生，又是脏腑功能活动的物质基础，所以脏腑病变可累及气血，气血病变也可伤及脏腑。气血的病变又是相互影响的，气病可及血，血病可及气，最终引起气血不调，引发各种病变。但因气和血有损伤先后、主次、轻重之分，故辨证时应分析气病为主和血病为主的不同情况。

（一）气病辨证

气对于人体有推动、温煦、升发、气化、固摄、防御等多种生理功能，在病理上有气虚、气滞、气陷、气逆等不同变化。

1. 气虚证 以全身功能活动低下为主要特点。气虚证常见面色㿠白、气短懒言、神疲乏力、自汗、头晕目眩、舌淡、苔薄、脉缓弱等证候。

2. 气滞证 以全身或局部的气机不畅为主要特点。气滞证常有胸闷不舒、小腹胀痛、舌苔正常、脉弦或弦涩有力等证候。

3. 气陷证 气虚进一步发展可引起升举无力而下陷，出现气陷证，兼有头晕目眩、小腹空坠等症。

4. 气逆证 气滞证进一步发展可引起气机郁滞而升降失常，出现气逆证，兼见咳逆喘息，或恶心呕吐，或头晕胀痛等症。

（二）血病辨证

血对于人体有荣养脏腑、外润肌肤而充养精神的生理功能，在病理上有血虚、血瘀、血寒、血热、出血等不同变化。

1. 血虚证　以阴血不足，脏腑胞脉失养，全身虚弱为主要特点。血虚证常有头晕眼花、心悸少寐、四肢发麻、皮肤不荣、面色萎黄或苍白、舌淡、苔薄白或苔少、脉细无力等证候。

2. 血瘀证　以血行迟缓，或阻滞不畅，壅阻脉道为主要特点。血瘀证常有刺痛拒按、痛有定处、皮肤干燥甚至肌肤甲错、腹内积块、按之痛甚、推之不移、舌紫暗或边有瘀斑瘀点、脉沉涩有力或弦涩等证候。

3. 血寒证　常见面色青白、畏寒肢冷、小腹绞痛或冷痛、得温痛减、舌暗苔白、脉沉紧等证候。

4. 血热证　常见面红唇赤、心胸烦闷、渴喜冷饮、小便黄赤、大便秘结、舌红或绛、苔黄而糙、脉滑数或洪大等证候。

复习思考

1. 妇科疾病的望诊内容有哪些?
2. 问诊月经病史有哪些内容?
3. 简述妇科脏腑辨证的要点。
4. 简述妇科气血辨证的要点。
5. 为什么说妇科疾病的发生常与年龄相关?

扫一扫，查阅
复习思考题答案

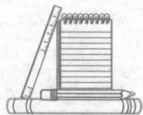

模块五　妇科疾病的治法概要

【学习目标】

1. 掌握妇科常用的内治法和代表方药。
2. 熟悉妇科常用外治法及药物、急症治疗和代表方药。
3. 了解妊娠禁忌药物；妇科外治法注意事项。

妇科疾病的中医治疗，在遵循"治病必求于本"的前提下，针对病因病机，运用四诊八纲进行辨证论治，把握"同病异治""异病同治"两大原则。全身病变，以内治法为主；局部病变，可单用外治法或内、外治法兼用。对妇科疾病中的危重急症，如血证、痛证、热证等，则应遵循"急则治其标，缓则治其本"的原则。情志因素会影响妇科疾病的发生、发展，故调节情志也很重要。

项目一　内治法

一、调补脏腑

脏腑功能活动是人体生命的根本。肾藏精，主生殖，为冲任之本而系胞；肝藏血，主疏泄，司血海；脾主中气摄血、统血，为气血生化之源而主司带脉。故调理肾、肝、脾是妇科疾病治疗的重要法则。

（一）补肾滋肾

肾为先天之本，是人体生长发育及生殖之根本。肾气盛，天癸至，冲任通盛，才能产生月经和孕育胎儿。肾气不足，冲任虚损，易致经、带、胎、产、杂诸病。补肾滋肾是妇科疾病治疗的重要方法，有平补、温补、滋补之分。女性青春期肾气未充，尤为重要。

1. 补益肾气　肾气虚，封藏失司，冲任不固，易致月经不调、胎动不安、不孕等，治宜平补肾气。代表方：归肾丸、寿胎丸等。常用药：续断、菟丝子、杜仲等。补益肾气方药中，常加入白术、党参、黄芪等健脾补气之品，脾肾双补，先后天共育之。

2. 滋养肾阴　肾阴虚，冲任血少或阴不制阳，可致闭经、不孕等，治宜滋肾益阴。代表方：左归丸、六味地黄丸等。常用药：枸杞子、熟地黄、山茱萸等。

肾阴不足，阴不敛阳，宜滋阴同时加入潜阳之品，如珍珠、生牡蛎、生龙骨等。

3. 温肾助阳　肾阳虚，命门火衰，易致闭经、子肿、不孕等，治宜温补肾阳。代表方：金匮肾气丸、右归丸等。常用药：肉桂、附子、巴戟天等。

肾阳虚，气化失常，水湿内停，下注冲任或流溢肌肤，致带下过多、子肿等，治宜温肾助阳、化气利水。代表方：真武汤等。

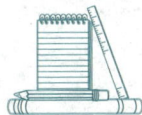

肾阴阳俱虚，宜肾阴阳双补，滋肾与温肾并用。代表方：二仙汤、肾气丸等。

临床补肾滋肾时，滋阴不忘阳，补阳不忘阴。滋阴药物多滋腻，宜佐温阳行气之品；补阳药物多温燥，宜佐益阴之药。补肾滋肾可调节下丘脑－垂体－卵巢轴功能，对生殖内分泌有重要影响。

此外，肝肾同源，肝藏血，主疏泄；肾藏精，司闭藏。共同调节并维持妇女的生理功能，故补肾常与养肝并用。

（二）疏肝养肝

肝藏血，主疏泄，司血海，性喜条达。女性生理上数伤于血，气分偏盛，又易激动或多郁，常因肝失疏泄，而致妇科诸病。疏肝养肝亦是妇科疾病治疗的重要法则，有疏肝解郁、疏肝清热、养血柔肝之不同。育龄期妇女尤为重要。

1. 疏肝解郁　肝气郁结，疏泄失常，冲任不畅，易致痛经、月经不调、不孕等，治宜疏肝解郁。代表方：柴胡疏肝散、四逆散等。常用药：郁金、柴胡、枳壳等。

肝郁犯脾，宜疏肝健脾，疏肝的同时配伍健脾之品。代表方：痛泻要方、逍遥散等。

行气药多辛燥，用量不宜过大，以免耗散阴血。

2. 疏肝清热　肝郁化火，热扰冲任，迫血妄行，易致月经不调、崩漏等，治宜疏肝清热。代表方：丹栀逍遥散、清肝止淋汤等。常用药：黄芩、栀子、牡丹皮等，方中常配伍玉竹、生地黄、麦冬等滋阴生津之品。

肝郁化热，脾虚湿盛，湿热互结，下注胞宫、冲任，易致带下过多、阴痒等，治宜泻肝除湿。常用方：清肝止淋汤、龙胆泻肝汤等。

3. 养血柔肝　肝血不足，营阴亏虚，冲任血虚，易致闭经、不孕等，治宜养血柔肝。常用方：养精种玉汤、杞菊地黄丸等。常用药：当归、熟地黄、白芍等。

肝阴不足，肝阳偏亢，可致经断前后诸证、子晕等，治宜平肝潜阳。方中常加入育阴潜阳之品：生龙骨、生龟甲、生牡蛎等。

肝阴亏虚，阴虚火旺，肝风内动，易致子痫、产后痉证等，治宜镇肝息风。代表方：羚角钩藤汤等。

（三）健脾和胃

脾胃为后天之本，气血生化之源。脾胃健旺，则气血旺盛，冲任充沛，月经、胎孕正常；脾胃失调，可致妇科诸病。健脾和胃是妇科疾病又一常用治法。老年妇女绝经后，肾气已衰，气血俱虚，全赖后天水谷滋养，故健脾和胃对老年妇女尤为重要。

1. 健脾养血　脾胃虚弱，中气不足，气血生化乏源，易致月经不调、闭经、胎动不安等，治宜健脾养血。代表方：四物汤、人参养荣汤等。常用药：黄芪、白术、山药等。

2. 健脾除湿　脾阳不振，水湿内停，易致带下过多、子肿等，治宜健脾化湿，常于补脾药中加入苍术、柴胡、升麻等燥湿升阳之品。代表方：完带汤等。

3. 补气摄血　脾气虚弱，统摄无权，易致月经不调、崩漏、产后恶露不绝等病证，治宜补脾摄血，常在健脾益气药中加入煅龙骨、煅牡蛎、荆芥炭等固涩止血之品。代表方：归脾汤、固本止崩汤等。

4. 和胃降逆　胃失和降，冲气上逆，易致妊娠恶阻，治宜和胃降逆。但需辨清寒、热、虚、实而调之。脾胃虚弱，胃失和降所致呕逆，治宜健脾和胃、降逆止呕，代表方：香砂六君子汤；胃热所致呕逆，治宜清热降逆止呕，代表方：苏叶黄连汤、橘皮竹茹汤等；胃寒而呕逆者，治宜温中降逆止呕，代表方：干姜人参半夏丸、丁香柿蒂汤等；久吐耗气伤阴，治宜益气养阴或养阴

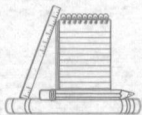

和胃与降逆止呕合用。

二、调理气血

气血源于脏腑，行于经络，是妇女生理现象的物质基础。气血相互协调，相互为用。气血失调，损伤冲任，易致妇科疾病。故调理气血为妇科疾病治疗的重要法则，首先要辨其在气在血，分清寒、热、虚、实。

（一）病在气，治气为主，佐以治血

气分病变主要包括气虚（气陷）、气滞、气逆，具体治法如下：

1. 补气升提 中气不足，气虚下陷，冲任不固可致月经不调、崩漏、胎动不安等，治宜补气升提。代表方：补中益气汤、举元煎等。常用药：黄芪、党参、升麻等。

2. 理气行滞 肝失条达，气机郁滞可致月经不调、痛经、不孕等，治宜理气行滞。代表方：柴胡疏肝散、逍遥散等。常用药：香附、枳壳、砂仁等。

3. 调气降逆 郁怒太过，气机逆乱可致经行吐衄、妊娠恶阻等，治宜调气降逆。代表方：香砂六君子汤、加味温胆汤等。常用药：陈皮、厚朴、半夏等。

调理气分，常佐以补血、理血、活血之药。

（二）病在血，治血为主，佐以治气

血分病变主要包括血虚、血瘀、血热、血寒，具体治法如下：

1. 填精补血 精血耗伤，冲任虚损易致月经不调、闭经、胎动不安等，治宜填精补血。代表方：人参养荣汤、养精种玉汤等。常用药：阿胶、当归、熟地黄等。

2. 活血化瘀 瘀血内阻，冲任不畅可致月经不调、崩漏、产后腹痛等。代表方：桃红四物汤、生化汤等。常用药：桃仁、当归、红花等。重者宜用虫类搜剔脉络，常用虻虫、水蛭等。

因气滞而瘀，宜理气行滞、活血化瘀；因寒而瘀，宜温经散寒、活血化瘀；因热灼而瘀，宜清热凉血、活血化瘀；因虚而瘀，当补气化瘀。

3. 清热凉血 热邪与血相搏结，损伤冲任，迫血妄行，易致月经不调、崩漏、产后恶露不绝等。血热有实热、虚热之分。实热治宜清热凉血，代表方：清经散、清热固经汤等，常用药：赤芍、黄芩、败酱草等；虚热治宜滋阴清热，代表方：知柏地黄丸、两地汤等，常用药：地骨皮、生地黄、牡丹皮等。

4. 温经散寒 寒客胞中，血为寒凝，易致月经不调、痛经、不孕等，治宜温经散寒。代表方：艾附暖宫丸、温经汤等。常用药：肉桂、附子、炮姜等。寒证又有虚、实之分：虚寒者，宜温经养血；寒湿所致实寒者，当以散寒祛湿为主。

调理血分，常佐以补气、理气、行气之药。

三、周期疗法应用

周期疗法是根据月经周期中阴阳气血消长规律，以补肾为根本，调整肾-天癸-冲任-胞宫之间平衡的一种治法。能调整月经周期，恢复排卵，常用于崩漏、月经不调、不孕症等病证的治疗。周期性给药，采用益肾补血—补肾活血—补肾助阳—活血调经，序贯调理。

（一）行经期

血海满盈而泄，属"重阳必阴"阶段。冲任气血变化急骤，治宜活血通经。常用方：四物汤合失笑散、桃红四物汤等。常用药：当归、桃仁、赤芍等。

（二）经后期

胞宫血海空虚，冲脉不盛，肾之阴精不断蓄积，属"重阴"阶段。治宜滋肾阴，益冲任，为月经来潮填补精血。常用方：左归丸、养精种玉汤等。常用药：枸杞子、龟甲胶、熟地黄等。

（三）经间期

阴精充盛，冲任气血活动显著，属"重阴转阳"阶段。治宜理气化瘀，以促进阴阳转化，使之施泄而促排卵。常用温肾阳方：肾气丸、右归丸等，常用药：巴戟天、淫羊藿、菟丝子等；常用理气化瘀方：逍遥散、柴胡疏肝散等，常用药：柴胡、制香附、郁金等。

（四）经前期

胞宫气血盛，督脉温，阴已转阳，属"重阳"阶段。阴盛阳生，阴阳两气不断滋长时期，治宜温肾助阳、益气养血。常用方：右归丸合四君子汤等。常用药：紫河车、肉桂、鹿角胶等温肾阳；白术、党参、炙黄芪等益气养血。

知识链接

雌孕激素序贯疗法

即人工周期，指模拟自然月经周期中卵巢内分泌的改变，序贯应用雌、孕激素，使子宫内膜发生相应变化，导致周期性剥脱出血。此法适用于青春期及性成熟期功能失调性子宫出血内源性雌激素水平较低者。

项目二　外治法

外治法是中医治疗妇科疾病的常用方法，通过局部直接用药以达到治疗目的。对某些局部病变临床效果显著，同时减少了药物对肝肾和胃肠的不良反应。

常用外治法：熏洗法、冲洗法、纳药法、贴敷法、热熨法、宫腔注射法、药物离子导入法、肛门导入法等。临床运用时应注意，凡外用药剂均须严格按规定研制，消毒后备用。经期、妊娠及新产后禁止阴道纳药或冲洗，其他外治法应慎用。患者自用洗具要煮沸消毒，治疗前排空膀胱，清洁或消毒治疗部位，治疗期间禁止盆浴及房事。外治过程中，若局部皮肤黏膜出现过敏应立即终止治疗，改用其他药物或方法。需由患者本人或家属完成治疗操作时，必须由医务人员指导后方可进行。

一、熏洗法

熏洗法应用煎好的药液先熏蒸后清洗外阴，具有消肿止痛、清热解毒、止带止痒的作用，主要用于带下过多、阴痒等。常用药物：蒲公英、苦参、蛇床子等。使用方法：将药物包煎，煮沸20～30分钟，取1000～2000mL药液，趁热先熏后洗，待温度适宜时可坐浴15～30分钟，每日1剂，早、晚各1次，7天为1疗程。阴道出血期禁坐浴。

二、冲洗法

冲洗法指用阴道冲洗器将药液注入阴道，清洁并使药液直接作用于阴道的方法。具有止痒、解毒、杀虫的作用，主要治疗带下过多、阴痒等。常用药物：苦参、蛇床子、黄柏等。使用方

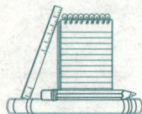

法：将药物包煎，煮沸 20~30 分钟，温度适宜时，取 500mL 药液置于阴道冲洗器内进行冲洗，每日 1 剂，每日 2 次，持续至自觉症状消失。阴道出血者禁用，孕妇慎用。

三、纳药法

纳药法指将粉剂、栓剂、膏剂、胶囊等剂型的药物置于阴道穹隆的方法，具有杀虫、拔毒、清热、去腐生肌的作用，主要治疗阴痒、子宫颈炎症等。常用药物：蛇床子、枯矾、炒蒲黄等。使用方法：将药物研成细末或制成膏剂、栓剂、胶囊等剂型，消毒后备用。先清洗外阴、阴道，然后将药物纳入阴道后穹隆，每日 1 次，7 天为 1 个疗程。

四、贴敷法

贴敷法指将膏剂、散剂、糊剂、水剂直接贴于患处的方法，具有清热解毒、通络止痛、消肿散结、拔脓生肌的作用，适用于回乳、盆腔炎性疾病及其后遗症等。常用药物：芒硝、坎离砂等。使用方法：将无菌纱布浸渍于水剂药液中，敷于患处；膏剂和糊剂可涂于无菌纱布上，敷于患处；散剂可直接撒于患处，外敷无菌纱布。1~2 天换药 1 次，直至痊愈。

五、热熨法

热熨法指将药物直接热敷于患处的方法，具有化瘀止痛、温经散寒的作用，适用于寒湿凝滞的痛经、盆腔炎性疾病后遗症等。使用方法：将药物研末用布包，使用时浸湿药包，隔水蒸 15~20 分钟，趁热敷于患处；或将药物研末与致热物质袋装密封，药袋搓后发热贴敷于患处，每天 1~2 次，7~10 天为 1 个疗程。

六、宫腔注射法

宫腔注射法指将药液由子宫导管注入宫腔及输卵管的方法，具有活血化瘀、清热解毒、通络散结的作用，主要用于宫腔和（或）输卵管阻塞、粘连等。常用药物：复方丹参注射液、鱼腥草注射液等。使用方法：常规消毒后，取 20~30mL 注射液，加压推注至宫腔和输卵管内，同时观察药物回流、阻力及患者有无腹痛等。在经净后 3~7 天进行，2~3 天 1 次，每 2~3 次为 1 疗程。术前 3 天禁止性生活，术后 2 周禁盆浴及性生活，酌情予抗生素预防感染。

七、药物离子导入法

药物离子导入法指借助药物离子导入仪的作用，将中药药液以离子形式经皮肤或黏膜导入盆腔的方法，具有软坚散结、活血化瘀、清热解毒的作用，适用于输卵管阻塞、盆腔炎性疾病后遗症等。常用药液：活血化瘀中药浓煎、复方丹参注射液等。使用方法：在外阴部放置吸透药液的消毒布垫，接阳极；腰骶部放置无药的湿布垫，接阴极。启动治疗仪，电流 5~10mA，每天 1 次，每次 20 分钟，疗程视病情而定。

八、肛门导入法

肛门导入法指将栓剂置于肛内或药液保留灌肠，具有清热解毒、消癥散结、凉血活血的作用，适用于盆腔炎性疾病后遗症、癥瘕等。常用药物：大血藤、败酱草、黄柏清热解毒；丹参、赤芍、红花活血化瘀；莪术、三棱消癥散结。使用方法：栓剂可嘱患者每晚睡前自行塞入肛内；药液保留灌肠，给药前先排空二便，每日 1 次，7~10 天为 1 个疗程。

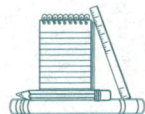

九、针灸、推拿

1. 针灸　针灸是在人体经络腧穴上施行针刺、艾灸、通电等,具有疏通经络、调和气血、扶正祛邪、平衡阴阳的作用,适用于痛经、闭经、崩漏、月经不调、胎位不正、胎死不下、盆腔炎、不孕症、阴挺等。注意事项:妊娠期慎用,禁针合谷、三阴交、缺盆及腹部和腰骶部腧穴。大怒、大惊、过劳、过饥、过渴、醉酒时禁针。

2. 推拿　推拿主要是将不同的手法作用于人体的特定部位或穴位,常见的方法有按法、摩法、擦法、揉法、拍法、推法和点法,手法可以单独使用,也可以组合使用,形成复合手法。推拿具有健运脾胃,行气活血祛瘀,调整脏腑阴阳的功能,适用于痛经、带下、乳痈、阴挺、经断前后诸症、产后腹痛、胎位不正等。注意事项:推拿时,手法要轻重适宜,并观察患者反应,确保患者感到舒适。推拿后要注意保暖,避免受凉。女性在经期和孕期应避免推拿治疗。

项目三　妇科急症治疗

妇科急症指起病急骤,或原有疾病迅速发展变化,危及患者生命的急性病证,包括血证、痛证、热证。

急症的治疗,取决于快速而正确的诊断,应根据患者的症状、体征,结合病史和辅助检查,明确引起急症的疾病或病因,采取积极有效的诊疗措施。治疗不当或不及时,可致厥脱证。必要时应行中西医结合治疗。

一、血证

妇科血证以阴道大量、急剧出血为主要症状,可导致亡血厥脱,甚至危及生命,是妇科临床常见的危急重症。常见的有月经异常出血、妊娠出血、产后出血、杂病出血等。

血证的诊断需辨病和辨证相结合。通过望闻问切、妇科检查与辅助检查明确出血部位及导致出血的病证,即辨病。辨证则根据四诊八纲,辨清寒、热、虚、实。

脾气虚或肾阳虚证,常用参附注射液或生脉注射液;血热证,常用断血流片、贯众注射液等;血瘀证,常用三七注射液。常用方剂有独参汤、生脉散、清热固经汤、失笑散、举元煎、胶艾汤等。辨证治疗的方剂中,随症加入相应的止血药,有助于控制或减少出血。气虚者加人参、黄芪、党参益气止血;血虚者加阿胶、龟甲胶、旱莲草养血止血;血热者加仙鹤草、茜草、大蓟、地榆、茜草凉血止血;血寒者加艾叶炭、炮姜、补骨脂温经止血;血瘀者加蒲黄、血竭、益母草、三七、云南白药祛瘀止血;出血量多者加煅龙骨、煅牡蛎、海螵蛸、赤石脂固涩止血。

针灸止血起效快,疗效好,操作方便。体针:取子宫、三阴交、断红、中极、血海、太溪、关元、阴陵泉穴等穴,中等强度刺激。耳针:取子宫、卵巢、肾上腺、心、肝、脾等穴,留针15~20分钟。

必要时采用中西医结合治疗。常用西药:止血环酸、止血敏、止血芳酸、安络血、维生素K等。针对不同病因,采取相应措施,积极预防厥脱。如功能失调性子宫出血应采用性激素止血、诊刮术;堕胎、小产不全,当"下胎以益母",行清宫术;子宫收缩乏力致产后出血,应使用催产素、麦角新碱等宫缩剂止血。

知识链接

药物刮宫

　　针对体内已有一定水平雌激素、血红蛋白水平 ＞80g/L、生命体征平稳的患者，可通过单纯使用孕激素有效对抗雌激素，使子宫内膜不再增厚，由增生期向分泌期转变。停止使用孕激素后，子宫内膜能完整脱落，起到药物性刮宫的作用，从而达到止血的效果。

二、痛证

　　妇科急腹症以下腹急性疼痛为主要症状，常见于痛经，异位妊娠，卵巢、黄体或卵泡破裂、盆腔炎性疾病等。在使用镇痛剂缓解疼痛之前，必须先明确诊断及鉴别诊断，以免掩盖病情，造成误诊。

　　急腹症的诊断，亦需辨病和辨证相结合。通过望闻问切、妇科检查与辅助检查明确疼痛的病因、发生的部位、性质、时间，有无压痛或反跳痛，有无包块。根据痛之有形、无形，辨在气在血；根据痛之喜按、拒按、喜热、喜寒，结合舌脉，辨寒热虚实。胀甚于痛，多为气滞；痛甚于胀，持续作痛，多为血瘀；冷痛，得热痛减，多为寒证；灼痛，得热痛甚，多为热证；隐隐作痛，喜揉喜按，多为虚证；疼痛拒按，按之痛甚，多为实证。

　　痛经患者，急当止痛。血瘀证，常用丹参注射液、延胡索注射液、膈下逐瘀汤、田七痛经胶囊等；实寒证，常用参附注射液静脉滴注、当归注射液肌内注射及口服少腹逐瘀汤等；气滞证，常口服元胡止痛胶囊；湿热证，常用清开灵注射液静脉滴注及口服清热调血汤等。温经止痛可用艾叶、肉桂、吴茱萸、乌药、高良姜、小茴香、细辛等；行气止痛可用木香、川芎、佛手、香附、青皮、郁金等；化瘀止痛可用三七、当归、延胡索、五灵脂、三棱、乳香、没药等；清热止痛可用赤芍、牡丹皮、红藤、败酱草、川楝子、薏苡仁等。

　　针灸能迅速缓急止痛。体针：取足三里、关元、太溪、三阴交、中极等穴，中等强度刺激。耳针：取内分泌、子宫、肾、交感等穴，中等强度刺激。

　　必要时行中西医结合治疗。异位妊娠破裂、胎盘早剥、子宫破裂、卵巢囊肿蒂扭转等不宜保守治疗的急腹症，需进行手术救治。

三、热证

　　高热，指体温升高达39℃及以上，常因经期、分娩或产后邪毒感染所致。此证应首先明确诊断，辨证求因，并尽早查明致病病原体或病原学诊断。

　　热证的诊断，通过望闻问切、妇科检查、辅助检查，明确病因、病位。产褥感染、盆腔炎性疾病、妇科肿瘤合并感染等，病原体多为病毒、细菌、支原体等，属热毒证；产后发热，多属外感风寒、暑热或风热证；热证持续或发展，多为热入营血、热陷心包等危重证候。

　　热证的治疗以"退热"为当务之急。表热证，常用柴胡注射液肌注，清开灵颗粒、感冒清热颗粒、双黄连口服液等口服；气分热证，常用穿琥宁注射液、清开灵注射液静脉滴注；热入营血，常用紫雪丹、清营汤、犀角地黄汤等；痰热蒙蔽心窍，用至宝丹、安宫牛黄丸。常用金银花、柴胡、桑叶、菊花、板蓝根等解表散热；知母、石膏、栀子、连翘、金银花等清热泻火；玄

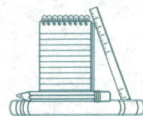

参、水牛角、生地黄、牡丹皮、赤芍等清热凉血。

针灸：取大椎、风池、少商、曲池、合谷等穴，以三棱针放血；或取合谷、内关、阳陵泉、手三里、足三里、曲池、三阴交等穴，用泻法针刺。

必要时行中西医结合治疗。体温持续升高达40℃及以上者，予氯丙嗪静脉滴注，同时配合物理降温；局部脓肿所致高热证，需切开引流，并予抗生素控制感染；高热不退者，在抗生素控制感染的同时，加用肾上腺皮质激素；感染性流产，根据感染控制程度及阴道出血情况择时行清宫手术。

附　妊娠服药禁歌

蚖斑水蛭及虻虫，乌头附子配天雄；

野葛水银并巴豆，牛膝薏苡与蜈蚣；

三棱代赭芫花麝，大戟蛇蜕黄雌雄；

牙硝芒硝牡丹桂，槐花牵牛皂角同；

半夏南星与通草，瞿麦干姜桃仁通；

硇砂干漆蟹爪甲，地胆茅根都不中。

——《珍珠囊补遗药性赋》

复习思考

1. 中医妇科常用的内治法有哪些？
2. 中医妇科常用的外治法有哪些？
3. 试述调补脏腑的常用方法。
4. 简述调理气血的常用方法。
5. 周期疗法的依据是什么？临证时应如何运用？

扫一扫，查阅
复习思考题答案

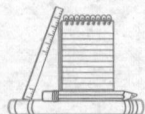

扫一扫，查阅本模块 PPT、视频等数字资源

模块六　预防与保健

> 【学习目标】
>
> 了解月经期、妊娠期、产褥期、哺乳期、绝经期前后的卫生保健知识。

女性有经、带、孕、产、乳等生理特点，在此期间易耗伤气血，感受外邪。为贯彻预防为主的卫生工作方针，必须高度重视妇女的预防与保健。尤其在月经期、妊娠期、产褥期、哺乳期及绝经期前后，要特别注意卫生，预防和减少疾病的发生，保障妇女的身心健康。

一、月经期卫生

行经期间，血室正开，气血变化较大，情绪易于波动，机体抵抗力下降，若调摄不当，则邪气入侵，易致疾病，故月经期应注意以下几方面：

1. 保持清洁　注意外阴部卫生和月经垫的清洁，禁盆浴、游泳、房事及阴道灌洗。经期一般不行妇科检查，若确因病情需要，则应消毒外阴，严格无菌操作，动作轻柔。

2. 劳逸适度　月经期可适度活动，但应避免剧烈运动和繁重体力劳动。

3. 避免寒湿　注意保暖，避免当风感寒、冒雨涉水和冷水洗浴。

4. 饮食有节　合理饮食，忌食辛燥助阳之品及生冷寒凉之物，忌过度饮酒。

5. 调畅情志　保持心情舒畅，气血和调。

二、妊娠期卫生

妊娠后，阴血下注冲任、胞宫以养胎，母体常感血不足，气偏盛，而出现生理上的特殊改变。为保障妇女健康及胎儿发育正常，需注意摄生。

1. 慎节房事　妊娠期，尤其在妊娠的前 3 个月及 8 个月以后，应避免房事，以防胎漏、胎动不安、堕胎、小产、早产及感受邪毒。

2. 劳逸适度　劳逸结合，即不可过度劳累，攀高涉险，过持重物，以免伤胎；亦不可过度安闲，以免气结血滞而致难产。

3. 合理饮食　饮食宜清淡易消化且营养丰富，饥饱适度，忌过食寒凉或辛辣之品。

4. 用药谨慎　妊娠期勿滥用药物及乱服补药，凡峻下、滑利、耗气、散气、破血、祛瘀及有毒有害之品，应慎用或禁用，谨防药物对胎儿的不良影响。

5. 衣着合体　衣着宽松舒适，腹部、乳房不宜紧束。

6. 重视胎教　静心养性，保持良好心态，言行端正，以感化胎儿，促进胎儿健康发育。

7. 乳头护理　妊娠后期用温水擦洗乳头、乳晕，防止哺乳后出现乳头皲裂。如有乳头凹陷，应牵拉矫正。

8. 定期产检　定期产前检查是孕期保健的重要措施。首次产检正常者，应定期进行产前检查，及时发现及处理异常；若发现异常者，应适当增加产检次数或及时处理治疗。

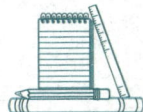

三、产褥期卫生

产褥期是胎盘娩出后至产妇全身各器官（除乳房外）恢复至非孕状态的一段时间，一般为6~8周。在此期间要促进脏腑、气血、子宫早日恢复正常，预防产后病。

1. 适寒温　居室保持空气流通，温度适宜。衣被舒适温暖，夏季暑天不宜过厚，以防中暑。

2. 调饮食　饮食要富营养易消化，忌辛燥、生冷、肥甘之品及饥饱失常。

3. 勤清洁　产后应每日清洗阴户，勤换内衣裤，注意卫生垫的消毒、更换，保持局部清洁干燥，会阴部的伤口要及时消毒并做好护理。

4. 禁房事　产褥期内严禁房事，以避免或减少产后病的发生。

5. 产后检查　产后3天、14天和28天应进行产后回访，以了解母婴健康，哺乳及产妇生殖器复旧情况。

四、哺乳期卫生

母乳营养丰富，易于消化吸收，尤其初乳中含有大量免疫球蛋白，有利于增强婴幼儿的抗病能力。因此，应大力提倡母乳喂养。

1. 正确哺乳　正常分娩后30分钟内即可开始母乳喂养。哺乳姿势可采取坐式或卧式，注意婴儿鼻孔不要被乳房堵塞。哺乳期一般以8~10个月为宜，最长不超过1年。4~6个月时可适当添加辅食。断奶时要使用药物回乳，以防发生乳腺疾病。

2. 清洁乳房　每次哺乳前先洗手，并用温开水擦洗乳头、乳晕。及时处理乳头皲裂。

3. 保持乳量　加强营养，调畅心情，避免过劳，充足睡眠，按需哺乳，及时排空乳腺，以保持乳汁的量与质。哺乳期间用药应谨慎，防止药物通过乳汁影响婴儿。

4. 计划生育　产后6周开始最好采用工具避孕，产后3~6个月可放置宫内节育器。

五、绝经期前后卫生

妇女绝经前后，肾气渐衰，天癸将竭，冲任虚损，生殖功能逐渐丧失，肾之阴阳易失平衡，常会自觉不适，一般无需药物治疗，严重者会出现心悸失眠、头晕耳鸣、烘热汗出等症状。

1. 健康教育　通过宣教图画、科普读物、录像等形式，向此期妇女进行卫生宣教，使妇女主动进行自我心理调节，感受来自家庭、社会的关爱，从而能轻松地适应此期的生理改变。

2. 调理生活　劳逸结合，适度锻炼，起居有常，合理调配饮食，适量增加钙、磷、蛋白质、维生素含量较高的食物摄入，从而提高自身的抗病能力。

3. 定期检查　每半年或一年进行全面体检，以便及时发现问题并进行处理。

复习思考

1. 月经期应注意哪些方面？
2. 妇女如何顺利度过围绝经期？

扫一扫，查阅
复习思考题答案

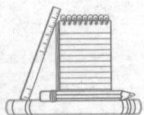

各　论

模块七　月经病

扫一扫，查阅本模块 PPT、视频等数字资源

【学习目标】

1. 掌握月经病的定义、范围、病因病机、治疗原则和用药宜忌。
2. 掌握月经不调、经间期出血、闭经、崩漏、痛经、经行前后诸病、经断前后诸证、绝经后骨质疏松症的定义、诊断要点与鉴别诊断，以及常见证型的主要证候、治法和代表方药。
3. 熟悉月经病各病证的病因病机、辨证要点及治疗原则。
4. 了解月经病各病证的转归和调摄。

月经的周期、经期或经量发生异常，或伴随月经周期出现各种症状，或在绝经前后出现一系列症状的疾病，统称为月经病。月经病是妇科临床的常见病、多发病。

常见的月经病有月经不调（月经先期、月经后期、月经先后不定期、月经过多、月经过少、经期延长）、经间期出血、闭经、崩漏、痛经、经行前后诸病（经行乳房胀痛、经行吐衄、经行头痛、经行泄泻、经行发热、经行感冒、经行口糜、经行浮肿、经行身痛、经行情志异常）、经断前后诸证和绝经后骨质疏松症等。

月经病的病因病机主要是外感六淫、内伤七情、饮食劳倦、房劳多产和禀赋不足等导致脏腑功能失常，气血失调，冲任损伤，胞宫定期藏泻失常，从而发生疾病。

月经病的诊断多以主要症状为依据，如月经周期的提前或错后，经量的增多或减少，经期的延长或缩短，经期前后反复发生的症状等，病名亦多以主要症状命名。临证时要注意与相关疾病或生理现象相鉴别。

月经病的辨证主要根据月经的周期、经期、经量、经色和经质特点及伴随症状，运用四诊八纲进行综合分析，辨别寒热虚实。

月经病的治疗原则，首先是重在治本调经。治本即消除导致月经病的病因病机，调经即通过治疗使月经恢复正常。调经之法，重在补肾、疏肝、健脾，调理气血、冲任。肾为先天之本，"经水出诸肾"，月经的产生和调节以肾为主导，调经亦以补肾为第一治疗大法。补肾以填补精血、补益肾气为主，使阴生阳长，阴平阳秘，精血俱旺。肝主疏泄，为藏血之脏，易为情志所伤。疏肝之法，重在理气开郁、通调气机，佐以养血柔肝。脾为后天之本，气血生化之源，有统摄之功。健脾之法在于升阳止血以调经、健运脾胃以益气养血。《景岳全书·妇人规·经脉类》指出："调经之要，贵在补脾胃以资血之源，养肾气以安血之室，知斯二者，则尽善矣。"调理气血，首先要辨气病、血病。病在气者，以治气为主，佐以理血；病在血者，则治血为主，佐以理气。调理冲任，在于使冲任通盛、血海按期满盈。其次，要遵循"急则治其标、缓则治其本"

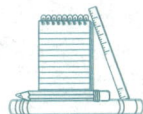

的原则。病急势危，则速当治标以救急。如崩漏暴下之际，亡血厥脱则危，急需止血以固脱，待病情缓解后，则求因以治本。再者，要顺应和掌握规律。一是要顺应不同年龄阶段论治的规律。女子在不同年龄阶段具有不同的生理与病理特点，少女正当生长发育期，肾气初盛，重在固护肾气；育龄期生殖功能旺盛，经孕产乳皆以血为用，往往不足于血，有余于气，重在养肝疏肝；绝经后肾气、天癸已竭，当重在健脾胃以颐养后天。二是要顺应月经周期中阴阳气血变化的规律。在月经周期的不同阶段，阴阳气血有节律地消长，胞宫定期藏泻。经期血室正开，胞宫泻而不藏，经血下行，宜调理气血，通因通用，因势利导，勿用大寒大热、大辛大散之剂，以免滞血或动血；经后血室已闭，血海相对空虚，胞宫藏而不泻，宜养精血调肝肾，勿滥用攻伐；经间期重阴则阳，乃阴阳转化之氤氲期，宜助阳活血；经前血海充盈，冲脉之气较盛，宜疏导气血，勿滥用温补。三是要掌握虚实补泻规律。月经病虽复杂，但多可分为虚实两大类论治，治疗虚证月经病多以补肾扶脾养血为主，实证则多以疏肝理气活血为主。

项目一　月经不调

📚 案例导入

患者，女，42岁，已婚。初诊：2023年10月2日。

主诉：月经先期伴量多3个月。

现病史：患者14岁月经初潮，既往月经正常。2个月前无诱因，月经提前8天来潮（8月19日），色深红，量更多，第1、2天经血沿腿下流，8天始净，伴有口苦心烦。9月10日月经复来，经量仍多，偶见小血块，9天始净，感头晕口苦、小腹微胀。10月1日晚月经又潮，色红不深，质清，自觉头晕、口苦、心悸怔忡、气短懒言、精神疲倦，舌质红、苔微黄而干、脉浮数无力。

经带胎产史：平素月经（5~6）天/29天，量中，经行第1天腰腹隐痛不适；白带无异常；1－0－2－1。

既往史：无特殊病史，否认肝炎、结核等病史。

思考：患者所患何病？引起该病的病因病机是什么？如何进行辨证治疗？

月经不调是月经周期、经期和经量异常的一类疾病，包括月经先期、月经后期、月经先后不定期、月经过多、月经过少和经期延长。

一、月经先期

月经周期提前7天以上，甚至10余日一行，连续2个周期以上者，称为月经先期，亦称"经期超前""经行先期""经早"。

西医学排卵性功能失调性子宫出血的黄体不健和盆腔炎性疾病所致的月经频发，可参考本病辨证论治。月经先期伴月经过多可进一步发展为崩漏，应及时治疗。

【病因病机】

本病主要发病机理是气虚和血热。气虚冲任不固，经血失于制约；血热热扰冲任，迫血妄行。

1. 气虚　可分为脾气虚和肾气虚。

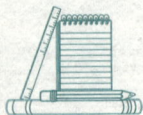

（1）脾气虚 素体虚弱，或劳力过度，忧思不解，饮食失节，损伤脾气，中气虚弱，冲任不固，不能统摄经血，故月经提前而至。

（2）肾气虚 年少肾气未充，或绝经前肾气渐虚，或房劳多产，或久病伤肾，肾气虚弱，冲任不固，不能制约经血，可致月经提前而至。

2. 血热 可分阴虚血热、阳盛血热和肝郁化热。

（1）阴虚血热 素体阴虚，或失血伤阴，产多乳众，耗损精血，或思虑过度，营阴暗耗，阴血虚少，虚热内生，热扰冲任，血海不宁，可致月经提前而至。

（2）阳盛血热 素体阳盛，或过食温燥、辛辣之品，或感受热邪，热伤冲任，迫血妄行，可致月经提前而至。

（3）肝郁血热 素性抑郁，或情志内伤，抑郁不乐，肝气郁结，郁久化热，热伤冲任，迫血妄行，可致月经提前而至。

【诊断要点】

1. 临床表现 月经周期提前 7 天以上，连续发生 2 个周期或以上。

2. 检查

（1）妇科检查 盆腔无明显器质性病变者，多属排卵性功能失调性子宫出血之黄体不健，有盆腔炎性疾病体征者，应属盆腔炎性疾病所致的月经提前。

（2）其他检查 基础体温呈双相，但是黄体期少于 11 天，或排卵后体温上升缓慢，或取子宫内膜做病理学检查，有助于诊断。

【鉴别诊断】

1. 经间期出血 发生在月经周期的第 12～16 天，出血量少于月经量，2～7 天出血自行停止，结合基础体温测定可明确出血发生在排卵期；而月经先期每次出血量大致相同，且出血时间不在排卵期内。

2. 月经先后不定期 表现为月经时而提前、时而延后 7 天以上，且连续出现 3 个月经周期以上；而月经先期仅为月经提前。

3. 崩漏 是月经周期、经期和经量均发生严重紊乱的异常子宫出血，量多如崩，或量少淋漓不断；而月经先期仅为月经提前，经量和经期正常。

【辨证论治】

（一）辨证要点

月经先期的主要病机是气虚冲任不固和血热血海不宁，辨证需结合月经量、色、质及全身症状和舌脉等综合分析，以辨清虚实。

（二）治疗原则

重在益气固冲，清热调经。

（三）分证论治

1. 气虚证

（1）脾气虚证

主要证候：月经周期提前，或兼量多，色淡红，质清稀；神疲肢倦，气短懒言，小腹空坠，纳少便溏；舌淡红，苔薄白，脉细弱。

证候分析：脾气虚弱，统血无权，冲任不固，故月经提前而至，量多；气虚血失温煦，故经色淡、质稀；脾虚中气不足，故神疲肢倦、气短懒言、小腹空坠；脾虚运化失职，故纳少便溏；舌脉为脾虚之征。

治法：补脾益气，摄血调经。

方药：补中益气汤（《脾胃论》）。

人参　黄芪　白术　当归　陈皮　升麻　柴胡　炙甘草

方中以黄芪、人参补气固摄为君；白术、炙甘草补中健脾为臣；当归补血调经；陈皮理气；柴胡、升麻升举清阳为使，助参、芪益气升阳。全方共奏补益中气、健脾摄血之功，使月经按时有信。

若经血量多而经色偏红，经期应去辛温之品，加仙鹤草、棕榈炭收涩止血；若量多而色淡，加艾叶炭、炮姜炭温经固涩。

（2）肾气虚证

主要证候：月经周期提前，量少，色淡暗，质清稀；腰酸腿软，头晕耳鸣，小便频数，面色晦暗；舌淡暗，苔薄白，脉沉细。

证候分析："冲任之本在肾"，肾气不足，冲任不固，故月经提前；肾虚精血不足，故量少、色淡暗、质稀；腰为肾之外府，肾主骨，肾虚故腰酸腿软；肾虚精血不足，髓海失养，故头晕耳鸣；肾虚则气化失常，故小便频数；肾虚则肾水之色上泛，故面色晦暗；舌脉为肾虚之征。

治法：补肾益气，固冲调经。

方药：固阴煎（《景岳全书》）。

人参　熟地黄　山药　山茱萸　远志　炙甘草　五味子　菟丝子

方中菟丝子补肾而益精气；熟地黄、山茱萸滋肾益精；人参、山药、炙甘草健脾益气，补后天养先天以固命门；五味子、远志交通心肾，使心气下通，以加强肾气固摄之力。全方共奏补肾益气、固冲调经之效。

若腰冷痛、小便频，酌加益智仁、补骨脂温肾固涩。

2. 血热证

（1）阴虚血热证

主要证候：经行提前，量少，色红赤，质稠；形体瘦弱，潮热颧红，五心烦热，咽干唇燥，手足心热；舌质红，少苔，脉细数。

证候分析：素体阴虚，或久病耗血伤阴，阴虚生内热，热扰冲任，冲任不固，故经行提前；阴亏血少，故经量不多；虚热煎熬，故经色红、质稠；阴亏血乏，肌肤失养，则形体瘦弱；虚火上浮，则潮热颧红；虚火上扰，则五心烦热、咽干唇燥；舌脉为阴虚内热之象。

治法：滋阴清热，养血调经。

方药：两地汤（《傅青主女科》）。

生地黄　地骨皮　玄参　白芍　阿胶　麦冬

方中以生地黄滋阴清热凉血；地骨皮清虚热、泻肾火；玄参、麦冬滋阴壮水；白芍养血敛阴；阿胶滋阴补血。全方重在滋阴养血，水足而火自平，水火互济而无偏颇，则经行如期。

若经血量多色红，加地榆炭、仙鹤草凉血止血；经行量少加制首乌、枸杞子养血调经；五心烦热加白薇、生龟甲、银柴胡滋阴清热。

（2）阳盛血热证

主要证候：经行提前，量多，色紫红，质稠；身热面赤，口渴喜冷饮，心胸烦闷，小便黄赤，大便秘结；舌红，苔黄，脉滑数。

证候分析：阳盛则热，热扰冲任，下扰血海，迫血妄行，致经期提前，量多；血为热灼，伤阴耗津，则经色紫红、质黏稠；内热外散，则身热面赤；邪热扰心，则心胸烦闷；热邪伤津，则

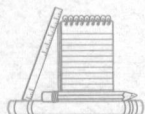

口渴喜冷饮、小便黄赤、大便便秘；舌脉为热盛于里之象。

治法：清热凉血调经。

方药：清经散（《傅青主女科》）。

牡丹皮　地骨皮　白芍　熟地黄　青蒿　白茯苓　黄柏

方中牡丹皮、黄柏清热降火凉血；青蒿、地骨皮清泻血中伏热；熟地黄、白芍滋阴养血；白茯苓行水泄热，引热邪从小便而解。全方清热降火，凉血养阴，使热去而不伤阴血，血安而经自调。

若血热夹瘀，经血有块，选加三七、蒲黄、茜草祛瘀止血。

（3）肝郁血热证

主要证候：经行先期，经量或多或少，经色深红或紫红，质稠，有小血块；经前乳房、胸胁、少腹胀满疼痛，抑郁或烦躁，口苦咽干；舌红，苔薄黄，脉弦数。

证候分析：肝郁化热，热扰冲任，迫血妄行，则经行先期；肝郁疏泄失调，经量多少不定；热灼阴血，则经色紫红、质稠、有小血块；肝气郁结，则抑郁或烦躁，以及乳房、胸胁、少腹胀痛；肝经郁火，火热熏灼，则口苦咽干；舌脉为肝经郁热之象。

治法：疏肝解郁，凉血调经。

方药：丹栀逍遥散（《内科摘要》）。

柴胡　牡丹皮　栀子　当归　白芍　白术　茯苓　炙甘草　煨姜　薄荷

方用柴胡疏肝解郁；牡丹皮、栀子助柴胡清泻肝经郁热；当归、白芍和营养血，柔肝调经；白术、茯苓、炙甘草、煨姜健脾和胃；薄荷疏肝。全方疏肝健脾、解郁清热，郁解热清则月经自调。

若经行量多，则去当归，选加地榆、牡蛎、槐花凉血止血；若肝郁夹胃火，口干舌燥，则去煨姜，加天花粉、知母、生地黄养阴生津；经行夹血块，加郁金、卷柏化瘀活血；经行胸胁乳房胀痛较重者，加王不留行、枳实、川楝子疏肝理气止痛。

【其他疗法】

1. 耳针　以子宫、卵巢、内分泌区为主穴。气虚加脾区、肾区；阴虚加肝区。经前10天即用王不留行子埋穴或耳针埋藏。

2. 体针　气虚针脾俞、肾俞、足三里穴，用补法；阴虚针肝俞、三阴交穴，用补法；血热针血海、三阴交穴，用泻法。

3. 灸法　用艾条灸隐白穴，每次20分钟，每日2次。本法最好在月经量多前即灸。

4. 中成药

（1）补中益气丸　每次8丸，每日3次，口服。其补中益气，适用于月经先期脾气虚证。

（2）六味地黄丸　每次8丸，每日3次，口服。其滋阴补肾，适用于月经先期肾气虚证。

二、月经后期

月经周期错后7天以上，甚或3~5个月一行，连续2个周期以上，经期正常者，称为月经后期，亦称"经期错后""经迟"。

西医学的月经稀发可参照本病辨证论治。月经后期如伴经量过少，常可发展为闭经。

【病因病机】

本病的主要发病机理是精血不足或邪气阻滞，血海不能按时满溢，遂致月经后期。常见病因有肾虚、血虚、血寒、气滞和痰湿。

1. 肾虚　先天肾气不足，或不节房事，房劳多产，损伤肾气，肾虚冲任不足，血海不能按时满溢，遂致经行错后。

2. 血虚　数伤于血，或产多乳众，病后体虚，饮食减少，化源不足，营血衰少，冲任不足，血海不能按时满溢，遂致经行错后。

3. 血寒

（1）实寒　经产之时，感受寒邪，或过服寒凉，寒邪搏于冲任，血为寒凝，胞脉不畅，血行迟滞，血海不能按时满溢，遂致经行错后。

（2）虚寒　素体阳虚，或久病伤阳，阳虚内寒。

4. 气滞　素性抑郁，情志不遂，气不宣达，血为气滞，冲任不畅，气血运行迟滞，血海不能按时满溢，遂致经行错后。

5. 痰湿　素体肥胖，痰湿内盛，或劳逸过度，饮食不节，损伤脾气，脾失健运，痰湿内生，痰湿下注冲任，壅滞胞脉，气血运行迟缓，血海不能按时满溢，遂致经行错后。

【诊断要点】

1. 临床表现　月经周期错后7天以上，甚或3~5个月一行，连续2个周期以上，经期正常，可伴有经量的异常。

2. 检查

（1）妇科检查　一般无明显异常。

（2）其他检查　尿妊娠试验、基础体温、性激素测定及B超等检查有助于诊断。

【鉴别诊断】

1. 月经先后不定期　两者月经周期均异常。月经先后不定期者，月经时而提前，时而错后7天以上。而月经后期以月经周期延后为主，甚至3~5个月一行。

2. 早孕　育龄期妇女月经过期，应首先考虑妊娠。尤其是原有月经后期或月经先后不定期病史者更需注意，要排除妊娠的可能。早孕者，尿妊娠试验（+），或有妊娠反应，B超探查可见子宫增大，宫腔内有胚囊、胚芽，甚或胎心搏动等。

【辨证论治】

（一）辨证要点

月经后期的病机有虚有实。虚者有肾虚、血虚、虚寒；实者有血寒、气滞、痰湿。本病可发展为闭经，甚者可影响孕育。辨证需结合月经量、色、质，全身症状及舌脉等综合分析，以辨清虚实。

（二）治疗原则

治疗原则是调理冲任、疏通胞脉以调经，根据辨证，虚者补之，实者泻之，寒者温之，痰者化之，滞者行之，疏通经脉以调经。

（三）分证论治

1. 肾虚证

主要证候：经期延后，量少，色淡，质稀；头晕气短，腰膝酸软，性欲淡漠，小腹隐痛，喜暖喜按，小便清长；舌淡，苔白，脉沉细。

证候分析：肾虚血少，冲任不能通盛满盈，则月经延迟、经血量少、色淡质稀；阳虚精气亏乏，外府失荣，则头晕气短、腰膝酸软；命门火衰，阳气不能外达，则性欲淡漠、小便清长；阳虚胞宫失于温煦，故小腹隐痛、喜暖喜按；舌脉为虚寒之象。

治法：温肾助阳，养血调经。

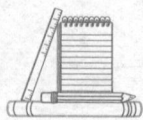

方药：当归地黄饮（《景岳全书》）。

当归 熟地黄 山茱萸 山药 杜仲 怀牛膝 甘草

当归地黄饮主治肾虚腰膝疼痛等证，方中以当归、熟地黄、山茱萸养血益精；山药、杜仲补肾气，固命门；怀牛膝强腰膝，通经血，使补中有行；甘草调和诸药。

若脾胃虚寒，脘腹冷痛，加炮姜温中；小便清长，加益智仁、覆盆子固涩肾气；小腹痛加小茴香、乌药温经行气。

2. 血虚证

主要证候：经行错后，量少，色淡，质稀无块；经行小腹绵绵作痛，面色萎黄，爪甲不荣，头晕眼花，心悸失眠；舌淡苔薄，脉细弱。

证候分析：营血亏乏，冲任不充，血海不能按期满盈，则经行错后、经血量少、质稀色淡；血虚胞脉失养，则小腹绵绵作痛；血虚肌肤乏润，则面色萎黄、爪甲不荣；血虚不能上荣则头晕眼花；血虚心神失养，则心悸失眠；舌脉为血虚之象。

治法：补血填精，益气调经。

方药：大补元煎（《景岳全书》）。

人参 山药 熟地黄 杜仲 当归 山茱萸 枸杞子 炙甘草

方中人参大补元气为君，气生则血长；山药、炙甘草补脾气，助人参以益生化之源；熟地黄、当归、枸杞子、山茱萸滋肾阴、养精血；杜仲平补肾气。全方补气以生精、养血以调经。

若气虚乏力加炙黄芪、白术健脾益气；若食少便溏，则去当归，加砂仁、茯苓醒脾；若兼脾肾阳虚，形寒肢冷，加炮附子、炮姜温阳；若心悸失眠，加炒枣仁、远志养心安神。

3. 血寒证

（1）实寒证

主要证候：经行错后，量少，色暗有块；小腹冷痛，畏寒肢冷，面色苍白，小便清长；舌暗红，苔白，脉沉紧或沉迟。

证候分析：寒邪客于冲任，血为寒凝，经血运行不畅，冲任涩滞，血海不能按时满溢，则经行错后、量少、色暗有块；寒客胞宫胞脉，寒性收引拘急，滞阻于冲任督脉，则小腹冷痛；寒邪束表，阳气不得外达，则畏寒肢冷、面色苍白；膀胱失于温煦，则小便清长；舌脉为寒邪凝滞之象。

治法：温经散寒，行血调经。

方药：温经汤（《妇人大全良方》）。

人参 当归 川芎 白芍 肉桂心 莪术 牡丹皮 甘草 牛膝

方中肉桂心温经散寒，当归养血调经，川芎行血中之气，三药温经散寒、行血调经；人参甘温补元气，助归、芎、桂宣通阳气而散寒邪；莪术、牡丹皮活血祛瘀；牛膝引血下行，加强活血通经之功；白芍、甘草缓急止痛。全方有温经散寒、益气通阳、调经止痛之功。

若经血量少，加生卷柏、鸡血藤活血调经；若腹痛较甚，加蒲黄、延胡索活血止痛；若腰膝酸痛，加桑寄生、续断、狗脊补肾壮腰脊；便溏加白术、山药健脾；小腹胀满加香附、乌药行气。

（2）虚寒证

主要证候：月经延后，量少色淡红、质清稀，小腹隐痛，喜暖喜按；腰酸无力，小便清长，大便稀溏；舌淡，苔白，脉沉迟或细弱。

证候分析：阳气不足，阴寒内盛，不能温养脏腑，气血化生不足，冲任不充，血海满溢延迟，故月经推后、量少；阳虚血失温煦，故经色淡红、质稀；阳虚不能温煦子宫，故小腹隐痛，

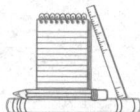

喜温喜按；阳虚肾气不足，外府失养，故腰酸无力；阳虚内寒，膀胱失于温煦，则小便清长，大便稀溏。舌淡、苔白、脉沉迟或细弱为虚寒之征。

治法：温阳散寒，养血调经。

方药：温经汤（《金匮要略》）。

当归　吴茱萸　桂枝　白芍　川芎　生姜　牡丹皮　半夏　麦冬　人参　阿胶　甘草

方中吴茱萸、桂枝温经散寒暖宫，通利血脉；当归、川芎、白芍、阿胶养血活血调经；牡丹皮祛瘀；麦冬、半夏、生姜润燥降逆和胃；人参、甘草补气和中。

若经行小腹痛，可酌情加淫羊藿、巴戟天、小茴香温肾散寒。

4. 气滞证

主要证候：经行延后，量少，色暗红有块；小腹胀满，或胸胁乳房胀痛不适，精神抑郁，时欲叹息；舌质正常或略暗，苔白，脉弦。

证候分析：情志内伤，气机郁结，血为气阻，冲任不畅，运行迟滞，则经行延后、经血量少、色暗有块；气机阻滞，经行气血运行不畅，则小腹、胸胁、乳房胀满疼痛；伤于情志，气机不利，故精神抑郁、时欲叹息；舌脉为气机阻滞之象。

治法：开郁行气，和血调经。

方药：加味乌药汤（《医宗金鉴》）加当归、川芎。

乌药　砂仁　木香　延胡索　香附　甘草　槟榔　当归　川芎

方中乌药、香附疏达肝气；砂仁、木香理中焦之气滞；延胡索行气活血；槟榔下气宽中；甘草调和诸药；加当归、川芎可养血通经。全方开郁行气、疏通冲任气机、和血调经。

若胸胁乳房胀痛较重者，加柴胡、郁金、川楝子疏肝止痛；月经量少者加鸡血藤、丹参活血通经；小腹冷痛者，加艾叶、肉桂温经止痛；经血有块、腹痛较重者，加蒲黄、三七、益母草活血化瘀。

5. 痰湿证

主要证候：经行延迟，量少，色淡或混杂黏液；平日带下清稀，量多，形体肥胖，眩晕心悸，胸闷呕恶，口腻多痰，咳吐痰涎；舌体胖大、边有齿痕，苔白腻，脉弦滑。

证候分析：脾阳不振，运化失常，湿聚成痰，痰湿阻滞于冲任、胞脉，气血运行受阻，血海不能按时满溢，故经行延迟、量少；痰湿随经血下行，则经血色淡，夹有黏液；痰湿留散于肌肤，则形体肥胖；痰湿困阻清窍，则眩晕心悸；痰湿停留于胸胁、脘腹，则胸闷呕恶、口腻多痰、咳吐痰涎；舌脉为痰湿内盛之象。

治法：燥湿化痰，健脾调经。

方药：苍附导痰丸（《叶氏女科证治》）。

茯苓　半夏　陈皮　甘草　苍术　香附　胆南星　枳壳　生姜　神曲

方中二陈汤化痰燥湿，和胃健脾；苍术燥湿健脾；香附、枳壳理气行滞；南星燥湿化痰；神曲、生姜健脾和胃，温中化痰。全方有燥湿化痰调经之效。

白带量多加虎杖、车前子除湿止带；月经后期较久加川牛膝、川芎、王不留行活血行经。

【其他疗法】

1. 耳针　取子宫、卵巢、内分泌区、内生殖器区为主穴，经前10~14天用王不留行子埋穴或耳针埋藏。

2. 体针　气虚针脾俞、肾俞，用补法；血虚针血海、足三里、脾俞，用补法；血寒针血海、三阴交、肾俞，加艾炷温针灸；气滞取内关、阴陵泉、归来穴，用泻法。

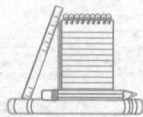

3. 艾灸 艾灸关元穴、肾俞穴。

4. 中成药

（1）六味地黄丸 每次 8 丸，每日 3 次，口服。其滋阴补肾，适用于月经后期肾虚证。

（2）桂附地黄丸 每次 8 丸，每日 3 次，口服。其温补肾阳，适用于月经后期血寒证。

（3）逍遥丸 每次 8 丸，每日 3 次，口服。其疏肝健脾，养血调经，适用于月经后期气滞证。

三、月经先后不定期

月经周期或提前或延后 7 天以上，连续 3 个周期以上者，称为月经先后不定期，又称"经水先后不定期""月经愆期""经乱"。

西医学排卵性功能失调性子宫出血之月经不规则可参照本病辨证论治。

【病因病机】

本病主要发病机理是冲任气血不调，血海蓄溢失常，常由肾虚和肝郁所致。

1. 肾虚 青春期肾气未充，围绝经期肾气渐衰，或素体肾气不足，房劳多产，久病大病，损伤肾气，肾气不充，封藏失职，冲任失调，血海蓄溢失常，遂致经行先后不定期。

2. 肝郁 素性抑郁，或郁怒过度，肝气逆乱，气乱血乱，冲任失司，血海蓄溢失常，遂致月经先后不定期。

【诊断要点】

1. 临床表现 月经周期或提前或延后 7 天以上，且连续发生 3 个周期以上。

2. 检查

（1）妇科检查 一般无明显异常。

（2）其他检查 基础体温测定、性激素检查和 B 超检查有助于诊断。

【鉴别诊断】

崩漏 崩漏是月经周期、经期和经量均发生严重紊乱的无周期性的子宫出血，量多如崩，或量少淋漓不断。月经先后不定期则以月经周期时而提前、时而延后 7 天以上，经期正常，并连续 3 个周期以上才能明确诊断。

【辨证论治】

（一）辨证要点

月经先后不定期的主要病机是肾失封藏、脾失统摄或肝失疏泄，以致胞宫藏泻失常。辨证需根据月经期、量、色、质的异常，结合全身症状和舌脉，辨别病位和虚实。

（二）治疗原则

补肾疏肝，调和冲任。

（三）分证论治

1. 肾虚证

主要证候：经行或先或后，量少，色淡，质清稀；面色晦暗，头晕耳鸣，腰膝酸痛，小腹空坠，小便频数；舌淡苔薄，脉沉细弱。

证候分析：肾气虚弱，封藏失职，冲任不调，血海蓄溢失常，则经行先后不定；肾之精气不足，阴阳两亏，阴精不足，则经血少，阳气虚衰，则经色淡、质清稀；肾虚精血不足，不能上荣于面，则面色晦暗；肾虚外府失养，则腰膝酸痛、小腹空坠；肾虚膀胱失约，则小便频数；舌脉为肾虚之象。

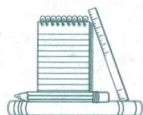

治法：补肾益气，养血调经。

方药：固阴煎（方见月经先期）。

若兼经血量多，加旱莲草、金樱子、鹿衔草益肾固摄；腰痛如折，加续断、桑寄生增强补肾强腰之效。

2. 肝郁证

主要证候：月经或提前或错后，经量或多或少，色暗红有块；情志抑郁，胸胁乳房胀满，脘闷不舒，时叹息，嗳气食少；舌质正常或略暗，舌苔薄白或薄黄，脉弦。

证候分析：情志郁结伤肝，气机逆乱，疏泄失常，故经行或前或后，经血量多少不定；肝气郁滞，血行受阻，则经血色暗有块；肝郁经脉不畅，气机不利，故情志抑郁、胸胁乳房胀满、脘闷不舒、时叹息、嗳气食少；舌脉为肝郁之象。

治法：疏肝解郁，和血调经。

方药：逍遥散（《太平惠民和剂局方》）。

柴胡　当归　茯苓　白芍　白术　炙甘草　煨姜　薄荷

方以柴胡疏肝解郁；当归、白芍养肝血而调经；茯苓、白术、炙甘草健脾益气；煨姜和中，助归、芍调和气血；薄荷助柴胡疏肝解郁。全方有疏肝解郁、健脾益气，和血调经之功。

若肝郁血滞、经血有块，加丹参、蒲黄、川芎活血行气；肝郁化热、经量多、口苦咽干者，去煨姜，加牡丹皮、栀子清肝热；胸脘痞闷、纳呆，加陈皮、厚朴、神曲行气消痞；小腹胀痛，加香附、木香行气止痛；腰膝酸痛者，加杜仲、桑寄生补肾壮腰膝。

若肝郁肾虚，症见月经先后不定，经量或多或少，色暗红或暗淡；乳房胀满，腰膝酸痛，精神疲惫；舌淡，苔白，脉弦细，治宜疏肝补肾、养血调经，方用定经汤（《傅青主女科》）：菟丝子、白芍、当归、熟地黄、山药、白茯苓、炒芥穗、柴胡。

【其他疗法】

1. 体针　针刺三阴交、气海、足三里、血海、肾俞、膈俞、期门穴，每次取 2～3 穴针刺。

2. 耳针　子宫、卵巢、内分泌、肾、肝穴，每次取 2～3 穴针刺或用王不留行子贴压。

3. 中成药

（1）六味地黄丸　每次 8 丸，每日 3 次，口服。其滋阴补肾，适用于月经先后不定期肾虚证。

（2）逍遥丸　每次 8 丸，每日 3 次，口服。其疏肝健脾、养血调经，适用于月经先后不定期肝郁证。

四、月经过多

月经周期正常，经量明显多于正常月经量或每次经行总量超过 80mL，称为月经过多，亦称经水过多。

西医学排卵性功能失调性子宫出血引起的月经过多，或子宫肌瘤、盆肌炎性疾病、子宫内膜异位症、宫内节育器等引起的月经过多，可参照本病辨证论治。

【病因病机】

本病主要病机是冲任不固，经血失于制约。

1. 气虚　素体虚弱，或饮食失节，劳倦过度，大病久病，损伤脾气，中气不足，冲任不固，血失统摄，遂致经行量多。

2. 血热　素体阳盛，或感受热邪，嗜食辛燥助阳之品，七情过极，郁而化热，热扰冲任，

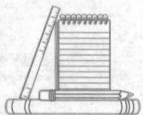

迫血妄行，遂致经行量多。

3. **血瘀**　素性抑郁，或忿怒过度，气滞血瘀，或经期产后血室正开，感受外邪，或不禁房事，瘀血内停，瘀阻冲任，血不归经，遂致经行量多。

【诊断要点】

1. **临床表现**　月经量明显增多，或每次经行总量超过 80mL，在一定时间内能自然停止，月经周期正常。月经过多可引起继发性贫血。

2. **检查**

（1）妇科检查　一般无明显异常，或子宫体稍增大。

（2）其他检查　B 超、宫腔镜、诊断性刮宫等检查可排除子宫肌瘤、子宫内膜息肉等。

【鉴别诊断】

月经过多主要应与崩漏、癥瘕及血液疾病相鉴别。

1. **崩漏**　两者都表现为阴道下血量多，但经崩者，月经周期紊乱，非时下血，不能自止；月经过多者，经行虽量多，但能自止，月经周期尚有规律。

2. **癥瘕**　可伴有月经过多，如子宫肌瘤、子宫内膜息肉、子宫内膜癌等，月经量往往增多。通过 B 超检查，或借助宫腔镜、诊断性刮宫、子宫内膜病理学检查等可鉴别。

3. **血液疾病**　患者有血液病史，月经量多，或有皮下出血、牙龈出血等全身出血症状。相关血液检查可帮助鉴别。

【辨证论治】

（一）辨证要点

月经过多的辨证，主要根据月经情况、全身症状与舌脉辨别气虚、血热或血瘀。

（二）治疗原则

本病的治疗，经期重在止血，减少月经量；平时则针对病因病机，固冲任以治本。慎用温热辛燥、走而不守之品，以免动血耗血，加重病情。

（三）分证论治

1. **气虚证**

主要证候：经行量多，色淡红，质清稀；面色无华，神疲乏力，气短懒言，小腹绵绵作痛；舌淡红，苔薄白，脉细弱。

证候分析：气虚冲任不固，血失统摄，故经行量多；气虚火衰，阳不化血，则经色淡、质稀；气虚阳气不布，则面色苍白；气虚中气不振，则神疲乏力、气短懒言；气不摄血，血不归经，胞脉失养，则腹痛绵绵；舌脉为气虚血少之征。

治法：补气固冲，摄血调经。

方药：举元煎（《景岳全书》）。

人参　炙黄芪　炒白术　炙甘草　炒升麻

方中人参、炙黄芪补气升提而摄血；炒白术、炙甘草补气健脾；炒升麻助参、芪升阳举陷，使气升则血升，不治血而自有摄血调经之功。

若值经期，可加阿胶、艾叶炭、海螵蛸、煅牡蛎收涩止血；若兼血瘀，伴经期延长、经血有块者，加益母草、炒蒲黄、泽兰祛瘀止血。

2. **血热证**

主要证候：经行量多，色鲜红或深红，或有小血块，质黏稠；心烦口渴，身热面赤，大便干结，小便黄赤，或有灼热感；舌红，苔黄，脉滑数。

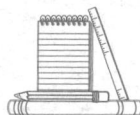

证候分析：邪热内伏，下扰冲任，迫血妄行，则经行量多；邪热煎熬，则经色鲜红或深红、质稠；邪热扰神伤津，则心烦口渴；热邪外达，则身热面赤；邪热伤阴耗液，则便结溲赤；舌脉为血中蕴热之象。

治法：清热凉血，止血调经。

方药：保阴煎（《景岳全书》）加地榆、茜草。

生地黄　熟地黄　黄芩　黄柏　白芍　山药　续断　甘草　地榆　茜草

方中生地黄清热凉血；熟地黄、白芍养血敛阴；黄芩、黄柏清热泻火、直折热邪；山药、续断补肝肾、固冲任；甘草调和诸药；地榆、茜草凉血止血。全方共奏清热凉血、固冲止血之效。

若热盛津伤，口干而渴者，加天冬、麦冬、南沙参、北沙参生津止渴；兼脾虚食少者，加党参、白术健脾益气；口燥咽干者，加沙参、天花粉养阴生津；热盛伤津、大便秘结者，加枳壳、大黄通腑泄热。

3. 血瘀证

主要证候：经行量多，或持续时间延长，经色紫黑，血块多；胸闷烦躁，腰骶酸痛，或小腹满痛，肌肤不泽；舌质紫暗，或有瘀斑、瘀点，脉沉涩或沉弦。

证候分析：瘀血阻于冲任胞宫，血行受阻，新血不循常道，故经行下血量多、持续时间延长；瘀血下行，则经色紫黑、血块多；瘀阻于胸腹、腰骶、肌肤、下肢，故胸闷烦躁、腰骶酸痛、小腹满痛、肌肤不泽；舌脉为瘀血阻滞之征。

治法：活血化瘀，止血调经。

方药：失笑散（《太平惠民和剂局方》）加益母草、三七。

炒蒲黄　五灵脂　益母草　三七

方中炒蒲黄甘平，活血行瘀而止血，五灵脂味咸性温，散瘀止血，二者相须为用，通利血脉、祛瘀止血调经；加益母草、三七以祛瘀止血。

若兼寒象，小腹冷痛者，加炮姜、艾叶炭温经止血；兼血热，经色鲜红或深红者，加侧柏叶、血余炭、仙鹤草凉血止血；兼气虚，神疲乏力者，加白术、黄芪益气止血；兼阴虚，五心烦热、盗汗者，加旱莲草、沙参、牡蛎养阴止血；兼气滞，小腹胀满而痛者，加香附、乌药行气止痛；兼痛经，酌加制没药、延胡索、香附以理气止痛。

【其他疗法】

1. 针灸疗法　本病可用针灸治疗。主穴选隐白、三阴交；配穴选气海、血海、足三里、太冲。每次取 3～4 穴。虚证用补法加灸，留针 30 分钟；实证用平补平泻法，不留针。灸时多用艾条悬灸，也可用小艾炷直接灸。

2. 中成药

（1）补中益气丸　每次 8 丸，每日 3 次，口服。其补中益气，适用于月经过多之气虚证。

（2）血府逐瘀口服液　一次 20mL，每日 3 次，口服。其活血化瘀，适用于月经过多之血瘀证。

五、月经过少

月经周期正常，经量明显少于正常月经量的 1/2 或少于 20mL，或经期不足 2 天，甚或点滴即净者，称月经过少，亦称"经水涩少""经量过少"。

西医学性腺功能低下、子宫内膜结核、卵巢储备功能下降、宫腔粘连等引起的月经过少可参照本病辨证论治。

月经过少伴月经后期者，可发展为闭经。本病属器质性病变者，病程较长、疗效较差。

【病因病机】

本病主要机理为精亏血少，冲任气血不足，或寒凝瘀阻，冲任气血不畅，血海满溢不多；常见的病因有肾虚、血虚、血瘀和痰湿。

1. 肾虚 先天禀赋不足，或房劳久病，损伤肾气，或屡次堕胎，伤精耗气，肾精亏损，肾气不足，冲任亏虚，血海满溢不足，致月经量少。

2. 血虚 数伤于血，大病久病，营血亏虚，或饮食劳倦，思虑过度，损伤脾气，气血生化不足，冲任气血亏虚，血海满溢不多，致经行量少。

3. 血瘀 经期产后，余血未净之时，七情内伤，气滞血瘀，或感受邪气，邪与血结，瘀滞冲任，气血运行不畅，血海满溢不多，致经行量少。

4. 痰湿 素多痰湿，或脾失健运，水湿停聚成痰，痰阻冲任，血行不畅，致经行量少。

【诊断要点】

1. 临床表现 每次经行血量明显减少，不足 20mL，甚或点滴即净；或经行持续时间仅 1～2 天，经量亦较少。

2. 检查

（1）妇科检查 可无明显异常，或子宫略小。

（2）其他检查 垂体、卵巢激素测定有助于诊断高催乳素血症、高促性腺激素血症；B 超、子宫造影或宫腔镜检查可诊断子宫大小、形态的异常，如子宫发育不良、子宫纵隔、单角或双角子宫；有宫腔手术或结核病史的妇女应注意检查有无宫腔粘连或子宫内膜的损伤，宫腔镜或刮取子宫内膜病理检查有助诊断。

【鉴别诊断】

本病主要应与经间期出血、激经、胎漏相鉴别，并注意除外异位妊娠。

1. 经间期出血 指在两次月经中间，出现周期性的少量阴道流血者，其特点是阴道流血发生在经间期，即氤氲之时，且量甚少，一般 1～2 天即自止。

2. 激经 部分妇女在早期妊娠期间仍每月按时少量行经，称为激经，可见于月经规律者，可有早孕反应，妊娠试验和 B 超检查有助鉴别。

3. 胎漏 有停经史及早孕反应，之后出现少量阴道流血，时下时止，或淋漓不断，无明显的腰酸腹痛和周期性。妊娠试验和 B 超检查有助鉴别。

4. 异位妊娠 月经过期未至，阴道少量出血，或出现一侧下腹撕裂样剧痛，甚则休克昏厥。辅助检查显示妊娠试验阳性，B 超未见宫内孕囊或一侧附件区见混合包块。

【辨证论治】

（一）辨证要点

本病病机有虚实两端。虚者有肾虚和血虚；实者有血瘀和痰湿。辨证时应依据月经的量、色、质，结合全身症状和舌脉进行综合分析，辨清虚实。

（二）治疗原则

治疗重在养血行血调经。虚者补肾养血调经；实者温经散寒、疏通经脉、祛瘀化痰，以畅血行。

（三）分证论治

1. 肾虚证

主要证候：经行量少，色淡暗；头晕耳鸣，面容憔悴，腰骶酸软冷痛，小腹凉，夜尿多；舌淡暗，苔薄白，脉沉细或沉迟。

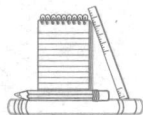

证候分析：禀赋不足，肾气虚衰，天癸至而不盛，精血亏虚，血海满溢不足，则经行量少，色淡；肾虚精亏血少，脑髓失养，故头晕耳鸣；肾虚精血不足，不能上荣于面，则面容憔悴；腰为肾府，肾阳不足，命门火衰，则腰骶酸软冷痛；膀胱、小腹失煦，故小腹凉、夜尿多；舌脉为肾虚之征。

治法：补肾填精，养血调经。

方药：归肾丸（《景岳全书》）。

熟地黄　山药　山茱萸　茯苓　当归　枸杞子　杜仲　菟丝子

方中菟丝子、杜仲补益肾气；熟地黄填补肾精；山茱萸、枸杞子滋养肝阴；茯苓、山药健脾和中；当归养血调经。全方兼顾肾、肝、脾三脏，且滋而不腻，补而不燥，有补肾填精、养血调经之功。

若小腹凉、夜尿多、手足不温，加淫羊藿、巴戟天、肉桂、益智仁温补肾阳；若五心烦热、舌红者，加女贞子、玄参、龟甲胶滋养肾阴；若咽干口燥、潮热汗出，加天花粉、知母养阴清热。

2. 血虚证

主要证候：经血量少，色淡红，质稀薄；面色萎黄，头晕眼花，心悸气短，经行小腹绵绵作痛；舌淡红，苔薄，脉细弱。

证候分析：气血亏虚，冲任气血不足，血海难以满溢，则经行量少，色淡质稀；血虚不能上荣于面，则面色萎黄；血虚上不能荣养清窍，则头晕眼花；血虚心神失养，则心悸气短；血虚经行胞脉失养，则小腹绵绵作痛；舌脉为血虚之象。

治法：养血调经。

方药：滋血汤（《证治准绳》）。

人参　山药　黄芪　白茯苓　川芎　当归　白芍　熟地黄

方中熟地黄、白芍、当归、川芎为四物汤，养血活血；人参、黄芪、山药、白茯苓健脾益气，以资生化之源，气生血长，以气血双补。全方补气与补血并重，有养血调经之效。

若面色苍白，则重用黄芪以速固无形之气，气固则血生；食少纳呆，加砂仁、鸡内金、陈皮行气消滞；经血点滴即止，加山茱萸、枸杞子、阿胶养血填精；心悸失眠，加炒枣仁、首乌藤养心安神。

3. 血瘀证

主要证候：经血量少，色暗红，夹有小血块；小腹胀痛不适，经行后痛减，或伴胸胁胀痛、腰骶疼痛；舌紫暗，有瘀斑或瘀点，脉沉涩或沉弦。

证候分析：瘀血内停，冲任不畅，故经行量少、色暗有块；瘀在小腹，气机受阻，则小腹胀痛，经行后瘀阻稍通，则痛减；瘀在胸胁、腰骶，故胸胁胀痛、腰骶疼痛；舌脉为血脉瘀滞之征。

治法：活血化瘀，养血调经。

方药：桃红四物汤（《医宗金鉴》）。

桃仁　红花　当归　川芎　白芍　熟地黄

方中桃仁、红花活血化瘀；当归、川芎活血养血调经；熟地黄、白芍补血养阴以安血室。

若胸胁小腹胀满，加路路通、枳壳、忍冬藤行气止痛；小腹冷痛，加肉桂、炮姜温经通络。

4. 痰湿证

主要证候：经血量少，色淡红，质黏稠或夹杂黏液；形体肥胖，胸脘满闷，倦怠乏力，或带下量多；舌体胖大，边有齿痕，苔白腻，脉滑。

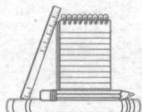

证候分析：脾虚运化失常，水湿不化，聚而成痰，痰湿阻滞冲任胞脉，气血运行受阻，则经行量少；痰湿随经血下行，则经血色淡红、夹有黏液；痰湿壅盛，则形体肥胖；痰湿停留于经脉，阻碍气机，则胸脘满闷、倦怠乏力；痰湿下注任带，则带下量多；舌脉为痰湿内停之征。

治法：燥湿化痰，活血调经。

方药：苍附导痰丸（见月经后期）。

若痰多黏腻，加胆南星、竹茹清热化湿；腰膝酸软加桑寄生、续断补肾调经。

【其他疗法】

1. 耳针 取肾、子宫、内分泌区，以王不留行子或磁石埋穴，每日自按 3 次，每次 3 分钟。

2. 体针

（1）肾虚 取三阴交、肾俞、血海穴，行补法。

（2）血虚 取足三里、脾俞、肝俞穴，行补法。

（3）痰湿 取合谷、外关、丰隆穴，行泻法。

（4）血瘀 取血海、中极、地机穴，行泻法。

3. 中成药

（1）益母草颗粒 每次 5g，每日 2 次，开水冲服；活血调经，适用于月经量少、产后腹痛。

（2）逍遥颗粒 每次 15g，每日 2 次，开水冲服；疏肝健脾、养血调经，适用于月经不调、痛经。

（3）散结镇痛胶囊 每次 4 粒，每日 3 次，口服；软坚散结、化瘀定痛，适用于月经不调、继发性痛经、盆腔包块、不孕等。

（4）红花逍遥片 每次 2～4 片，每日 3 次，口服；疏肝、理气、活血，适用于肝气不舒所致的胸胁胀痛、头晕目眩、食欲减退、月经不调、乳房胀痛伴见颜面黄褐斑。

（5）妇科十味片 每次 4 片，每日 3 次，口服；养血疏肝、调经止痛，适用于血虚肝郁所致月经不调、痛经等。

六、经期延长

月经周期正常，经期超过 7 天，甚或 2 周方净者，称为经期延长，又称"经事延长"。

西医学排卵性异常子宫出血的黄体萎缩不全、盆腔炎性疾病、子宫内膜炎、宫内节育器、输卵管结扎后等引起的经期延长可参照本病治疗。

知识链接

排卵性功能失调性子宫出血诊断依据

排卵性功能失调性子宫出血多发生于生育期妇女，主要是黄体功能异常，有以下两种类型：

1. 黄体功能不足 主要病理改变为子宫内膜分泌不良。临床表现为月经周期缩短，患者不易受孕或妊娠早期流产。诊断主要依据：①基础体温显示黄体期 < 11 天。②在月经来潮 6 小时内取子宫内膜，内膜活检显示分泌反应比实际周期日落后 2 天以上。

2. 子宫内膜不规则脱落 主要是黄体萎缩过程延长。临床表现为月经期延长，且出血量多，或淋漓不止达 10 余天。诊断主要依据：在月经第 5 天行诊断性刮宫，病理检查仍可见到具有分泌反应的子宫内膜与增生期内膜并存。

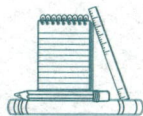

【病因病机】

本病发病机理主要是冲任不固，经血失于制约，常由气虚、虚热和血瘀所致。

1. 气虚　素体虚弱，或劳倦过度，损伤脾气，中气不足，冲任不固，不能制约经血，以致经期延长。

2. 虚热　素体阴虚，或病久伤阴，产多乳众，或忧思积念，阴血亏耗，阴虚内热，热扰冲任，血海不宁，以致经期延长。

3. 血瘀　素体抑郁，或大怒伤肝，肝气郁结，气滞血瘀；或经期交合阴阳，以致外邪客于胞内，邪与血相搏成瘀，瘀阻冲任，经血妄行，以致经期延长。

【诊断要点】

1. 临床表现　经期持续，但一般在 14 天内能自然停止，月经尚有一定的周期，可伴有月经过多。

2. 检查

（1）妇科检查　一般无明显异常。

（2）其他检查　基础体温测定、B 超、子宫内膜病理检查等有助于诊断。

【鉴别诊断】

本病主要与漏下、癥瘕、妊娠病下血相鉴别。

1. 漏下　漏下者出血常超过半月不能自止，且月经周期紊乱；经期过长者，一般持续 8～14 天能自止，月经周期尚有规律。

2. 癥瘕　可伴有经期延长或经量多，表现为经前点滴下血，中间量增多，之后淋漓而下。B 超检查可发现子宫内膜息肉、黏膜下肌瘤、子宫腺肌病。

3. 妊娠病下血　有停经史，出血量或多或少，或伴腰酸腹痛，甚至有妊娠物排出。妊娠试验、B 超等可鉴别。

【辨证论治】

（一）辨证要点

本病主要责之虚、热、瘀，辨证需结合月经变化、全身症状及舌脉等综合分析。

（二）治疗原则

重在调经止血，缩短经期。止血之法，应根据证候，或补气摄血，或滋阴清热，或活血化瘀。

若因宫内节育器不良反应所致，可考虑取出宫内节育器。

（三）分证论治

1. 气虚证

主要证候：经行时间延长，经量多，色淡红，质清稀；面色无华，神疲乏力，气短懒言，动则头晕眼花、心悸失眠、食少纳呆；舌淡红，苔薄白，脉沉细弱。

证候分析：脾气不足，血失统摄，冲任不固，则经行过期不止、经量多；气虚阳弱，血失温运，则色淡红、质清稀；气虚血少，则面色无华；气虚中阳不振，则神疲乏力、气短懒言；动则气耗而气虚益甚，故头晕眼花；气虚血亏，心神失养，则心悸失眠；脾失运化，则食少纳呆；舌脉为气虚之征。

治法：补气摄血，固冲调经。

方药：举元煎（方见月经过多）加海螵蛸、棕榈炭、仙鹤草。

若经行小腹冷痛，加艾叶炭温经止血；食少纳呆，加神曲、陈皮醒脾和胃；若经血量多不

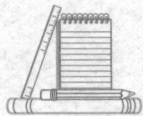

止，有血块、腹痛者，加三七、茜草、血余炭祛瘀止血。

2. 虚热证

主要证候：经行时间延长，量少，色鲜红或紫红，质稠；形体消瘦，颧红潮热，咽干口燥，五心烦热，大便干，小便黄；舌红，苔少，脉细数。

证候分析：阴虚血热，虚热内扰血海，冲任不固，则经行时间延长；阴虚血亏，则量少；血为热灼，则经色鲜红或紫红、质稠；阴虚火旺，则形体消瘦；虚火上扰，则颧红潮热、五心烦热；热灼津伤，则咽干口燥、便干溲黄；舌脉为阴虚伏热之象。

治法：滋阴养血，清热调经。

方药：两地汤（方见月经先期）合二至丸（《医方集解》）。

二至丸：女贞子 旱莲草

二至丸原用于补腰膝、壮筋骨、滋肾水、乌发。此方中两地汤滋肾壮水以平抑虚火，二至丸滋养肝肾而止血，全方共奏滋阴清热，止血调经之效。

若经量多者，加马齿苋、地榆凉血止血；若伴见倦怠无力，气短懒言，乃气阴两虚，加黄芪、党参、山茱萸气阴双补。

3. 血瘀证

主要证候：经行时间延长，色紫暗有块，经行涩滞不畅；小腹疼痛不适，拒按；舌紫暗，有瘀斑，脉沉弦涩。

证候分析：瘀血阻滞冲任胞脉，经脉气机失调，故经期延长，色紫暗有块，经行涩滞不畅，小腹疼痛，拒按；舌脉为血瘀之象。

治法：活血化瘀，止血调经。

方药：桃红四物汤（方见月经过少）合失笑散（方见月经过多）加茜草、海螵蛸。

若小腹冷痛，加炮姜、香附温经行气；若口渴、心烦、便秘，加生地黄、藕节、玄参清热生津；若神疲乏力，加黄芪、人参健脾补气；经行不畅量少者，加香附、益母草行气活血。

【其他疗法】

1. 耳针 取子宫、内生殖器为主穴，阴虚加内分泌区，脾虚加三焦区，血瘀加盆腔区，湿热加膀胱或输尿管区，用王不留行子、磁石埋穴。

2. 体针 取足三里、三阴交、血海、脾俞、肾俞，虚者行补法；血瘀者取三阴交、血海，行泻法。

3. 灸法 艾条熏隐白穴，每日 2~3 次，每次 15~20 分钟，适用于脾虚者。

4. 中成药

（1）归脾丸 每次 1 丸，一日 3 次，口服。其益气健脾，养血安神，适用于经期延长之气虚证。

（2）血府逐瘀口服液 一次 20mL，每日 3 次，口服。其活血化瘀，适用于经期延长之血瘀证。

【转归预后】

月经不调多属排卵性功能失调性子宫出血，少数也可能无排卵，中医辨证论治具有优势，一般预后良好。但若几个病证同时出现，或延误治疗，或失治误治，则可能加重病情或出现变症。如月经先期、月经过多和经期延长可发展为崩漏，或导致不孕、癥瘕之恶证；月经后期、月经过少可发展为闭经，或导致不孕；月经先后不定期可向崩漏或闭经转化，亦可致不孕。因此，月经不调应积极治疗。

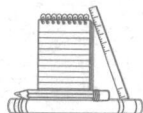

【预防调摄】

1. **适寒温**　要调摄寒温，避免受寒、冒雨、涉水及炎暑、高温等。
2. **调情志**　要保持心情舒畅，心境安和，避免忧思郁怒。
3. **调饮食**　饮食要富含营养，不宜过食肥甘滋腻、生冷寒凉、辛辣温燥之品，以免损伤脾胃。
4. **适劳逸**　要劳逸适度，避免劳累过度、剧烈运动而耗伤气血。
5. **节生育**　要做好计划生育，避免房劳多产。
6. **除疾患**　要及时治疗各种疾病，避免因他病而致经病。

项目二　经间期出血

案例导入

李某，女，24岁。

主诉：阴道少量出血3天。

现病史：近3月来时值月经中期，阴道有少量出血3~4天净。经前半个月即感外阴明显瘙痒，口干渴，会阴及肛门部发胀；舌尖红，苔薄黄，脉弦滑。

经带胎产史：平素月经（5~6）天/29天，量中，经行第1天腰腹隐痛不适；白带无异常；1-0-2-1，工具避孕。

既往史：无特殊病史，否认肝炎、结核等病史。

思考：为明确诊断，需结合哪些相关检查？如何诊断？如何辨证论治？

在两次月经中间，出现周期性的少量阴道流血者，称为经间期出血。其特点是阴道流血发生在经间期，即氤氲之时，且量甚少，一般1~2日即自止。

中医古籍中对本病并无记载。但前人曾指出在月经周期中有一日是"氤氲之时"。王肯堂《证治准绳·女科·胎前门》引袁了凡："天地生物，必有氤氲之时。万物化生，必有乐育之时。此天然之节候，生化之真机也……丹溪云：一月止有一日，一日止有一时。凡妇人一月经行一度，必有一日氤氲之候，于一时辰间气蒸而热，昏而闷，有欲交接不可忍之状，此的候也……顺而施之，则成胎矣。"明代以前即已认识到此期是女子受孕的"的候"，相当于"排卵期"。

西医学之排卵期出血可参照本病治疗。

【病因病机】

本病的发生与月经周期中的气血阴阳消长转化有密切关系。主要病因病机是阴虚、湿热或血瘀引动阳气，使阴阳转化不协调，损伤阴络，冲任不固，血溢脉外，遂发生经间期出血。当阳气潜藏，阴阳达到平衡，出血乃止。

月经周期中气血阴阳的消长转化具有月节律，与自然界的月相圆缺和海潮涨落相似，周而复始，循环往复。月经的来潮标志着一个新的周期开始，经血下泄后，阴血偏虚，故经后期精血渐充，阴血渐复，是阴长之期。经间期则由阴转阳，精化为气，阴转为阳，氤氲之状萌发，"的候"到来，是月经周期中阴阳转化之重要时期。此时，若阴阳顺利转化，则达到新的平衡。若转化不利，阴阳失衡，热扰血海，则有动血之虞。

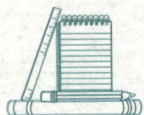

1. 肾阴虚 禀赋不足，天癸未充，或欲念不遂，阴精暗耗，或房劳多产，精血耗损，肾阴不足，虚火偏盛，氤氲之时，阳气内动，虚火与阳气相燔，热扰冲任，损伤阴络，迫血妄行。若阴虚日久，阴损及阳，统摄无权，血海不固，则反复发作。

2. 湿热 情怀不畅，肝气郁结，横逆犯脾，脾失运化，水湿停滞，流注下焦，蕴而生热。经间期阳气内动，引动湿热，热扰冲任，以致出血。

3. 血瘀 经期产后，失于调摄，瘀血内留，阻滞冲任、胞脉；或七情所伤，气机阻滞，血行不畅，久而成瘀，氤氲之时，阳气内动，瘀血与之搏于冲任，血不循经，以致出血。

【诊断要点】

1. 病史 多见于育龄期及青春期女子，可有月经不调史，或堕胎、小产史。

2. 临床表现 在两次月经中间，一般是周期的第12～16天出现少量阴道流血，持续2～3天或数天则自止，反复发生，可伴腰酸、一侧少腹胀痛、乳房胀痛，或带下增多、质黏透明如蛋清样，或赤白带下。

3. 检查

（1）妇科检查 宫颈黏液透明，呈拉丝状，夹有血丝。

（2）其他检查 测量基础体温，在高、低温相交替时出血，一般在基础体温升高后出血停止，亦有高温相时继续出血者；血清雌、孕激素水平通常偏低。

【鉴别诊断】

本病主要应与月经不调中的月经先期、月经过少、经漏及带下病中的赤带相鉴别。

1. 月经先期 月经先期的特点是周期的缩短，经量基本正常，在基础体温由高温下降时出血；而经间期出血较月经量少，出血时间有规律地发生于基础体温高低温交替时。

2. 月经过少 月经过少的特点是月经周期、经期正常，每次月经量均明显减少，甚或点滴而下；经间期出血则发生在两次正常月经的中间。

3. 经漏 除出血量少外，持续时间常超过半月不能自止，且月经周期紊乱。基础体温呈单相。

4. 赤带 赤带无周期性，持续时间较长或反复发作，应了解患者是否有接触性出血，妇科检查可见宫颈糜烂、赘生物；经间期出血有周期性，一般2～3天可自行停止。

【辨证论治】

（一）辨证要点

本病的辨证主要根据出血的量、色、质，结合全身症状与舌脉辨虚实。若出血量少、色鲜红、质黏者，多为肾阴虚证；若出血量稍多、赤白相兼、质稠者，多为湿热证；若出血量时或稍多时或甚少，色暗红或紫黑，则为血瘀证。临证时还需参考体质情况进行辨治。

（二）治疗原则

本病的治疗以平衡阴阳为主，促进阴阳的顺利转化。根据阴阳互根的关系，要注意阳中求阴、补阴不忘阳。治疗时机重在经后期。一般以滋肾养血为主，热者清之，湿者除之，瘀者化之。出血时应适当配伍固冲止血药。

（三）分证论治

1. 肾阴虚证

主要证候：两次月经中间阴道少量出血，色鲜红，质黏；头晕耳鸣，夜寐不宁，五心烦热，腰膝酸软，大便秘结；舌红，苔少，脉细数。

证候分析：经间期氤氲之时，阳气内动，肾阴不足，虚火内生，虚火与阳气相搏，损伤阴络，冲任不固，则阴道少量出血、色鲜红、质黏；阳亢于上，则头晕耳鸣；虚火扰心，则夜寐不宁、五心烦热；肾虚外府失荣，则腰膝酸软；舌脉为肾阴不足之征。

治法：滋肾养阴，固冲止血。

方药：两地汤（方见月经先期）合二至丸（《医方集解》）。

生地黄　地骨皮　玄参　白芍　阿胶　麦冬　女贞子　旱莲草

方中生地黄滋阴清热凉血；地骨皮、玄参、麦冬养阴清热；白芍和血敛阴；阿胶滋阴止血；女贞子滋养肝阴；旱莲草重用可养阴止血。两方合用，共奏滋阴清热、固冲止血之效。

若阴虚及阳，阴阳两虚，经间期出血反复不愈、量稍多、色淡红、质稀、神疲乏力、夜尿频数、舌淡红、苔白、脉细者，治宜滋肾助阳、固摄止血，方用大补元煎（方见月经后期）。

2. 湿热证

主要证候：两次月经中间阴道少量出血，色深红，质黏腻；平时带下量多，色黄，或赤白带下，小腹作痛，神疲乏力，胸胁满闷，口苦纳呆，小便黄赤；舌红，苔黄腻，脉滑数。

证候分析：湿热蕴结于冲任、下焦，经间期阳气内动，引动湿热，扰动冲任、血海、胞宫，固藏失职，则阴道少量出血；湿热与血搏结，则色深红、质黏腻；湿热蕴结胞宫，则小腹作痛；湿热下注，冲任失约，则带下量多、色黄；湿阻经络，则神疲乏力；湿热熏蒸，则胸胁满闷、口苦纳呆；舌脉为湿热之象。

治法：清利湿热，固冲止血。

方药：清肝止淋汤（《傅青主女科》）去阿胶、红枣，加小蓟、茯苓。

当归　白芍　生地黄　牡丹皮　黄柏　牛膝　制香附　黑豆　小蓟　茯苓

方中当归、白芍、生地黄养血柔肝；牡丹皮清肝泻火；制香附疏肝解郁；黄柏清热燥湿；黑豆补肾；牛膝引药下行；因湿热困脾、纳呆、苔腻，故去阿胶、红枣等滋腻之品，加小蓟以清热止血、茯苓以利水渗湿。

若出血增多，宜去牛膝、当归，加侧柏叶、荆芥炭止血；带下多而黄稠，加马齿苋、椿根皮清热化湿。

3. 血瘀证

主要证候：经间期出血量时或稍多、时或甚少，色暗红，或紫黑，或有血块；少腹胀痛或刺痛，情志抑郁，胸闷烦躁；舌暗或有瘀斑，脉细弦。

证候分析：瘀血阻滞于冲任，经间期阳气内动，与之相搏，脉络损伤，血不循经，则经间期出血；瘀血内阻，则出血量时或稍多、时或甚少、色紫暗；气血阻滞，则少腹胀痛或刺痛；气机不畅，故情志抑郁、胸闷烦躁；舌脉为气血瘀滞之征。

治法：化瘀止血。

方药：逐瘀止血汤（《傅青主女科》）。

生地黄　大黄　赤芍　牡丹皮　当归尾　枳壳　桃仁　龟甲

方中当归尾、桃仁、赤芍活血祛瘀；大黄、牡丹皮清热祛瘀；枳壳行气散结；生地黄、龟甲养阴止血。全方有活血祛瘀、养阴止血之效。

若出血偏多时，去赤芍、当归尾，合失笑散（方见月经过多）祛瘀止血；若少腹痛甚，加延胡索、香附行气止痛。

【其他疗法】

1. 耳针　取子宫、卵巢、内分泌、肾、膀胱穴，每次取 2~3 穴，用王不留行子或磁石埋穴，月经第 10 天埋穴至血止。

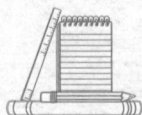

2. 体针 取子宫、血海、关元穴，阴虚用补法；血瘀加膈俞穴，用泻法；湿热加阴陵泉、三阴交穴，用泻法，从月经周期第10天开始至月经周期第18天停止。

3. 中成药

（1）云南白药 每次0.25～0.5g，每日4次，口服。其化瘀止血，适用于血瘀型经间期出血。

（2）宫血宁胶囊 每次2粒，每日3次，口服。其清热凉血，适用于湿热型经间期出血。

（3）六味地黄丸 每次8丸，每日3次，口服。其滋阴补肾，适用于肾阴虚型经间期出血。

【转归预后】

本病若及时治疗，多数预后良好。若迁延日久，出血量增加、持续时间延长者，可发展为月经不调、崩漏，亦可影响受孕，导致不孕症。

【预防调摄】

1. 调情志，避免精神刺激。

2. 注意饮食调理，少食辛辣刺激温燥之品，饮食要富有营养，易于消化。

3. 避免过度劳累，应充分休息。

项目三 闭 经

案例导入

张某，女性，27岁，已婚。患者16岁月经初潮，40～60天一行，持续5～7天，量中，色淡红，无痛经史。现停经7个月，形体肥胖，胸胁满闷，呕恶痰多，神疲倦怠，平素带下量多，色白质稠；舌淡胖，苔白腻，脉滑。

思考：患者所患何病？引起该病的病因病机是什么？还需进一步做哪些检查？应如何治疗？

女子年逾15周岁月经尚未来潮，或月经周期已建立后又中断6个月以上，或月经停闭超过3个月经周期者，称为闭经。前者称原发性闭经，后者称继发性闭经。本病概念与西医学闭经一致。先天性生殖器官缺如，或后天器质性损伤而无月经者，不属本节讨论范畴。青春期前、妊娠期、哺乳期、围绝经期的月经停闭不行，或月经初潮后1年内月经不行，又无其他不适者，不作闭经论。

闭经最早记载于《素问·阴阳别论》，称"女子不月""月事不来""血枯"；汉《金匮要略·妇人杂病脉证并治》称"经水断绝"，并概括其病因为"因虚，积冷，结气"；隋《诸病源候论·妇人杂病诸候·月水不通候》称"月水不通"，较为详细地记载了闭经的内外病因，提出"津液不生，血气不成""醉以入房……劳伤过度、血气枯竭"及"先经唾血及吐血，下血，谓之脱血，使血枯，亦月事不来"；唐《备急千金要方》进一步提出"血瘀滞……妇人经闭不行"；元《丹溪心法·妇人》载有"躯脂满经闭者"；明《医学入门》论有"虫证经闭"。继后众医家对闭经多分虚实论述，尤以《景岳全书·妇人规·血枯经闭》以"血枯""血隔"立论，言简理明。《傅青主女科·年未老经水断》特别突出"经水出诸肾""经原非血，乃天一之水，出自肾中"，故"经水早断，似乎肾水衰涸""肾水本虚，何能盈满而化经水外泄"，为后世以肾为本治

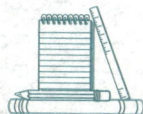

虚证闭经奠定了理论基础。清《医宗金鉴·妇科心法要诀·调经门》明确指出，痨瘵闭经"经闭久嗽，又见骨蒸潮热……则为之血风痨"，说明闭经病因多端，当区别原因论治。

【病因病机】

月经的产生机理是脏腑、天癸、气血、冲任协调作用于胞宫的结果。肾、天癸、冲任、胞宫是产生月经的主要环节，其中任何一个环节发生功能失调都可导致血海不能满溢。按"辨证求因"的原则，可分为虚实两端。虚者，多因肾气不足，冲任亏损，或脾胃虚弱，气血乏源，或阴虚血燥，精亏血少，导致冲任血海空虚，无余血可下。实者，多因邪气阻隔，如气滞血瘀、寒凝血瘀、痰湿阻滞等，导致脉道不通，阻碍经血下行。常见证型有肾气亏损、气血虚弱、阴虚血燥、气滞血瘀、寒凝血瘀和痰湿阻滞。

1. 肾气亏损　月经的产生以肾为先导，若先天禀赋不足，精气未充，天癸亏乏不能应时泌至，则冲脉不盛、任脉不通，而致闭经；或房事过度，日久伤及肾气，使冲任亏损；或产育过多，肾气亏损，精血匮乏，源断其流，冲任失养，血海不足，而致闭经。

2. 气血虚弱　素体脾胃虚弱，或饮食劳倦，忧思过度损伤心脾；或大病、久病，或数脱于血，或哺乳过久，或虫积噬血，以致营血亏损，气血不足，月经源流衰少，血海枯竭，致成经闭。

3. 阴虚血燥　素体阴虚，或失血伤阴，或久病阴血亏耗，或劳热骨蒸，或辛燥伤阴，阴虚火旺，灼伤营阴，血海干涸，发为经闭。

4. 气滞血瘀　情志不遂，郁怒伤肝，或环境改变，精神紧张，或突受刺激，致肝气郁结，气机不通，血滞不行，胞脉受阻，发为经闭。

5. 寒凝血瘀　经期、产时血室正开，风冷寒邪客于胞中，或临经涉水受寒，或内伤生冷，血为寒瘀，胞脉阻隔，而致经水不行。

6. 痰湿阻滞　素多痰湿，或脾阳不运，湿聚成痰，痰湿下注，或素体肥胖，脂、痰、湿阻滞冲任，壅塞经脉，而致月事不行。

【诊断要点】

1. 病史　了解停经前月经情况，如月经初潮、周期、经期、经量、色质等。停经前有无诱因如精神刺激、学习紧张、环境改变、药物（抗抑郁药、避孕药、镇静药、激素、减肥药）影响、近期分娩、宫腔手术及疾病史。经闭时间，经闭后出现症状。原发性闭经需了解生长发育情况、幼年时健康情况、曾否患过某些急慢性疾病、其母妊娠情况、同胞姐妹月经情况等。

2. 临床表现　女子已逾15周岁尚未初潮；或已建立月经周期后，现停经达6个月以上；或月经停闭超过3个月经周期者。注意有无周期性下腹胀痛、头痛及视觉障碍，有无溢乳、厌食、恶心等，有无体重变化（增加或减轻），畏寒、潮热，或阴道干涩等症状，有无婚久不孕、痤疮、多毛等现象。

3. 检查

（1）全身检查　观察患者体质、发育、营养状况，全身毛发分布，第二性征发育情况，检查智力、身高、体重等。

（2）妇科检查　了解外阴、子宫、卵巢发育情况，有无缺失、畸形和肿块。对原发性闭经者尤需注意外阴发育情况，处女膜有无闭锁，有无阴道病变，子宫偏小、畸形甚至缺如，有无卵巢缺如等。

（3）辅助检查　西医学认为，闭经是一种症状，可由多种疾病引起，临床根据病情选择必要检查以寻找闭经的原因。常用的辅助检查如下：

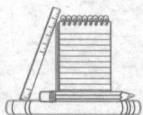

1）基础体温测定　可了解卵巢有无排卵，闭经者基础体温测定呈单相型。

2）阴道脱落细胞检查、宫颈黏液结晶检查　闭经者无周期变化可间接了解卵巢功能。

3）血清性激素测定　包括卵泡刺激激素（FSH）、黄体生成激素（LH）、雌二醇（E_2）、孕酮（P）、睾酮（T）、催乳素（PRL）等，可协助判断闭经内分泌的原因。

4）B超检查　可排除先天性无子宫、子宫发育不良或无卵巢所致闭经。

5）头颅蝶鞍摄片或计算机断层扫描（CT）、磁共振成像（MRI）检查　排除垂体肿瘤所致闭经。

6）内窥镜检查　宫腔镜检查可直接观察子宫内膜及宫腔情况，以排除宫腔粘连所致闭经。腹腔镜检查加病理活检可提示多囊卵巢综合征、卵巢不敏感综合征。

7）诊断性刮宫　可了解性激素分泌情况、子宫颈及宫腔有无粘连、子宫内膜有无结核。

8）其他特殊检查　染色体检查、甲状腺功能检查、肾上腺功能检查等均可协助判断闭经的原因和病位。

通过以上检查可明确病变部位、属何类闭经及闭经的原因（表7-1）。

表7-1　闭经分类及发病原因

闭经名称	闭经原因
子宫性闭经	先天性无子宫或子宫发育不良、子宫内膜炎、子宫切除后或宫腔放射治疗后、子宫内膜损伤等
卵巢性闭经	卵巢早衰、先天性无卵巢或卵巢发育不良、卵巢切除或组织破坏、卵巢肿瘤、多囊卵巢综合征等
垂体性闭经	垂体梗死、垂体肿瘤、空蝶鞍综合征、闭经溢乳综合征
下丘脑性闭经	精神紧张、体重下降和营养缺乏、过剧运动、药物减肥、神经性厌食症等
其他内分泌功能异常闭经	甲状腺功能下降或亢进、肾上腺皮质功能亢进、肾上腺皮质肿瘤等

【鉴别诊断】

1. 避年　指月经1年一行无不适，不影响生育。

2. 早孕　月经停闭的同时，伴厌食、择食、恶心呕吐等早孕反应。尿妊娠试验、妇科检查及B超检查有助鉴别。

【辨证论治】

（一）辨证要点

闭经辨证应以全身症状为依据，结合病史及舌脉，分清虚实。一般而论，年逾15岁尚未行经；或月经初潮偏迟，虽已行经而月经逐渐稀发，经量少，色淡质薄，渐致停经，身体发育欠佳，第二性征发育不良，或体质纤弱，久病大病后，或有失血史、手术史，伴腰酸腿软、头昏眼花、面色萎黄、五心烦热，或畏寒肢冷、舌淡脉弱者，多属虚证；若平素月经尚正常而骤然月经停闭，伴情志不舒，或经期冒雨涉水，过食生冷之品，或形体肥胖、胸胁胀痛、满闷、脉弦有力者，多属实证。

（二）治疗原则

闭经的治疗原则，虚者补而通之，实者清而通之，虚实夹杂者当补中有通，攻中有养。虚证闭经，通过补益之法，使气血恢复，脏腑平衡，血海充盛，则经自行；切不可概行活血理气通之，否则必伤及脏腑、气血、经络，适得其反；用补药应使其补而不腻，补中有行，以利气血化生。若因病而致经闭，又当先治原发疾病，待病愈则经可复行；经仍未复潮者，再辨证治之。此外，闭经治疗的目的不是单纯月经来潮，而是要恢复或建立规律性月经周期，或正常连续自主有

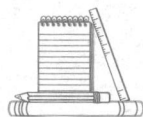

排卵的月经。

（三）分证论治

1. 肾气亏损证

主要证候：年逾15岁尚未行经，或月经初潮偏迟，时有停经，或体质虚弱，全身发育欠佳，第二性征发育不良，或月经周期建立后，由月经延后、量少渐至月经停闭；腰腿酸软，头晕耳鸣，倦怠乏力，夜尿频多；舌淡暗，苔薄白，脉沉细。

证候分析：先天禀赋不足，肾气未盛，精气未充，天癸匮乏，故月经未潮，或月经初潮偏迟，全身发育欠佳，第二性征发育不良；肾气亏虚，冲任损伤，血海空虚，故月经延后、量少渐至月经停闭，腰腿酸软，头晕耳鸣，倦怠乏力，夜尿频多；舌脉为肾气亏虚之征。

治法：补肾益气，调理冲任。

方药：加减苁蓉菟丝子丸（《中医妇科治疗学》）加淫羊藿、紫河车。

肉苁蓉　菟丝子　桑寄生　覆盆子　熟地黄　枸杞子　当归　艾叶　淫羊藿　紫河车

方中肉苁蓉、淫羊藿温补肾气；菟丝子补阳益阴又能补肾气助阳；紫河车、覆盆子补精养血；枸杞子、熟地黄养血滋阴、补精益髓；当归养血活血调经；桑寄生、艾叶补肾通络。诸药合用既温肾助阳，又益肾填精，使冲任得养，血海渐盈，经行复常。

若见畏寒肢冷、腰痛如折、面色晦暗、大便清薄或性欲淡漠，宜加巴戟天、仙茅、补骨脂温肾壮阳调冲；若夜寐多梦，加夜交藤、五味子养心安神；若见面色萎黄、带下量少、头晕目眩，或阴道干涩，毛发脱落，或手足心热、舌红、苔少、脉细数无力或细涩，为肝肾不足，治宜补肾养肝调经，方用归肾丸（方见月经过少）加何首乌、川牛膝、鸡血藤。

2. 气血虚弱证

主要证候：月经周期延迟，量少，色淡红，质薄，渐至经闭不行；神疲肢倦，头晕眼花，心悸气短，面色萎黄；舌淡，苔薄，脉沉缓或细弱。

证候分析：脾胃素虚，气血生化乏源，或久病大病，营血亏虚，血虚气弱，冲任不充，不能按时而满溢，故月经周期延迟、量少、色淡红、质薄；脏腑气血进一步损伤，血海空虚，无血可下，故月经停闭；气血虚弱，失于荣养，故神疲肢倦、头晕眼花、心悸气短、面色萎黄；舌脉均为气血虚弱之征。

治法：益气养血调经。

方药：人参养荣汤（《太平惠民和剂局方》）。

人参　黄芪　白术　茯苓　炙甘草　当归　熟地黄　白芍　陈皮　远志　五味子　肉桂

方中人参大补元气，健脾和胃；黄芪、白术、茯苓、炙甘草补中益气，以益气血生化之源；当归、熟地黄、白芍补血和营调经；陈皮理气行滞；远志、五味子宁心安神；肉桂温阳和营、振奋阳气。诸药合用气血双补，气充血旺，血海充盈则月经自行。

若性欲淡漠、全身毛发脱落、阴道干涩、无白带、生殖器官萎缩，加紫河车、鹿角霜、鹿茸等血肉有情之品补精益血；若畏寒肢冷，加仙茅、炮姜温经散寒；若见食欲不振、脘腹胀闷、大便清薄、面色淡黄，舌淡胖有齿痕、苔白腻、脉缓弱，方用参苓白术散（《太平惠民和剂局方》）加当归、川牛膝，健脾益气、养血调经。

3. 阴虚血燥证

主要证候：月经周期延后，量少，色红质稠，渐至月经停闭不行；五心烦热，颧红唇干，盗汗，甚至骨蒸劳热，干咳或咳嗽唾血；舌红，苔少，脉细数。

证候分析：阴血不足，日久益甚，虚热内生，火逼水涸，血海燥涩渐涸，故月经周期延后、

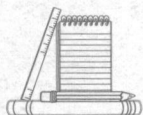

量少、色红质稠、渐至停闭不行；阴虚日久，虚火内炽，则五心烦热、颧红唇干；虚热内扰，蒸津外泄，则盗汗，甚至骨蒸劳热；热伤肺经，则干咳或咳嗽唾血；舌脉为阴虚血燥之征。

治法：养阴清热调经。

方药：加减一阴煎（《景岳全书》）加丹参、黄精、女贞子、制香附。

生地黄　熟地黄　白芍　麦冬　知母　地骨皮　炙甘草　丹参　黄精　女贞子　制香附

方中生地黄、熟地黄并用滋养肾阴、清解血热；麦冬养阴清热；地骨皮、知母养阴除骨蒸劳热，与前药相配有壮水制火之功；白芍、女贞子、黄精滋补精血；丹参活血调经；制香附理气活血调经；炙甘草健脾和中、调和诸药。全方既能滋肾阴，又能降泻虚火，肾水足，虚火降，冲任调畅，月经可通。

4. 气滞血瘀证

主要证候：月经停闭数月，小腹胀痛拒按；精神抑郁，烦躁易怒，胸胁胀满，嗳气叹息；舌紫暗或有瘀点，脉沉弦或涩而有力。

证候分析：气机郁滞，血行不畅，滞而成瘀，瘀阻冲任，血海不能满溢，故月经停闭；瘀阻胞脉，故小腹胀痛拒按；气机不畅，故精神抑郁，烦躁易怒，胸胁胀满，嗳气叹息；舌脉为气滞血瘀之征。

治法：行气活血，祛瘀通经。

方药：血府逐瘀汤（《医林改错》）。

当归　生地黄　赤芍　川芎　桃仁　红花　柴胡　枳壳　桔梗　牛膝　甘草

方中桃仁、红花活血化瘀，使血行通畅，冲任瘀阻消除而经行；四物养血调经，配四逆汤即柴胡、赤芍、枳壳、甘草疏肝理气解郁，使气行则血行；桔梗开胸膈之结气；牛膝引血下行。诸药合用既有活血化瘀养血之功，又有理气解郁之效，使气血流畅，冲任瘀血消散，经闭得通，诸症自除。

若烦躁、胁痛者，酌加柴胡、郁金、栀子疏肝清热；夹热而口干、便结、脉数者，酌加黄柏、知母、大黄清热泻火通便。

5. 寒凝血瘀证

主要证候：月经停闭数月；小腹冷痛拒按，得热则痛缓，形寒肢冷，面色青白；舌紫暗，苔白，脉沉紧。

证候分析：寒邪客于冲任，与血相搏，血为寒凝致瘀，瘀阻冲任，气血不通，血海不能满溢，故经闭不行；寒客胞中，血行不畅，"不通则痛"，故小腹冷痛拒按，得热后血脉暂通，故腹痛得以缓解；寒伤阳气，阳气不达，故形寒肢冷、面色青白；舌脉为寒凝血瘀之征。

治法：温经散寒，活血调经。

方药：温经汤（方见月经后期）。

若小腹冷痛较剧者，加艾叶、小茴香、姜黄温经散寒止痛；四肢不温者，加制附子、淫羊藿温阳散寒。

6. 痰湿阻滞证

主要证候：月经停闭数月；带下量多，色白质稠，形体肥胖，或面浮肢肿，神疲肢倦，头晕目眩，心悸气短，胸脘满闷；舌淡胖，苔白腻，脉滑。

证候分析：痰湿阻于冲任，壅遏血海，经血不能满溢，故月经数月不行；痰湿下注，损伤带脉，故带下量多、色白质稠；痰湿内盛，故形体肥胖；痰湿困阻脾阳，运化不良，水湿泛溢肌肤，故面浮肢肿、神疲肢倦；痰湿停于心下，清阳不升，故头晕目眩、心悸气短、胸脘满闷；舌脉为痰湿之征。

治法：健脾燥湿化痰，活血通经。

方药：苍附导痰丸（《叶氏女科证治》）或丹溪治湿痰方（《丹溪心法》）。

人参　白术　茯苓　炙甘草　半夏　苍术　陈皮　甘草　香附　胆南星　枳壳　生姜　神曲　滑石　川芎　当归

苍附导痰丸、丹溪治湿痰方燥湿健脾、行气消痰，诸药合用以达健脾化痰燥湿、行气活血调经之效，标本同治，使脾运湿除痰消，经脉通畅，经血可行。

【其他疗法】

1. 中成药

（1）通经甘露丸　每服3g（1丸），每日2次，口服；化瘀通经，适用于血瘀经闭、胸胁胀满、午后发热。

（2）大黄䗪虫丸　每次1丸，每日2次，口服；破血通经，适用于血瘀经闭。

（3）艾附暖宫丸　每次1丸，每日2~3次，口服；理气补血、暖宫调经，适用于寒湿阻滞之闭经。

（4）复方乌鸡胶囊　每次4粒，每日2次，口服；补气血、益肝肾，适用于肝肾不足之闭经。

2. 针灸　针灸配按摩法。针刺肾俞、三阴交等穴，虚证加关元、足三里等穴，实证加中极、血海等穴；按摩手法以按、揉、点为主，先用两拇指按揉膈俞、肝俞、脾俞、肾俞、八髎等穴，共按揉2~3分钟，再点按气海、关元、足三里、地机、三阴交等穴，共点按5~6分钟。6次为一疗程，每日或隔日1次。

此外，对不同病因病机引起的闭经，有时还需针对病因治疗，如宫腔粘连需宫腔镜下行手术分离，随即放置宫内节育器，以防再粘连。同时给予抗感染治疗，并以活血化瘀、补肾养血中药善后；一般观察3个月可取环。

【转归预后】

闭经的预后与转归取决于病因、病位、病性、体质、环境、精神状态、饮食等诸多环节。若病因简单、病损脏腑单一、病程短者，一般预后稍好，月经可行，但对建立和恢复排卵有一定难度。若病因复杂，或多脏腑损伤则难于调治，疗效亦难尽如人意。闭经的多种证候之间有一定联系，各证也可相兼或转化，使治疗更趋复杂。治疗过程中易出现反复，如情志、环境或其他诸多因素均可导致反复。闭经久治不愈可导致不孕、性功能障碍、代谢障碍、心血管病等。

【预防调摄】

闭经的发生与诸多因素有关。虽无确切的方法可以预防，但注意调摄方可降低本病的发病率。

1. 正确处理产程，防止产后大出血。

2. 注意精神调摄，保持情绪乐观、稳定，避免暴怒、过度紧张和压力过大。

3. 饮食适宜，注意营养，少食辛辣、油炸、油腻之品；经行之际，避免冒雨涉水，忌食生冷。

4. 适当参加体育活动，但需避免剧烈运动。

5. 采取避孕措施，避免多次人流或刮宫。

6. 不宜长期服用某些药物，如避孕药、减肥药等。

7. 及时治疗某些慢性疾病，消除闭经因素。

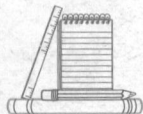

项目四　崩　漏

案例导入

赵某，女，28岁，已婚。

主诉：阴道流血淋漓不断1个月。

现病史：患者1年前无明显诱因出现月经提前，18～20日一行，持续8～10日方净，当时未引起重视，遂未诊治。近1个月阴道流血淋漓不断，量时多时少，色淡，质稀薄；头晕耳鸣，腰痛如折，小腹下坠遂来就诊。现症见：阴道流血淋漓不断，量多，色淡，质稀薄；头晕耳鸣，腰痛如折，小腹下坠，纳少便溏，面色萎黄，神疲倦怠，唇甲色淡；舌质淡胖，边有齿痕，苔薄白，脉沉细无力。查血绒毛膜促性腺激素（HCG）及B超均无异常。

思考：患者所患何病？引起该病的病因病机是什么？还需进一步做哪些检查？应如何治疗？

崩漏是月经的周期、经期、经量发生严重失常的病证，指经血非时暴下不止或淋漓不尽，前者称为崩中，后者称为漏下。

一般突然出血、来势急、血量多的为崩；淋漓下血、来势缓、血量少的为漏。崩与漏的出血情况虽不相同，但其发病机理是一致的，而且在疾病发展过程中常相互转化。如血崩日久，气血耗伤，可变成漏；久漏不止，病势日进，也能成崩，所以临床上常崩漏并称。正如《济生方》云："崩漏之病，本乎一证，轻者谓之漏下，甚者谓之崩中。"本病属常见病，常因崩与漏交替，因果相干，致使病变缠绵难愈，成为妇科的疑难重症。

西医学的无排卵性异常子宫出血可参照本病辨证治疗。

春秋战国时期成书的《素问·阴阳别论》首先指出："阴虚阳搏谓之崩。"汉代《金匮要略·妇人妊娠病脉证并治》首先提出"漏下"之名和宿有癥病，又兼受孕，癥痼害胎下血不止，以及瘀阻冲任、子宫之病机、治法及方药。《内经》论崩和《金匮要略》论漏下，为后世研究崩漏奠定了基础。明代医家对崩漏的认识较为深刻，如方约之在《丹溪心法附余》中提出治崩三法："初用止血以塞其流，中用清热凉血以澄其源，末用补血以还其旧。"后世医家继承并发展了三法的内涵，推陈出新，总结为治疗崩漏的"塞流""澄源""复旧"三法。清代《傅青主女科》又指出"止崩之药不可独用，必须于补阴之中行止崩之法"，创制了治疗气虚血崩的"固本止崩汤"和血瘀致崩的"逐瘀止血汤"，均为后世常用。

【病因病机】

本病的主要病机是冲任损伤，不能约制经血。引起冲任不固的常见原因有肾虚、脾虚、血热和血瘀。

1. 肾虚　先天肾气不足，少女肾气稚弱，围绝经期肾气渐衰；或早婚多产，房事不节，损伤肾气；若耗伤精血，则肾阴虚损，阴虚内热，热伏冲任，迫血妄行，以致经血非时而下；或命门火衰，肾阳虚损，封藏失职，冲任不固，不能约制经血，亦致经血非时而下，遂成崩漏。

2. 脾虚　忧思过度，饮食劳倦，损伤脾气，中气下陷，冲任不固，血失统摄，非时而下，

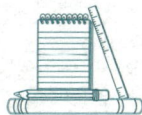

遂致崩漏。

3. 血热 素体阳盛或情志不遂，肝郁化火，或感受热邪，或过食辛辣助阳之品，或素体阴虚，或久病失血伤阴，阴虚内热，火热内盛，热伤冲任，迫血妄行，非时而下，遂致崩漏。

4. 血瘀 气滞、热灼、寒凝、虚滞均可致瘀，或离经之血为瘀，瘀阻冲任，血不归经妄行，而致崩漏。

知识链接
无排卵性异常子宫出血的西医病因及发病机制

无排卵性异常子宫出血的原因来自机体的内、外因素，如精神过度紧张、恐惧、剧烈运动、生活环境和气候条件的改变、营养不良及全身性疾病等，主要发生在青春期和围绝经期，但二者发病机制不完全相同。在青春期，由于下丘脑和垂体的调节功能尚未成熟，与卵巢间尚未建立稳定的周期性调节和正负反馈机制。此时期垂体分泌卵泡刺激素（FSH）呈持续低水平，黄体生成素（LH）无高峰形成，因此虽有成批卵泡生长，但当发育到一定程度时即发生退行性变，形成闭锁卵泡而无排卵。围绝经期由于卵巢功能减退，卵泡几近耗竭，剩余的卵泡对垂体促性腺激素的反应性下降，雌激素分泌不足，对垂体的负反馈变弱，虽然促性腺激素升高，但不能形成排卵前高峰，因而无排卵。生育期妇女既可因内环境、外环境刺激，如劳累、应激、流产、手术或疾病等引起短暂的无排卵，也可因肥胖、多囊卵巢综合征、高催乳素血症等引起持续无排卵。各种原因引起的无排卵均可导致子宫内膜发生雌激素突破性出血或撤退性出血。雌激素突破性出血有两种类型：低水平雌激素维持在阈值水平，可发生间断性少量出血，内膜修复慢，出血时间延长；高水平雌激素维持在有效浓度，引起长时间闭经，因无孕激素参与，内膜增厚但不牢固，容易发生急性突破性出血。雌激素撤退性出血是子宫内膜在单一雌激素的刺激下持续增生，此时因多数生长卵泡退化闭锁，导致雌激素水平突然急剧下降，内膜失去激素支持而剥脱出血。

【诊断要点】

1. 病史 注意患者的年龄，既往月经的周期、经期、经量有无异常，有无崩漏史，有无口服避孕药或其他激素，有无宫内节育器及输卵管结扎术史等；或有无内科出血病史。

2. 临床表现 月经周期紊乱，行经时间超过半月，甚或数月连续不休；亦有停闭数月又突然暴下不止或淋漓不尽；常伴有不同程度的贫血，甚至失血性休克。

3. 辅助检查 排除生殖器肿瘤（子宫肌瘤、子宫内膜癌、卵巢肿瘤）、炎症（子宫内膜炎、子宫肌炎、宫颈息肉、宫内膜息肉、盆腔炎性疾病）、全身性疾病（如再生障碍性贫血、血小板减少、白血病）引起的阴道出血。根据病情需要选做激素测定、尿妊娠试验、盆腔B超、MRI、宫腔镜检查，或诊断性刮宫、基础体温测定等。

【鉴别诊断】

1. 经期延长、月经过多、月经先期 三者与崩漏均是以月经经量、经期或周期的改变为主要症状的月经病，但月经过多、经期延长和月经先期仍有一定的规律可循，且出血能自行停止。崩漏出血往往不能自行停止且没有规律性。

2. 月经先后不定期 本病以月经周期紊乱为特征，一般经期正常，经量正常。崩漏是以月经周期、经期、经量均发生严重紊乱为特征的病证，初见周期紊乱，并同时出现阴道出血或量多

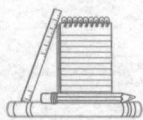

如注，或淋漓不断。

3. 妊娠病出血　崩漏应与妊娠早期的出血性疾病如胎漏、胎动不安，尤其是异位妊娠相鉴别，询问病史、做妊娠试验和 B 超检查可助鉴别。

4. 赤带　与漏下的鉴别要询问病史和进行检查，赤带以带中有血丝为特点，月经正常。

5. 外阴阴道外伤出血　注意排除外阴阴道外伤性出血的诱因，如跌仆损伤、暴力性交等，询问病史和妇科检查可资鉴别。

6. 生殖器肿瘤出血　临床可表现如崩似漏的阴道出血，必须通过妇科检查结合 B 超、MRI检查或诊断性刮宫以明确诊断与鉴别。

7. 内科血液病　内科出血性疾病如再生障碍性贫血、血小板减少性紫癜等，也可导致崩中，或漏下。通过血液分析、凝血因子的检查或骨髓细胞的分析不难鉴别。

【急症处理】

崩漏属血证、急症。根据"急则治其标，缓则治其本"的原则，暴崩之际，急当"塞流"止崩，以防厥脱，视病情及条件可选择下列方法及方药。

1. 补气摄血　暴崩下血之际，"留得一分血，便是留得一分气""气者，人之根本也"。补气、摄血、止崩最为常用。方选独参汤（《十药神书》）急煎服；或丽参注射液 10mL，加入 50%葡萄糖液 40mL，静脉推注；或丽参注射液 20～30mL，加入 5% 葡萄糖 250mL，静脉滴注。

2. 温阳止崩　若出现阴损及阳，虚阳妄动，血无气护时，症见血崩如注、动则大下、卧不减势、神志昏沉、头仰则晕、胸闷泛恶、四肢湿冷，以及血压下降，则病情已陷入阴竭阳亡危象，急需中西医结合抢救。中药宜回阳救逆、温阳止崩，急投参附汤（《校注妇人良方》）：人参、附子急煎服；亦可选参附注射液或六味回阳汤（《景岳全书》）：人参、制附子、炮姜、炙甘草、熟地黄、当归。

3. 滋阴固气止崩　使气固阴复止血。急需生脉注射液或参麦注射液 20mL 加入 5% 葡萄糖液250mL 静脉滴注，或用生脉二至止血汤（《中医妇科验方集锦》）：人参、北沙参、麦冬、五味子、女贞子、旱莲草、茜草根、补骨脂、赤石脂、益母草、甘草。

4. 祛瘀止崩　使瘀去血止，适用于瘀阻血海，子宫泻而不藏，下血如注。

（1）三七末　3～6g，温开水冲服。

（2）云南白药　1 支，温开水冲服。

（3）宫血宁胶囊　每次 2 粒，每日 3 次，温开水送服。

5. 针灸止血　艾灸百会穴、大敦穴（双）、隐白穴（双）。

6. 西医或手术止血　主要是输液、输血补充血容量以抗休克或激素止血。

对于顽固性崩漏，不论中年或围绝经期妇女，务必行刮宫术，一方面止血，另一方面及早排除子宫内膜癌，以免延误病情。

【辨证论治】

（一）辨证要点

崩漏辨证有虚实之异：虚者多因脾虚、肾虚；实者多因血热、血瘀。由于崩漏的主证是血证，病程日久，反复发作，故临证时首辨出血期还是止血后。一般而言，出血期多见标证或虚实夹杂证，血止后常显本证或虚证。出血期，当根据血证呈现的量、色、质特点，辨其寒、热、虚、实；经血非时暴下、量多势急、继而淋漓不止、色鲜红或深红、质稠者，多属热证；经血非时暴下或淋漓难尽、色淡、质稀者，多属虚证；经血非时而至、时崩时闭、时出时止、时多时少、色紫暗有块者，多属血瘀证；经血暴崩不止或久崩久漏、血色淡暗、质稀者，多属实证。临证时需结合全身脉证和必要的检查综合分析。

（二）治疗原则

崩漏的治疗，应根据病情的缓急轻重和出血的久暂，采用"急则治其标，缓则治其本"的原则，灵活运用塞流、澄源、复旧治崩三法。

塞流即止血。崩漏以失血为主，止血乃是治疗本病的当务之急。具体运用止血方法时，还要注意崩与漏的不同点。治崩宜固摄升提，不宜辛温行血，以免失血过多导致阴竭阳脱；治漏宜养血行气，不可偏于固涩，以免血止成瘀。塞流之药可酌用十灰散、云南白药、紫地宁血散等。

澄源即求因治本。崩漏是由多种原因引起的，针对引起崩漏的具体原因，采用补肾、健脾、清热、理气、化瘀等法，使崩漏得到根本治疗。塞流、澄源两法常同步进行。

复旧即固本善后。崩漏在血止之后，应理脾益肾以善其后。历代诸家都认为，崩漏之后应调理脾胃、化生气血，使之康复。近代研究指出，只有补益肾气、重建月经周期，才能使崩漏得到彻底的治疗。"经水出诸肾"，肾气盛，月事才能以时下，对青春期、育龄期的虚证患者，补肾调经则更为重要。当然复旧也需兼顾澄源。

总之，塞流、澄源、复旧有分别又有内在联系，必须结合具体病情灵活运用。

（三）出血期分证论治

出血期以塞流、澄源为主

1. 肾虚证

（1）肾气虚证

主要证候：经乱无期，出血量多势急如崩，或淋漓日久不净，或由崩而漏、由漏而崩反复发作，色淡红或淡暗，质清稀；面色晦暗，眼眶暗，小腹空坠，腰脊酸软；舌淡暗，苔白润，脉沉弱。

证候分析：少女肾气未盛，围绝经期妇女肾气渐虚，或中年房劳胎产数伤肾气，肾气虚衰，封藏失司，冲任不固，不能制约经血，故经乱无期，出血量多或淋漓不止、面色晦暗、小腹空坠、腰脊酸软；舌脉为肾气虚之征。

治法：补肾益气，固冲止血。

方药：加减苁蓉菟丝子丸（方见闭经）加党参、黄芪、阿胶。

（2）肾阴虚证

主要证候：经血非时而下，出血量少或多，淋漓不断，血色鲜红，质稠；头晕耳鸣，腰酸膝软，手足心热，颧赤唇红；舌红，苔少，脉细数。

证候分析：肾阴不足，虚火内炽，热伏冲任，迫血妄行，故经血非时而下、出血量少或多、淋漓不断；阴虚内热，故血色鲜红、质稠；肾阴不足，精血衰少，不能上荣空窍，故头晕耳鸣；精亏血少，不能濡养外府，故腰膝酸软；阴虚内热，则手足心热；虚热上浮，则颧赤唇红；舌脉为肾阴虚之征。

治法：滋肾益阴，固冲止血。

方药：左归丸（《景岳全书》）去川牛膝，加旱莲草、炒地榆。

熟地黄　山药　枸杞子　山茱萸　菟丝子　鹿角胶　龟甲胶　旱莲草　炒地榆

方中熟地黄、枸杞子、山茱萸滋肾阴而填精血；山药、菟丝子补肾阳而益精气，寓阳生阴长之意；鹿角胶为血肉有情之品，补命门、温督脉、固冲任；龟甲胶、旱莲草、炒地榆育阴凉血止血。全方共奏滋肾益阴，固冲止血之效。

若阴虚有热者，酌加生地黄、麦冬、地骨皮养阴清热。

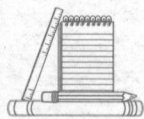

（3）肾阳虚证

主要证候：经血非时而下，出血量多，淋漓不尽，色淡质稀；腰痛如折，畏寒肢冷，小便清长，大便溏薄，面色晦暗；舌淡暗，苔薄白，脉沉弱。

证候分析：肾阳虚衰，冲任不固，血失封藏，故经乱无期、经血量多、淋漓不断；肾阳不足，经血失于温煦，故色淡质稀；肾阳虚衰，外府失荣，故腰痛如折、畏寒肢冷；膀胱失于温化，故小便清长；肾阳虚不能上温脾土，则大便溏薄。面色晦暗、舌淡暗、苔薄白、脉沉弱为肾阳不足之征。

治法：温肾助阳，固冲止血。

方药：右归丸（《景岳全书》）加党参、黄芪、三七。

熟地黄　制附子　肉桂　山药　山茱萸　枸杞子　菟丝子　鹿角胶　当归　杜仲　党参　黄芪　三七

方中熟地黄甘温滋肾养血、填精益髓，配伍山茱萸、山药，取六味地黄中"三补"以生水；制附子、肉桂温肾助阳、补益命门、温阳止崩，又使水火互济；鹿角胶血肉有情之品，补命门、温督脉、固冲任；菟丝子、杜仲温养肾气；当归、枸杞子养血柔肝益冲任；加党参、黄芪补气摄血；寒凝则血瘀，加三七化瘀止血。全方温肾益气、固冲止血。

2. 脾虚证

主要证候：经血非时而下，量多如崩，或淋漓不断，色淡质稀；神疲体倦，气短懒言，不思饮食，四肢不温，或面浮肢肿，面色淡黄；舌淡胖，苔薄白，脉缓弱。

证候分析：脾气虚陷，冲任不固，血失统摄，故经血非时而下、量多如崩或淋漓不断；脾虚气血化源不足，故经色淡而质稀；脾虚中气不足，故神疲体倦、气短懒言；脾主四肢，脾虚则四肢失于温养，故四肢不温；脾虚中阳不振，运化失职，则不思饮食；脾失运化，水湿内停，水湿泛溢肌肤，故面浮肢肿；面色淡黄，舌脉为脾虚之象。

治法：健脾益气，固冲止血。

方药：固冲汤（《医学衷中参西录》）。

白术　黄芪　煅龙骨　煅牡蛎　山茱萸　白芍　海螵蛸　茜草根　棕榈炭　五倍子

方中黄芪、白术健脾益气以摄血；煅龙骨、煅牡蛎、海螵蛸固摄冲任；山茱萸、白芍益肾养血、酸收止血；五倍子、棕榈炭涩血止血；茜草根活血止血，血止而不留瘀。全方共奏健脾益气、固冲止血之效。

若出血量多者，酌加人参、升麻益气升提止血；久漏不止者，酌加藕节、炒蒲黄化瘀止血。若阴道大量出血，兼肢冷汗出、昏仆不知人、脉微细欲绝者，为气随血脱之危候，急宜补气固脱，方用独参汤，水煎取浓汁，顿服，余药再煎顿服。

3. 血热证

主要证候：经血非时而下，量多如崩，或淋漓不断，血色深红，质稠；心烦少寐，渴喜冷饮，头晕面赤；舌红，苔黄，脉滑数。

证候分析：热伤冲任，迫血妄行，故经血非时而下，量多如崩或淋漓不断；血为热灼，故血色深红、质稠；热扰心神，故心烦少寐；邪热内炽，津液耗损，故口渴喜饮；邪热上扰，故头晕面赤；舌脉为血热之象。

治法：清热凉血，固冲止血。

方药：清热固经汤（《简明中医妇科学》）。

生地黄　地骨皮　炙龟甲　牡蛎粉　阿胶　黄芩　藕节　陈棕炭　甘草　焦栀子　地榆

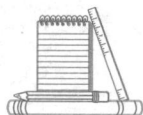

方中黄芩、地骨皮、生地黄、阿胶清热凉血益阴；炙龟甲、牡蛎粉育阴潜阳，固摄冲任；焦栀子、地榆清热凉血止血；藕节、陈棕炭涩血止血；甘草调和诸药。全方共奏清热凉血、固冲止血之效。

若肝郁化火者，兼见胸胁乳房胀痛、心烦易怒、时欲叹息，脉弦数，宜平肝清热止血，方用丹栀逍遥散（方见月经先期）加醋炒香附、蒲黄炭、血余炭以调气理血止血。

4. 血瘀证

主要证候：经血非时而下，量多或少，淋漓不净，血色紫暗有块；小腹疼痛拒按，舌紫暗或有瘀点，脉涩或弦涩有力。

证候分析：瘀滞冲任，血不循经，故经血非时而下，量多或少，淋漓不断；冲任阻滞，经血运行不畅，故血色紫暗有块；瘀血阻滞，"不通则痛"，故小腹疼痛拒按；舌脉为血瘀之征。

治法：活血祛瘀，固冲止血。

方药：逐瘀止崩汤（《安徽中医验方选集》）。

当归　川芎　三七　没药　五灵脂　丹皮炭　炒丹参　炒艾叶　阿胶（蒲黄炒）　龙骨　牡蛎　海螵蛸

方中没药、五灵脂活血祛瘀止痛；三七、丹皮炭、炒丹参活血化瘀止血；当归、川芎养血活血；阿胶、炒艾叶养血止血；海螵蛸、龙骨、牡蛎固涩止血。

（四）止血期治疗

崩漏止血后治疗，以"复旧"为主，结合澄源求因，此为治愈崩漏的关键，但临证中个体化治疗要求较高。对青春期患者，有两种治疗目标：一是调整月经周期，并建立排卵功能以防复发；二是调整月经周期，不强调有排卵。因为青春期非生殖最佳年龄，应尽量使机体在自然状态下逐渐健全排卵功能。而生育期患者，多因崩漏已致不孕，故治疗要解决调经种子的问题。至于围绝经期患者，主要是解决因崩漏导致的体虚贫血和防止复发及预防恶性病变。止血后临床常用的治疗方法有以下几种：

1. 辨证论治　寒热虚实均可导致崩漏，应针对病因病机进行辨证论治以澄源、复旧。止血期可参照出血期各证型辨证论治，但应去除各方中的止血药，并配合补血以纠正贫血。

2. 按年龄阶段论治　由于"经本于肾""经水出诸肾"，故月经病的治疗原则重在治本以调经。因此，对青春期和生育期患者的复旧目标主要为调整肾－天癸－冲任－胞宫轴，以达到调整月经周期或同时建立排卵功能，常可采用以补肾为主的中药周期疗法：①经后期滋肾养血，促进卵泡的生长发育。②经间期补肾活血促排卵。③经前期调补肾阴、肾阳，补肾疏肝以维持黄体功能。④行经期活血化瘀通经。此序贯治疗一般连用3个月经周期可恢复或建立正常的月经周期。

围绝经期崩漏患者排除器质性和恶性病变后，可以健脾养血善后为主。

3. 按盈虚消长规律论治　根据月经产生是肾的阴阳转化、气血盈虚变化之结果，则经后冲任血海空虚可多从止血后开始，以滋肾填精、养血调经为主，常选左归丸（方见前述肾阴虚证），或归肾丸（方见月经过少），或定经汤（方见月经先后不定期）等。先补3周左右，第4周在子宫蓄经渐盈的基础上改用活血化瘀通经之法，多选桃红四物汤（方见月经过少）加香附、枳壳、益母草、川牛膝。这是传统的调经法，同样可达到调整月经周期或促进排卵的治疗目的。

4. 中西医结合论治　根据病情可采用中药结合激素治疗。对于围绝经前崩漏患者，应尽快消除因崩漏造成的贫血和虚弱症状，选大补元煎（方见月经后期）或人参养荣汤（方见闭经）健脾益气养血善其后。

5. 手术治疗　生育期和围绝经期久治不愈的顽固性崩漏，或经诊刮子宫内膜行病理检查提

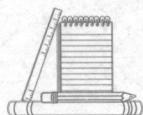

示有恶变倾向者，宜手术治疗。

知识链接

无排卵性异常子宫出血的西医治疗

无排卵性异常子宫出血的一线治疗是药物治疗，以内分泌激素治疗为主。对不同的患者应采用不同的方法：对青春期、育龄期患者应以止血和调整周期为主，有生育要求者需促排卵治疗；绝经过渡期女性以止血、减少经量、防止内膜病变为治疗原则。

1. 止血 根据出血量选择合适的制剂和用药方法，对少量出血患者，应使用最低有效量激素，减少药物不良反应；对大量出血的患者，内分泌激素治疗要求在 8 小时内明显见效，24~48 小时血止；若 96 小时以上仍不止血，应考虑有无器质性病变存在。

（1）雌、孕激素联合用药 性激素联合用药优于单一用药，采用孕激素占优势的口服避孕药治疗青春期或生育期无排卵性异常子宫出血有效。目前常用复方短效口服避孕药，如炔雌醇环丙孕酮片、屈螺酮炔雌醇片、屈螺酮炔雌醇片（Ⅱ）治疗。

（2）雌激素 应用大量雌激素可迅速促进子宫内膜生长、短期内修复创面，以达到止血目的。应用的剂量由出血量多少决定，可口服戊酸雌二醇治疗。

（3）孕激素 可使在雌激素作用下持续增生的子宫内膜转化至分泌期，而达到止血目的，适用于体内有一定雌激素水平、血红蛋白水平 $>80g/L$、生命体征稳定的患者。若血量多者，需用大剂量孕激素方可止血，如 19-去甲基睾酮衍生物、17-羟孕酮衍生物等。

（4）雄激素 有拮抗雌激素、增强子宫平滑肌及子宫血管张力的作用，可减轻盆腔充血而减少出血量，适用于围绝经期功能失调性子宫出血，但大出血时单独应用疗效不佳。

（5）其他止血药 非甾体消炎药和其他止血药可有减少出血量的辅助作用，但不能完全赖以止血。

2. 调整月经周期

（1）雌孕激素序贯疗法 即人工周期，适用于青春期或生育期卵巢功能低下、子宫偏小的功能失调性子宫出血患者，可应用戊酸雌二醇、醋酸甲羟孕酮序贯治疗。

（2）雌、孕激素联合疗法 适用于生育年龄雌激素水平偏高或围绝经期功能失调性子宫出血者，可应用口服避孕药治疗。

（3）后半周期-短期疗法 适用于青春期或活组织检查为增殖期子宫内膜的功能失调性子宫出血患者，可于月经周期后半期服用醋酸甲羟孕酮治疗。

（4）宫内孕激素释放系统 采用宫腔内放置含孕酮或左炔诺孕酮缓释系统的宫内节育器可在宫腔内局部抑制子宫内膜生长、减少经量，甚至可达到闭经的效果，适用于已无生育要求的育龄期患者。

3. 促排卵法 青春期一般不提倡使用促排卵药物；对有生育要求的无排卵不孕患者，可针对病因采取促排卵治疗。常用的促排卵药物如氯米芬，适用于体内有一定水平雌激素的功能失调性子宫出血患者。

4. 手术治疗

（1）诊断性刮宫 适用于急性大出血或存在子宫内膜癌高危因素的功能失调性子宫出血患者；既能明确诊断，又能迅速止血。

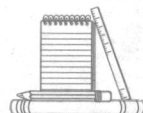

（2）子宫内膜部分切除术　适用于经量过多的围绝经期功能失调性子宫出血、经激素治疗无效且无生育要求的育龄期功能失调性子宫出血患者；利用子宫腔镜直视下电凝或激光破坏内膜方法破坏深度可达基底层，闭经率达45%～65%。其治疗优点是创伤小，可减少月经量，部分患者可达到闭经效果；缺点是组织受热效应破坏可影响病理诊断。

（3）子宫切除术　本法是其他治疗方法无效时采用的最后手段。

【其他疗法】

1. 中成药

（1）葆宫止血颗粒　每次1袋，每日3次，口服，适用于血热证。

（2）独一味软胶囊　每次3粒，每日3次，口服，适用于血瘀证。

（3）人参归脾丸　每次1丸，每日2次，口服，适用于脾虚证。

2. 体针　取关元、三阴交、隐白、肾俞、足三里穴，根据不同病情采取补法或泻法。每天1～2次，每次留针20～30分钟，10次为1个疗程。

【转归预后】

崩漏常多脏受累，气血同病，因果转化。暴崩下血，气随血耗，阴随血伤，不论病发何因，最易出现气阴（血）两虚夹瘀的结果；气阴两虚又可阴损及阳，血崩日久化寒，形成新的病因；崩漏日久，离经之血为瘀，故出血期必有瘀阻冲任、子宫的转归；止血治疗务必兼顾病机转归灵活处理。

崩漏的预后与发育和治疗相关。青春期崩漏者，随发育逐渐成熟，肾－天癸－冲任－胞宫生殖轴协调，最终可建立正常排卵的月经周期；少数发育不良或治疗不规范者，易因某些诱因而复发。

生育期崩漏者，正值排卵旺盛期，有部分患者有自愈趋势；大多可恢复或建立正常排卵周期，达到经调而后子嗣；少数患者因子宫内膜长期增生过长伴发不孕，有转变为子宫内膜腺癌的危险。

围绝经期崩漏宜止血后健脾补血消除虚弱症状，少数需手术治疗或促其绝经以防复发；注意排除恶性病变。

【预防调摄】

重视经期卫生，尽量避免或减少宫腔手术；早期治疗经期延长、月经先期等有出血倾向的月经病，以防其发展为崩漏。崩漏一旦发生，必须遵照"塞流、澄源、复旧"治崩三法及早治疗，必要时可中西医结合治疗。血止后需以药物调节月经周期，以防复发。

项目五　痛　经

📚 案例导入

李某，女，16岁，中学生。

主诉：经行小腹疼痛2年余。

现病史：患者12岁初潮，周期30天，经期5天，经色红，无血块，经量正常，经

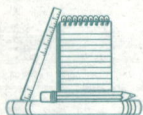

前、经期无明显不适。近两年来虽月经周期、经期、经量基本如前，但经前2天即出现小腹疼痛不适，尤以经行第1天腹痛如绞，得热而痛缓，经色紫暗有血块，血块排出腹痛减轻，经前时感乳房轻微作胀。平素嗜食冷饮瓜果之物。

　　思考：患者所患何病？引起本病的病因病机是什么？中医应如何治疗？

　　妇女正值经期或经行前后出现周期性小腹疼痛，或痛引腰骶，甚则剧痛昏厥者，称为痛经，亦称"经行腹痛"。若经前或经期仅有小腹或腰部轻微的胀痛不适，不影响日常工作和生活者，则为经期常见生理现象，不作病论。

　　西医学将痛经分为原发性痛经和继发性痛经。原发性痛经无盆腔器质性病变，也称功能性痛经，常见于年轻未产女性。继发性痛经指盆腔器质性病变导致的痛经，如盆腔炎性疾病及其后遗症、子宫内膜异位症、子宫腺肌病、宫腔粘连、宫颈狭窄、宫腔内异物等引起的月经期疼痛，多发生于育龄期妇女。

　　痛经最早见于汉《金匮要略·妇人杂病脉证并治》："带下，经水不利，少腹满痛。"《诸病源候论·妇人杂病诸候·月水来腹痛候》认为："妇人月水来腹痛者，由劳伤气血以致体虚，受风冷之气客于胞络，损伤冲任之脉。"《妇人大全良方·经行腹痛》亦主风冷致痛经，并列有治痛经的方剂温经汤，此方为后世医家所喜用。元代《丹溪心法》提出痛经由血实、郁滞、瘀血所致，在辨证上以经将行作痛、经来后作痛分虚实。明代《景岳全书·妇人规·经期腹痛》指出："经行腹痛，证有虚实。实者或因寒滞，或因血滞，或因气滞，或因热滞；虚者有因血虚，有因气虚。然实痛者，多痛于未行之前，经通而痛自减；虚痛者，多痛于既行之后，血去而痛未止，或血去而痛益甚，大都可揉可按为虚，拒按拒揉为实。"张景岳不仅详细地归纳了本病的常见病因，且提出了根据疼痛时间、性质、程度"辨虚实之大法"，对后世临证多有启迪。清代《傅青主女科》认为，痛经涉及肝、脾、肾三脏，病因主要有肝郁、寒湿、肾虚，治疗有解郁、化湿、补肾三大方法，并分别立宣郁通经汤、温脐化湿汤、调肝汤等。这些方剂今天仍为妇科临床所常用。

【病因病机】

　　痛经的主要病机为"不通则痛""不荣而痛"。其病位在冲任、胞宫，变化在气血，表现为痛证。之所以随月经周期而发作，与经期冲任气血变化有关。非行经期间，冲任气血平和，致病因素尚未能引起冲任、胞宫气血阻滞或失养，故不发生疼痛；经期或经期前后，由于血海由满盈而溢泻，气血盛实而骤虚，冲任、胞宫气血变化急骤，故致病因素乘时而作，导致痛经。常见病因病机有气滞血瘀、寒湿凝滞、湿热瘀阻、肝肾亏损、气血虚弱等。

　　1. 气滞血瘀　素多抑郁，或恚怒伤肝，肝郁气滞，气滞血瘀，瘀阻胞宫、冲任。经期气血下注冲任，胞宫气血更加壅滞，"不通则痛"；或复伤于情志，肝气更为郁结，气血壅滞更甚，经血运行不畅，发为痛经。

　　2. 寒湿凝滞　多因经期冒雨、涉水、游泳，或经水临行贪食生冷，内伤于寒，或过于贪凉，或久居阴湿之地，风冷寒湿客于冲任、胞宫，以致胞宫、冲任气血凝滞。经前、经期气血下注冲任，胞宫气血更加壅滞不畅，"不通则痛"，导致痛经。

　　3. 湿热瘀阻　宿有湿热内蕴，或于经期、产后（包括堕胎、小产后）摄生不慎，或久病耗损而感湿热之邪，湿热与血相搏结，流注冲任，蕴结于胞宫，阻滞气血，经前、经期气血下注冲任，胞宫气血更加壅滞不畅，发为痛经。

　　4. 肝肾亏损　多因禀赋虚弱，肝肾本虚，或因多产房劳，损及肝肾，精亏血少，冲任不足，

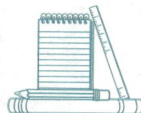

胞宫失养，经期、经后血海更虚，冲任、胞宫失于濡养，而致痛经。

5. 气血虚弱　脾胃虚弱，化源不足，或大病久病或大失血后，气血俱虚，冲任气血虚少，经期、经后血海气血更加空虚，冲任、胞宫失于濡养；兼之气虚血滞，无力流通，因而发生痛经。

【诊断要点】

1. 病史　经行小腹疼痛，伴随月经周期规律性发作；或有不孕、盆腔炎性疾病、宫腔手术史。

2. 临床表现　疼痛多发生于行经第 1～2 天或经期前 1～2 天，可呈阵发性痉挛性或胀痛下坠感，疼痛可引及全腹或腰骶部，或外阴、肛门坠痛，严重者可出现面色苍白、冷汗淋漓、手足发凉等晕厥现象。疼痛程度虽有轻重，但一般无腹肌紧张或反跳痛。偶有经行腹痛延续至经净或于经净后 1～2 天始发病。

3. 妇科检查　无阳性体征者属功能性痛经，部分患者可见子宫体极度屈曲或宫颈口狭窄；如盆腔内有粘连、包块、结节、附件区增厚或子宫体均匀增大者，可能是盆腔炎性疾病及其后遗症、子宫内膜异位症、子宫腺肌病等所致。

4. 辅助检查　B 超、腹腔镜、宫腔镜检查、子宫输卵管造影有助于明确痛经的原因。

【鉴别诊断】

本病应与发生在经期或于经期加重的内、外、妇科等有腹痛症状的疾病相鉴别，如急性阑尾炎、结肠炎、膀胱炎、卵巢囊肿蒂扭转等。重点应与阴道流血伴有小腹疼痛的异位妊娠、胎动不安相鉴别。

1. 异位妊娠　异位妊娠多有停经史和阴道不规则出血、腹痛等；妊娠试验阳性；妇科检查时，宫颈有抬举痛，腹腔内出血较多时子宫有漂浮感；B 超检查可见子宫腔以外有孕囊或包块存在；后穹隆穿刺或腹腔穿刺见暗红色不凝血；内出血严重时，患者可休克、血红蛋白下降。痛经虽小腹疼痛剧烈，但无上述妊娠征象。

2. 胎动不安　胎动不安有停经史和早孕反应，妊娠试验阳性。少量阴道流血，轻微小腹疼痛，或伴有腰酸和小腹下坠感；妇科检查：子宫体增大与停经月份相符，变软；B 超检查可见宫腔内有孕囊和胚芽，或见胎心搏动。痛经无停经史和妊娠反应，妇科及 B 超检查无妊娠征象。

【辨证论治】

（一）辨证要点

痛经辨证首先当识别痛证的属性。根据疼痛发生的时间、性质、部位及疼痛的程度，结合月经期量、色、质，以及兼症、舌脉，并根据素体情况，参考发病相关因素等辨其寒热虚实。一般痛在经前、经期之初、中多属实；痛在月经将净或经后多属虚。疼痛剧烈、拒按、掣痛、绞痛、灼痛、刺痛多属实；隐隐作痛、坠痛、喜揉喜按多属虚。痛甚于胀，血块排出疼痛则减轻或刺痛、持续作痛者多为血瘀；胀甚于痛，时痛时止者多为气滞。绞痛、冷痛得热痛减多属寒；灼痛得热痛增多为热。痛在两侧少腹病多在肝；痛在腰际病多在肾。

（二）治疗原则

痛经的治疗原则以调理冲任、胞宫气血为主。又需根据不同的证候，或行气，或活血，或散寒，或清热，或补虚，或泻实。治法分两步：月经期调血止痛以治标；平时辨证求因以治本，同时应因时制宜，选择最佳治疗时机。一般来说，实证者应在经前 5～10 天治疗，用药以疏通气血为主，重在消除气机之郁滞和血脉之瘀阻，使气血流畅，"通则不痛"；虚证者则在行经末期和经后 3～7 天治疗，以养血益精为主，补精血之不足，使胞宫得以濡养，"荣则不痛"。一般以 3

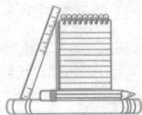

个周期为一疗程。务必注意巩固疗效。

（三）分证论治

1. 气滞血瘀证

主要证候：经前或经期小腹胀痛拒按，经血量少，行而不畅，血色紫暗有块，块下痛暂减；乳房胀痛，胸闷不舒；舌质紫暗或有瘀点，脉弦。

证候分析：肝失调畅，冲任气血郁滞，经血不利，"不通则痛"，故经前或经期小腹胀痛拒按，经量少，经行不畅，色暗有块；血块排出，瘀滞减轻，气血暂通，故疼痛暂缓；肝郁气滞，经脉不利，故乳房胀痛、胸闷不舒；舌脉为气滞血瘀之征。

治法：理气行滞，化瘀止痛。

方药：膈下逐瘀汤（《医林改错》）。

当归 川芎 赤芍 桃仁 红花 枳壳 延胡索 五灵脂 牡丹皮 乌药 香附 甘草

方中枳壳、乌药、香附理气调肝；当归养血和血；川芎、赤芍、桃仁、红花、牡丹皮活血行瘀；延胡索、五灵脂化瘀止痛；甘草缓急调和诸药。气顺血调则疼痛自止。

若心烦口苦、舌红苔黄、月经持续时间延长、经色紫暗、经质黏稠，为肝郁化热之象，加栀子、夏枯草、益母草清泻肝热；若前后二阴坠胀者，加川楝子、柴胡、升麻行气升阳。

2. 寒湿凝滞证

主要证候：经行小腹冷痛，得热则舒，经量少，色紫暗有块；形寒肢冷，小便清长；苔白腻，脉细或沉紧。

证候分析：寒湿之邪重浊凝滞，客于冲任、胞宫与经血搏结，使经血运行不畅，故于经前或经期小腹冷痛、经量少；血为寒凝，故经色紫暗有块；得热则凝滞稍减，故疼痛减缓；苔白腻，脉细或沉紧为寒湿凝滞之征。

治法：温经散寒除湿，化瘀止痛。

方药：少腹逐瘀汤（《医林改错》）加苍术、茯苓。

小茴香 干姜 延胡索 没药 当归 川芎 肉桂 赤芍 蒲黄 五灵脂 苍术 茯苓

方中肉桂、小茴香、干姜温经散寒除湿；当归、川芎、赤芍养血、活血、行瘀；延胡索、五灵脂、蒲黄、没药化瘀止痛；加苍术燥湿化浊，茯苓健脾渗湿。全方温经散寒，活血祛瘀止痛。

若痛甚而厥，症见手足不温或冷汗淋漓，为寒邪凝闭阳气之象，加附子温壮阳气而运血行。

3. 湿热瘀阻证

主要证候：经前或经期小腹灼热胀痛，拒按，经色暗红，质稠有块，平素带下量多色黄，或平时小腹痛，经来疼痛加剧；低热起伏，小便黄赤；舌紫红，苔黄腻，脉滑数或涩。

证候分析：湿热之邪，盘踞冲任、胞宫，气血失畅，经前血海气血充盈，湿热与血搏结，故小腹灼热胀痛、拒按；湿热扰血，故经色暗红、质稠有块；湿热壅遏下焦，故小便黄赤，损伤任带，故带下量多色黄；湿热缠绵，故低热起伏或平时小腹亦痛；舌脉为湿热瘀阻之征。

治法：清热除湿，化瘀止痛。

方药：清热调血汤（《古今医鉴》）加红藤、败酱草、薏苡仁。

牡丹皮 黄连 生地黄 当归 白芍 川芎 红花 桃仁 莪术 香附 延胡索 红藤 败酱草 薏苡仁

方中牡丹皮清热凉血化瘀；生地黄清热凉血；黄连清热解毒、燥湿；当归、白芍养血和血；川芎、红花、桃仁、莪术活血祛瘀；香附、延胡索调气止痛；加败酱草、红藤、薏苡仁以增强清热解毒、除湿消瘀之力。全方清热化瘀、理气调血。

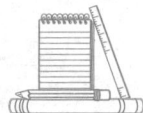

若痛连腰骶，加续断、狗脊、秦艽清热除湿止痛；若月经量多或经期延长，加地榆、马齿苋、黄芩、槐花凉血止血；带下量多色黄者，加黄柏、土茯苓、椿根白皮除湿止带。

4. 肝肾亏损证

主要证候：经期或经后小腹绵绵作痛，经行量少，色暗淡，质稀薄；腰膝酸软，头晕耳鸣；舌淡红，苔薄，脉沉细。

证候分析：肝肾不足或亏损，冲任俱虚，精血本已不足，经行之后，血海空虚，胞宫更失濡养，故经期或经后小腹绵绵疼痛且经行量少而色暗淡、质稀薄；肾虚外府失荣，故腰膝酸软、脑失所养故头晕耳鸣；舌脉为肝肾亏损之征。

治法：益肾养肝，缓急止痛。

方药：调肝汤（《傅青主女科》）。

当归　白芍　山茱萸　巴戟天　阿胶　山药　甘草

方中当归、白芍养血柔肝；山茱萸益精气养肝肾；巴戟天温肾益冲任；阿胶滋阴益血；山药健脾补中；甘草调和诸药。

若痛及腰骶加川断、杜仲补肾壮腰；兼少腹或两胁胀痛，乃夹肝郁所致，加川楝子、延胡索、橘核、郁金疏肝行气止痛。

5. 气血虚弱证

主要证候：经期或经后小腹隐隐作痛，喜揉喜按，或小腹及阴部空坠不适，月经量少，色淡，质清稀；面色无华，头晕心悸，神疲乏力；舌淡，脉细无力。

证候分析：气血不足，冲任亦虚，经行之后，血海更虚，胞宫、冲任失于濡养，故经期、经后小腹隐隐作痛，喜揉按；气虚下陷，故小腹及阴部空坠；气虚阳气不充，血虚经血不荣，故经量少、色淡质薄；气血虚不能上荣头面，故面色无华、头晕；血虚心神失养，故心悸；气血虚弱，脾阳不振，故神疲乏力；舌脉为气血虚弱之象。

治法：益气养血，调经止痛。

方药：圣愈汤（《兰室秘藏》）去生地黄，加白芍、香附、延胡索。

人参　黄芪　当归　川芎　熟地黄　白芍　香附　延胡索

方中人参、黄芪补气；四物养血调血；香附、延胡索调气止痛。气血充盈，血脉流畅则痛自除。

若症见胁痛、乳胀、小腹胀痛，乃血虚肝郁，加川楝子、柴胡、小茴香、乌药行气止痛；若伴腰腿酸软者，加菟丝子、川断、桑寄生补肾强腰脊。

【其他疗法】

痛经发作时，严重者可致晕厥。针灸可以迅速止痛，是常用的急救方法。非经期亦可单独使用针灸或配合中药治疗。

1. 体针　气滞血瘀证，选气海、太冲、三阴交、内关；寒湿凝滞证，选中极、水道、地机；湿热瘀阻证，选次髎、阴陵泉；气血虚弱证，选命门、肾俞、关元、足三里、照海。实证用泻法，留针15～20分钟；虚证用补法，寒证用温针和灸法。

2. 耳针　选取子宫、卵巢、内分泌、交感、肾、脾、肝等穴，每次选2～4穴，用中、强刺激，留针15～20分钟。也可用耳穴埋豆或电刺激等法，适于痛经各证型。

3. 中成药

（1）元胡止痛片　每次4～6片，每日3次，口服。其疏肝理气，化瘀止痛，适用于气滞血瘀型痛经。

（2）散结镇痛胶囊　每次4粒，每日3次，口服。其软坚散结，化瘀定痛，适用于痛经之痰

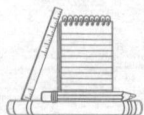

瘀互结兼气滞。

（3）痛经宝颗粒 每次1袋，每日2次，口服。其温经化瘀，理气止痛，适用于痛经之寒凝气滞血瘀。

知识链接

痛经的西医治疗

1. 一般治疗 应加强精神心理治疗，适当应用镇痛、镇静、解痉等药物。

2. 药物治疗

（1）前列腺素合成酶抑制剂 月经来潮即开始服药效果较佳，选用布洛芬或酮洛芬等。

（2）口服避孕药疗法 通过抑制排卵，减少月经血中前列腺素含量，主要适用于要求避孕的痛经妇女，显效率可达90%以上。

【转归预后】

原发性痛经经及时、准确辨证治疗常能痊愈。而继发性痛经，病情复杂，病程缠绵，难获速效，但坚持治疗，也可较好地减轻经期疼痛，或有治愈之机。

【预防调摄】

应注重经期、产后卫生，以减少痛经的发生。经期保暖，避免受寒；保持精神愉悦，气机畅达则经血流畅；注意调摄，慎勿为外邪所伤；不可过用寒凉或滋腻的药物、忌服食生冷之品以利减缓疼痛，促进疾病早期向愈。

项目六 经行前后诸病

案例导入

患者，女，32岁。

主诉：每逢经期则大便溏泄5年。

现病史：患者近5年来，每逢经期，无明显诱因，出现大便溏泄，以经期第1~2天为甚，腹痛则泻，便质稀溏，日行3~4次，伴腹胀、腰酸、疲倦、纳差；舌淡红边有齿痕，苔薄白滑，脉缓。

经带胎产史：平素月经周期为（5~7）天/28天，月经量多、色淡质稀，经行腰腹酸痛不适；白带无异常；1-0-1-1。

既往史：无特殊病史，否认肝炎、结核等病史，有剖宫产手术史。

妇科检查：外阴已婚未产型；阴道通畅，分泌物正常；宫颈光滑，宫体前位，大小正常，质软，活动可；双侧附件无异常。

B超：子宫附件（-）。

思考：患者所患何病？引起该病的病因病机是什么？还需进一步做哪些检查？中西医如何治疗？

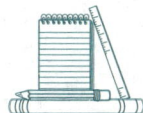

凡于经行前后或正值经期，周期性反复出现乳房胀痛、吐血衄血、头痛、泄泻、发热、感冒、口唇糜烂、肢体浮肿、身痛、情志异常等一系列症状者，称为经行前后诸病。根据主症的不同，分别称为经行乳房胀痛、经行吐衄、经行头痛、经行泄泻、经行发热、经行感冒、经行口糜、经行浮肿、经行身痛、经行情志异常。

本病的特点是伴随月经周期出现，多见于经前或经期，经后诸症逐渐减轻或消失，以中青年女性多见。

西医学的经前期综合征可参照本病辨治。

知识链接

经前期综合征

经前期综合征（premenstrual syndrome，PMS）是指妇女在月经周期的后期（黄体期）表现出的一系列生理和情感方面的不适症状，症状与精神和内科疾病无关，并在卵泡期缓解，在月经来潮后自行恢复到没有任何症状状态。经前期综合征是一种生理和社会心理等综合因素导致的妇女疾病。治疗目标主要是缓解或消除躯体、心理症状，减少对个人日常生活、人际交往、生活质量的影响，并使治疗的不良反应尽可能降到最小。

一、经行乳房胀痛

每于行经前后或正值经期，出现乳房胀痛，或乳头胀痒疼痛，甚则不能触衣者，称为经行乳房胀痛。

西医学经前期综合征出现的乳房胀痛可参照本病辨证论治。

【病因病机】

本病多由情志内伤，肝失疏泄，肝气郁结，气血运行不畅，乳络欠通；或因肝肾阴血亏虚，乳络失养所致。

1. 肝气郁结 情志不遂，尤其抑郁、恼怒伤肝，肝失疏泄，气血郁滞；冲脉隶于阳明而附于肝经，经前阴血下注冲任，冲气偏盛，循肝脉上逆，使肝经气血郁滞更甚，乳络气血壅阻不通，遂致经行乳房胀痛。经后冲脉气血平和，则乳房胀痛得缓。

2. 肝肾亏虚 素体阴虚，或久病耗血伤津，经行则阴血亏耗，肝肾精血愈虚，乳络失养，则经行乳房胀痛。

【诊断要点】

1. 病史 有情志失调病史，或有久病、不孕，或有脾胃虚弱病史。

2. 临床表现 经期或行经前后出现乳房胀痛，经净后胀痛逐渐消失，连续2个月经周期以上。

3. 检查

（1）体格检查 触诊乳房胀满或有触痛。

（2）妇科检查 无明显异常。

（3）辅助检查 乳腺B超、红外线乳透或钼靶检查可排除乳房器质性病变。

【辨证论治】

（一）辨证要点

本病有虚实之分，辨证时应根据乳房胀痛发生的时间、性质、程度，并结合伴随症状及舌脉

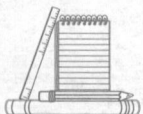

来分析。一般实证多发于经前，乳房按之胀满，经后胀痛渐止；虚证多发于经期，乳房按之柔软无块。

（二）治疗原则

以疏肝养肝、通络止痛为主。实证宜疏肝理气、通络止痛；虚证宜滋补肝肾，佐以通络，重在平时调治。

（三）分证论治

1. 肝气郁结证

主要证候：经前或经行乳房胀满疼痛，或乳头痒痛，甚则痛不可触衣，经行不畅，血色暗红；胸胁胀闷，精神抑郁，善太息，小腹胀痛；舌淡红，苔薄白，脉弦。

证候分析：乳房、乳头及胸胁为肝胃二经分布之处，平素肝郁气滞，气血运行不畅，经行前后冲气偏盛，循肝脉上逆，肝经气血郁滞更甚，乳络不畅，故经行乳房胀痛，或乳头痒痛；肝气郁结，冲任阻滞，故经行不畅、血色暗红、小腹胀痛；肝失疏泄，气机不畅，则胸胁胀闷、精神抑郁、善太息；舌脉为肝郁之象。

治法：疏肝理气，通络止痛。

方药：柴胡疏肝散（《景岳全书》）加王不留行、川楝子。

柴胡　枳壳　香附　陈皮　白芍　川芎　炙甘草

方中柴胡疏肝解郁调经；枳壳、香附、陈皮理气行滞消胀；白芍、炙甘草缓急止痛；川芎行血中之气；配以王不留行、川楝子行气通络止痛。全方合用，能疏肝之郁，通乳之络，则乳房胀痛可消。

若乳房胀硬有结节者，加夏枯草、橘核、生牡蛎通络散结；若心烦易怒，口苦口干，尿黄便结，舌苔薄黄，脉弦数，乃肝郁化热之象，治宜疏肝清热，方用丹栀逍遥散（方见月经先期）。

2. 肝肾亏虚证

主要证候：经行或经后乳房胀痛，按之柔软无块，月经量少；腰膝酸软，两目干涩，咽干口燥，五心烦热；舌质红，苔薄或少苔，脉细数。

证候分析：素体肝肾不足，阴血亏虚，经行则精血愈虚，乳络失养，故经行或经后乳房胀痛；阴血虚，冲任血少，故月经量少；腰为肾之府，肝开窍于目，肝肾精血不足，则腰膝酸软、两目干涩；阴虚生内热，虚热内扰，故口燥咽干、五心烦热；舌脉为肝肾亏虚之象。

治法：滋养肝肾，理气通络。

方药：一贯煎（《柳州医话》）加麦芽、鸡内金。

沙参　麦冬　当归　生地黄　川楝子　枸杞子　麦芽　鸡内金

方中当归养血和血；沙参、麦冬、生地黄、枸杞子滋养肝肾；川楝子疏肝理气；加麦芽、鸡内金和胃化滞通乳络。全方重在滋养肝肾，使肝气条达，乳络通畅，则乳胀痛自消。

【其他疗法】

1. 针灸治疗　取膻中、乳根、期门、肩井等穴，肝气郁结加内关，肝肾亏虚加三阴交、阴谷。

2. 中成药　逍遥丸每次 8 粒，每日 3 次，口服。其疏肝健脾，养血调经，适用于肝气郁结型经行乳房胀痛。

二、经行吐衄

每逢经行前后或正值经期出现吐血或衄血者，称为经行吐衄，亦称"倒经""逆经"；出于口者为吐，出于鼻者为衄。本病为临床常见病。

西医学的代偿性月经可参照此病辨证论治。

知识链接

代偿性月经概念

代偿性月经是指与月经周期相似的周期性非子宫出血。其可能由于激素水平的变化使黏膜血管扩张、脆性增加，易破裂出血而致。发生在鼻黏膜者最多，约占1/3，故多见为"鼻衄"，俗称"倒经"；其次可发生在眼睑、外耳道、皮肤、胃肠道、乳腺和膀胱等处；严重者可出现只有代偿性月经而没有正常的月经出血，或者代偿性月经出血量多，子宫出血量少。

【病因病机】

本病主要由肝郁化火或肺肾阴虚，虚火内生，导致血热冲气上逆，迫血妄行而致。

1. 肝郁化火　情志不遂，或恼怒伤肝，肝郁化火；冲脉隶于阳明而附于肝，经行时冲脉气盛，冲气夹肝火上逆，迫血上行，而为吐血、衄血。

2. 肺肾阴虚　素体阴虚，经行时阴血下注冲任，阴血愈虚，而内生虚火；冲脉气盛，引虚火上炎，灼伤血络，而致吐衄。

【诊断要点】

1. 病史　有情志失调、体弱久病等病史。

2. 临床表现　经期出现吐血或衄血，经净后逐渐停止，呈周期性发作，常伴月经量少，甚至闭经，连续2个月经周期以上。

3. 检查

（1）体格检查　鼻腔、口腔无异常。

（2）妇科检查　无明显异常。

（3）辅助检查　胸部X线片、纤维内镜检查以排除鼻、咽部、气管、支气管、肺、胃等器质性病变。

【辨证论治】

（一）辨证要点

本病有虚实之分。肝郁化火者为实证；肺肾阴虚者为虚证。

（二）治疗原则

治以清热降逆，引血下行。实证者，清肝泻火降逆；虚证者，滋阴清热降逆。

（三）分证论治

1. 肝郁化火证

主要证候：经前或经期吐血、衄血，量较多，色鲜红，月经提前，量少，甚或不行；乳房、胸胁胀痛，烦躁易怒，口苦咽干，头晕耳鸣；舌红，苔黄，脉弦数。

证候分析：肝郁化火，经前或经期冲气偏盛，冲气夹肝火上逆，灼伤血络，血随气上逆而为吐血、衄血，量较多，色鲜红；热扰冲任，则经期提前；吐血、衄血过多可致经行量少，甚或不行；肝郁气滞，则乳房、胸胁胀痛；肝郁化火，疏泄太过，则烦躁易怒；肝胆火热上炎，故口苦咽干；肝火上攻头目，则头晕耳鸣；舌脉为肝火内盛之象。

治法：疏肝泻火，引血下行。

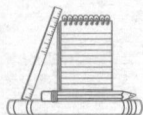

方药：清肝引经汤（全国妇科高等教材审定方）。

当归　白芍　生地黄　牡丹皮　栀子　黄芩　川楝子　茜草　牛膝　白茅根　甘草

方中当归、白芍养血柔肝；生地黄、牡丹皮清热凉血；栀子、黄芩清热泻火；川楝子疏肝理气；茜草、白茅根佐生地黄以凉血止血；牛膝引血下行；甘草调和诸药。全方具清肝泻火、引血下行之功。

若兼小腹疼痛者，酌加三七、蒲黄活血化瘀止痛；若兼尿赤、便秘者，加大黄泄热通便。

2. 肺肾阴虚证

主要证候：经前或经期吐血、衄血，量少，月经提前，量少色红；腰膝酸软，咳嗽少痰，手足心热，颧红盗汗，咽干鼻燥；舌红，少苔，脉细数。

证候分析：肺肾阴虚，虚火上炎，经期冲脉气盛，气火上逆，损伤肺络，故为吐衄；虚热内扰冲任，迫血妄行，故月经提前；阴血不足，则经量少；肾阴虚，外府失养，故腰膝酸软；肺阴虚，肺失清肃，则咳嗽少痰；阴虚内热，灼肺伤津，则手足心热、颧红盗汗、咽干鼻燥；舌脉为阴虚内热之象。

治法：滋养肺肾，引血下行。

方药：顺经汤（《傅青主女科》）加牛膝、侧柏叶、白茅根、旱莲草。

熟地黄　当归　沙参　白芍　茯苓　黑荆芥　牡丹皮　牛膝　侧柏叶　白茅根　旱莲草

方中熟地黄滋肾养肝；当归、白芍养血调经；沙参润肺；牡丹皮清热凉血；茯苓健脾宁心；黑荆芥引血归经；加牛膝引血下行；加侧柏叶、白茅根、旱莲草凉血止血。全方具滋阴润肺、平冲降逆、凉血止血之功。

【其他疗法】

1. 经行吐衄出血量多时应及时止血。令患者仰卧，头低位，额部用冷毛巾敷，同时用拇指按压迎香穴。也可用药棉浸京墨塞于鼻孔，同时令患者仰头坐位，冷敷额部。

2. 针灸治疗，取气冲、公孙、孔最、内关等穴，肝经郁火加行间，肺肾阴虚加太溪。

3. 中成药，知柏地黄丸，每次 6g，每日 2 次，口服。其滋阴降火，适用于阴虚火旺型经行吐衄。

三、经行头痛

每值经期或行经前后出现以头痛为主要症状，经后辄止者，称为经行头痛。

【病因病机】

本病基本病机为肝血不足，头部经络失养；或肝火上炎，气滞血瘀，侵扰头部经络。

1. **血虚**　素体血虚，或大病久病，或脾虚气血化源不足，或经行量多，耗伤气血。经行时精血下注冲任，阴血更显不足，清窍失养，遂致头痛。

2. **肝火**　内伤七情，致肝气郁结化火，而冲脉附于肝，足厥阴肝经循颠络脑，经行时阴血下注，冲气偏旺，肝火随冲气上逆，清窍被扰而作头痛。

3. **血瘀**　头部外伤，或宿有瘀血，或情志不畅，肝失条达，气机郁结等，皆可致血行不畅。经行时气血下注胞宫，瘀血阻络，气血运行受阻，使脑络更加阻滞不通，故致头痛。

【诊断要点】

1. **病史**　有情志失调、体弱久病或慢性盆腔炎等病史。

2. **临床表现**　每值经期或行经前后即出现明显的头痛，经后头痛渐消失。

3. **检查**

（1）体格检查　头部无异常。

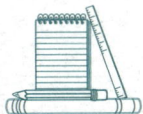

（2）妇科检查　无明显异常。

（3）辅助检查　头颅 CT、MRI 检查，排除颅脑占位性病变。

【辨证论治】

（一）辨证要点

经行头痛以伴随月经周期出现头痛为特点。临床上按疼痛出现的时间、性质等不同，可分为虚、实两类。一般实证多于经前或经期疼痛，为胀痛或刺痛；虚证多在行经将净时或经后作痛，多为隐痛。

（二）治疗原则

治以通经活络止痛。虚证者，益气养血荣经止痛；实证者清肝平肝、通络止痛，或活血化瘀、通络止痛。

（三）分证论治

1. 血虚证

主要证候：经期或经后，头痛绵绵，月经量少，色淡质稀；心慌失眠，面白无华；舌淡，苔薄白，脉细无力。

证候分析：素体血虚，经行则血愈虚，血虚不能上荣清窍，故头痛绵绵、面白无华；血虚冲任亏虚，则月经量少、色淡质稀；血虚心神失养，则心慌失眠；舌脉为血虚之象。

治法：益气养血，荣经止痛。

方药：八珍汤（《正体类要》）加枸杞子、何首乌。

当归　川芎　白芍　熟地黄　人参　茯苓　炙甘草　白术　枸杞子　何首乌

方中当归、熟地黄、白芍养血补血；人参、茯苓、炙甘草益气健脾；川芎入血分而理气，使归、地补而不滞；加枸杞子、何首乌养肝血、滋肾精。全方共奏益气养血止痛之功。

2. 肝火证

主要证候：经行头痛，甚或颠顶掣痛，月经量偏多，色红质稠；头晕目眩，烦躁易怒，口苦咽干；舌质红，苔薄黄，脉弦细数。

证候分析：素体肝阳偏亢或肝郁化火，经行阴血下注冲任，冲气偏旺，冲脉附于肝，而足厥阴肝经绕阴器与督脉上会颠顶，故肝火易随冲气上逆而致经行头痛，甚或颠顶掣痛；肝火内扰冲任，故月经量偏多、色红质稠；肝火上炎，循经上攻头目，则头晕目眩、口苦咽干；肝失条达，则烦躁易怒；舌脉为阴虚肝热之象。

治法：清热平肝，息风止痛。

方药：羚角钩藤汤（《重订通俗伤寒论》）。

羚羊角　钩藤　桑叶　菊花　贝母　竹茹　生地黄　白芍　茯神　甘草

方中以羚羊角、钩藤平肝清热，息风镇痉；桑叶、菊花清肝明目；贝母、竹茹清热化痰；生地黄、白芍养阴清热；茯神宁心安神；甘草和中缓急。全方共奏平肝育阴息风之功效。

若肝火旺，头痛剧烈者，加龙胆草、石决明以清泻肝火。平时可服杞菊地黄丸滋养肝肾以治本。

3. 血瘀证

主要证候：每逢经前、经期头痛剧烈，痛如锥刺，经色紫暗有块；小腹疼痛拒按；舌暗或边尖有瘀斑瘀点，苔薄白，脉细涩或弦涩。

证候分析：素有瘀血内停，络脉不通，阻塞清窍，每逢经行，瘀随血动，欲行不得，故头痛剧烈、痛如锥刺；血行不畅，瘀阻胞宫，则经色紫暗有块，小腹疼痛拒按；舌脉为血瘀之象。

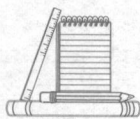

治法：活血化瘀，通络止痛。

方药：通窍活血汤（《医林改错》）。

赤芍 川芎 桃仁 红花 老葱 麝香 生姜 红枣

方中赤芍、川芎、桃仁、红花活血化瘀通络；老葱、麝香通上下之气，气通则血活；姜、枣调和营卫。诸药合用，共奏调气活血、化瘀通络之功。

若肢冷畏寒者，加桂枝通络散寒；若兼胸胁、乳房胀痛者，加香附、枳壳、柴胡疏肝理气止痛。

【其他疗法】

1. 针灸治疗 取头维、百会、风池、太阳、合谷、足三里、三阴交等穴。肝火旺加肝俞、行间；血虚加关元、气海。

2. 中成药 杞菊地黄丸每次6g，每日2次，口服。其滋肾养肝，适用于肝火型经行头痛。

四、经行泄泻

每值经行前后或经期，大便溏薄，甚或清稀如水，日数次，经净即止者，称经行泄泻。

【病因病机】

1. 脾气虚 素体脾虚，或忧思劳倦，或肝郁困脾，脾失健运。经前或行经时气血下注冲任，脾气益虚，失于运化，湿浊内停，走于肠间，而为泄泻。

2. 肾阳虚 素体肾虚，或久病伤肾，命门火衰。经行时经水下泄，肾气益虚，火不暖土，脾失温煦，运化失司，遂成泄泻。

【诊断要点】

1. 病史 有体虚劳倦、饮食不节等病史。

2. 临床表现 每值经行前后或经期，即大便溏薄，甚者如水样，经净则止。

3. 检查

（1）体格检查 触诊腹部平软，或有压痛；听诊肠鸣音加快。

（2）妇科检查 无明显异常。

（3）辅助检查 大便常规检查及肠镜检查无异常。

【辨证论治】

（一）辨证要点

本病有脾虚、肾虚之别。若大便溏薄、脘腹胀满，多见于脾虚；大便清稀如水、每于黎明时腹泻，伴畏寒肢冷，多见于肾虚。

（二）治疗原则

治以健脾温肾、除湿止泻。

（三）分证论治

1. 脾气虚证

主要证候：经前或经期大便溏薄，经行量多或少，色淡红，质稀；脘腹胀满，神疲乏力，少气懒言；舌淡，苔白或白腻，脉濡缓。

证候分析：素体脾虚，经前或行经时气血下注冲任，脾气愈虚，脾失健运，水湿内停，下渗大肠，则大便溏薄、脘腹胀满；脾气虚，气血化源不足，故月经量少、色淡红、质稀，神疲乏力，少气懒言；气虚不能摄血，则经量多、色淡、质稀；舌脉为脾虚湿停之象。

治法：健脾益气，渗湿止泻。

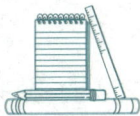

方药：参苓白术散（《太平惠民和剂局方》）。

人参　白术　扁豆　茯苓　甘草　山药　莲子肉　桔梗　薏苡仁　砂仁

方以人参、白术健脾益气燥湿；扁豆、薏苡仁、茯苓、山药、莲子肉健脾渗湿止泻；甘草益气和中；砂仁和胃醒脾、理气宽胸；桔梗宣肺利气，载药上行。诸药合用，益气健脾、和胃渗湿，则泄泻自止。

2. 肾阳虚证

主要证候：经前或经期，大便泄泻，或五更泄，经色淡，质稀；腰膝酸软，头晕耳鸣，畏寒肢冷；舌淡，苔白，脉沉迟无力。

证候分析：素体肾虚，命火不足，经行气血下注冲任，肾气愈虚，不能上温脾阳，脾失温煦，水湿不运，下注大肠，而成泄泻；五更之时，阳虚更甚，则发泄泻；肾阳虚衰，不能温养脏腑，影响血之生化，故经色淡而质稀；腰为肾之府，肾阳虚衰，失于温养，则腰膝酸软、头晕耳鸣、畏寒肢冷；舌脉为肾阳虚衰之象。

治法：温肾健脾，除湿止泻。

方药：健固汤（《傅青主女科》）合四神丸（《证治准绳》）。

人参　白术　茯苓　薏苡仁　巴戟天　补骨脂　吴茱萸　肉豆蔻　五味子　生姜　大枣

方中人参、白术、茯苓、薏苡仁健脾渗湿；巴戟天、补骨脂温肾扶阳；吴茱萸温中和胃；肉豆蔻、五味子固涩止泻；生姜、大枣调和营卫。

若泻前腹痛，可酌加白芍柔肝止痛；若洞泻不止、腹中冷，稍加干姜温中散寒；若肾虚带下不固，白带量多、质稀，加桑螵蛸、芡实固涩止带。

【其他疗法】

中成药　香砂六君丸，每次6～9g，每日2～3次，口服。其益气健脾和胃，适用于脾气虚型经行泄泻。

五、经行发热

每值经期或经行前后出现以发热为主要症状，经后热自退者，称为经行发热。

【病因病机】

本病基本病机为气血营卫失调。

1. 肝郁化火　情志抑郁，郁而化火，火热伏于冲任，经行时冲气旺盛，气火内扰，营卫失调，致经行发热。

2. 肝肾阴虚　素体阴血不足，或房劳多产，或久病耗伤阴血，皆可致肝肾阴虚。经行之后，营阴愈虚，虚阳浮越，以致经行发热。

3. 气血虚弱　禀赋不足，或劳倦过度，或久病失养，耗伤气血。经后气血愈虚，营卫失调，遂致发热。

【诊断要点】

1. 病史　有情志不遂、体虚劳倦、久病房劳等病史。

2. 临床表现　发热每随月经周期而作，经后其热自退。亦有经将净时发热，持续数日而自解者。体温一般不超过38℃。

3. 检查

（1）体格检查　体温升高或正常。

（2）妇科检查　妇科检查一般无异常。若有盆腔炎性疾病、盆腔结核病史，或宿有瘀血留滞胞宫胞脉者，检查时局部可扪及包块，或有压痛，甚至触痛明显。

（3）辅助检查　血常规正常或白细胞升高。子宫输卵管碘油造影、B超、腹腔镜检查有助诊断。

【辨证论治】

（一）辨证要点

临床应根据发热的时间、特点，结合月经情况、全身症状、舌脉来进行辨证。经前发热者，多为实证；经后发热者，多为气虚、阴虚证；发热无时为实热；潮热有时为虚热；低热怕冷为气虚。

（二）治疗原则

经行发热的治疗以调气血、和营卫为主。

（三）分证论治

1. 肝郁化火证

主要证候：经前或经期身热，月经提前，经量或多或少，经色深红；烦躁易怒，胸胁、乳房、少腹胀痛；舌质红，苔黄或黄腻，脉弦滑或弦数。

证候分析：肝郁化火，经前或经行气火交炽，营卫失和，则身热、烦躁易怒；肝火扰于冲任，血海不宁，故月经提前、经量偏多、经色深红，热灼阴血则量少；肝经火热扰于胸胁、乳络、少腹，则胸胁、乳房、少腹胀痛；舌脉为肝郁化火之象。

治法：疏肝解郁，清热泻火。

方药：丹栀逍遥散（方见月经先期）加黄芩、钩藤。

若胸胁乳房胀痛甚者，加川楝子、香附以加强疏肝之力；若口苦、便结者，上方去白术、煨姜，加生首乌、玄参、生地黄滋阴润燥。

2. 肝肾阴虚证

主要证候：经期或经后，出现午后潮热，月经量少，色红；颧红，五心烦热，烦躁少寐；舌红，苔少而干，脉细数。

证候分析：经期或经后，阴血即泄，虚热内甚，则见午后潮热、五心烦热；阴血不足，则月经量少；虚火燔灼，则经色红；虚火上浮，故颧红；热扰心神，则烦躁少寐；舌脉为肝肾阴虚内热之象。

治法：滋阴清热，凉血调经。

方药：两地汤（方见月经先期）加白薇。

若兼虚热迫津外泄、夜热盗汗者，加煅牡蛎、浮小麦固表止汗；若兼虚热扰心、心慌失眠者，加夜交藤、柏子仁养心安神。

3. 气血虚弱证

主要证候：经行或经后发热，月经色淡，质稀；乏力自汗，头晕目眩，面色无华，少气懒言；舌淡，苔白润，脉细弱。

证候分析：气血虚弱，营卫不和，故发热自汗；气血亏虚，则月经色淡、质稀；气血两虚，不能上荣，则头晕目眩、面色无华；气虚中阳不振，则乏力、少气懒言；舌脉为气血虚弱之象。

治法：益气固表，甘温除热。

方药：补中益气汤（方见月经先期）。

【其他疗法】

中成药　补中益气丸，小蜜丸一次9克，大蜜丸一次1丸，每日2～3次，口服。其补中益

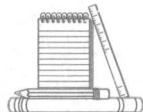

气，适用于气血虚弱型经行发热。

六、经行感冒

每于行经前后或正值经期出现感冒症状，经后逐渐缓解者，称为经行感冒。

【病因病机】

本病以感受风邪为主，或为风寒，或为风热，多因素体气虚，卫阳不固，经行时阴血下注胞宫，血室正开，体虚益甚，腠理疏松，风邪得以乘虚入侵；或素有伏邪，随月经周期反复乘虚而发。经后气血渐复，邪去正安，症状缓解。

1. **风寒外袭**　素体虚弱，卫阳不足，经行时气血益虚，卫气不固，风寒邪气乘虚侵袭肌表腠理，皮毛闭塞，不得宣泄，而致风寒感冒。

2. **风热入侵**　素体阳盛，或内有伏热或痰热，经行血下，腠理疏松，风热之邪得以乘虚入侵，或风邪与内热相结，郁于肌表，发为风热感冒。

3. **邪入少阳**　素体虚弱，经行之时，气血更虚，抗病力差，外邪袭表，由表及里，内犯少阳，而出现少阳证。

【诊断要点】

1. **病史**　有体虚劳倦、外感等病史。

2. **临床表现**　经行之际即出现头痛、鼻塞、流涕、打喷嚏、恶寒、发热等外感症状，经净渐愈，反复发作 2 个月经周期以上。

3. **检查**

（1）体格检查　体温升高或正常。

（2）妇科检查　无异常。

（3）辅助检查　血常规正常或白细胞略升高。

【辨证论治】

（一）辨证要点

本病本虚标实，本虚有气虚、血虚，标实有风寒、风热、邪入少阳之不同。

（二）治疗原则

治疗时必须顾及经行血虚、卫气不固的特点，故在经期解表祛邪之时不宜发散太过。平时注意益气和血、扶正固表。

（三）分证论治

1. 风寒外袭证

主要证候：每于经行之际，恶寒，发热，无汗，头痛身疼，鼻塞流涕，咽痒咳嗽，痰白清稀；舌淡红，苔薄白，脉浮紧。

证候分析：素体虚弱，经行时阴血下注冲任，正气更虚，卫气不固，风寒乘虚入侵，卫阳被遏，而致恶寒、发热、无汗；阳气不能外达肌腠，络脉失和，则头痛身疼；风寒袭肺，肺失宣降，窍道不利，则鼻塞流涕、咽痒咳嗽、痰白清稀；舌脉为表寒之象。

治法：解表散寒，和血调经。

方药：荆防四物汤（《医宗金鉴》）。

荆芥　防风　白芍　熟地黄　当归　川芎

方中四物汤养血和血，此为妇科调经之良剂；荆芥、防风辛温解表。诸药合用，共奏散寒解表、和血调经之效。

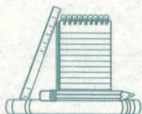

2. 风热入侵证

主要证候：每于经行期间发热，微恶风，头痛汗出，鼻塞浊涕，咳痰黄稠，咽痛或红肿，口渴欲饮；舌边尖红，苔薄黄，脉浮数。

证候分析：素体阳盛，或内有伏热或痰热，经行期间，阴血下注冲任，正气不足，内热易动，或风热乘虚袭表，故发热、微恶风寒；风热上扰则头痛汗出；风热犯肺，肺失宣降，则鼻塞浊涕、咳痰黄稠、咽喉肿痛；舌脉为风热犯表之象。

治法：疏风清热，和血调经。

方药：桑菊饮（《温病条辨》）。

桑叶　菊花　连翘　薄荷　桔梗　杏仁　芦根　甘草

方中桑叶、菊花、连翘、薄荷辛凉解表；桔梗、杏仁宣降肺气、化痰止咳；芦根清热生津；甘草调和药性。本方有疏风清热、宣肺止咳之功。

3. 邪入少阳证

主要证候：每于经行之际寒热往来，胸胁苦满，默默不欲饮食，口苦咽干，心烦欲呕，头晕目眩；舌红，苔薄白或薄黄，脉弦或弦数。

证候分析：素体虚弱，经行之时，气血更虚，外邪犯表，由表及里，客于半表半里之间，邪正交争，而寒热往来；邪犯少阳，胆胃不和，则胸胁苦满、默默不欲饮食、口苦咽干、心烦欲呕、头晕目眩；舌脉为邪入少阳之象。

治法：和解表里。

方药：小柴胡汤（《伤寒论》）。

柴胡　黄芩　人参　半夏　甘草　生姜　大枣

方中柴胡为少阳专药，疏邪透表；黄芩善清少阳相火；人参、半夏、甘草益气和胃；生姜、大枣调和营卫。全方具和解少阳之功。

若患者平素气虚致经期感冒，治宜益气解表、调和营卫，方选玉屏风散（《医方类聚》）加减。

七、经行口糜

每值经前或行经时，口舌糜烂，如期反复发作，经后渐愈者，称经行口糜。

【病因病机】

本病病位在口、舌，口为胃之门户，舌为心之苗，故其发病多由心、胃之火上炎所致，有阴虚火旺，热乘于心者；有胃热熏蒸而致者。

1. 阴虚火旺　素体阴虚，或郁火伤阴，或热性病后，阴津耗伤。经期阴血下注冲任，则营阴愈虚，虚火内炽，随冲气而上，灼伤口舌，遂致口糜。

2. 胃热熏蒸　嗜食辛辣香燥之品或膏粱厚味，可使胃肠蕴热，而冲脉隶属于阳明，经期冲气偏盛，冲气夹胃热上炎，灼伤口舌，可致口舌糜烂。

【诊断要点】

1. 病史　有过劳、情志内伤、热病、饮食不节等病史。

2. 临床表现　经前或经时口舌生疮、糜烂，伴随月经周期而发，经后渐愈。

3. 检查

（1）体格检查　望诊口舌可见疮疡，或见糜烂渗液。

（2）妇科检查　无明显异常。

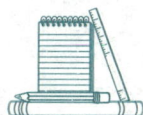

（3）辅助检查　实验室检查多无明显改变。口糜较重者必要时应对病变部位渗出液进行培养，以排除其他疾病。

【辨证论治】

（一）辨证要点

经行口糜，多属热证，临证宜详辨虚、实。虚者为阴虚火旺；实者为胃火熏蒸。

（二）治疗原则

治疗实者需清热泻火；虚者宜养阴清热。若夹脾湿，应利湿清热。用药宜甘寒之品，使热除而无伤阴之弊。

（三）分证论治

1. 阴虚火旺证

主要证候：经期口舌生疮、糜烂，月经量少，色红；五心烦热，形体消瘦，口干咽燥；舌红，少苔，脉细数。

证候分析：阴虚火旺，经期冲脉气盛，夹虚火上犯，灼伤口舌，则发口舌糜烂；阴血不足，则月经量少、色红；阴津亏损，滋养濡润不足，故形体消瘦、口干咽燥；阴虚而生内热，则五心烦热；舌脉为阴虚内热之象。

治法：滋阴降火。

方药：知柏地黄丸（《医宗金鉴》），酌加麦冬、五味子。

熟地黄　山茱萸　山药　泽泻　茯苓　牡丹皮　知母　黄柏　麦冬　五味子

方以熟地黄、山萸肉、山药滋补阴液；知母、黄柏、牡丹皮清肾中伏火；茯苓、泽泻引热由小便而解。全方共奏滋养阴津、清降虚火之功。

兼心经火炽，心悸失眠者，加莲子心、淡竹叶清心降火。

2. 胃热熏蒸证

主要证候：经前、经期口舌生疮，糜烂疼痛，月经量多，色深红；渴喜冷饮，或口臭，小便短赤，大便秘结；舌红，苔黄，脉滑数。

证候分析：口为胃之门户，胃有伏火，经前冲脉气盛，夹胃热熏蒸于上，则见口舌生疮、糜烂疼痛；热盛迫血妄行，故月经量多、色深红；热盛灼伤津液，则渴喜冷饮、小便短赤、大便秘结；胃热熏蒸则口臭；舌脉为胃热炽盛之象。

治法：清胃泄热。

方药：凉膈散（《太平惠民和剂局方》）。

大黄　朴硝　甘草　栀子　薄荷叶　黄芩　连翘　竹叶

方中大黄、朴硝清热泻火；连翘、栀子、黄芩清热解毒；竹叶清心利尿，使心火从小便解；甘草缓急和中；薄荷叶辛凉散热。全方配伍，清上与泻下并行，共奏清泻胃热之功。

若兼脾虚湿热内盛，见口糜或口唇疱疹、脘腹胀满、大便溏臭者；治宜芳香化浊、清热利湿，方用甘露消毒丹（《温热经纬》）。

【其他疗法】

中成药　知柏地黄丸，每次 6g，每日 2 次，口服。其滋阴降火，适用于阴虚火旺型经行口糜。

八、经行浮肿

每逢经行前后，或正值经期，出现头面四肢浮肿者，称经行浮肿。

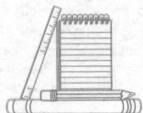

【病因病机】

本病多因脾肾阳虚，气化不利，水湿不运；或因肝郁气滞，血行不畅，水液输布失司，水湿泛溢肌肤而为浮肿。

1. 脾肾阳虚 平素思虑劳倦过度，损及脾肾，经行之时，精血下注冲任，脾肾益虚，阳虚不能运化水湿，水湿停聚，溢于肌肤，遂发浮肿。

2. 气滞湿阻 情志内伤，肝气郁结，疏泄不利，气机不畅，经期冲任血壅气滞，气机升降失常，水湿宣泄不利，溢于肌肤，而致浮肿。

【诊断要点】

1. 病史 患者有久病劳倦、情志内伤等病史。

2. 临床表现 经行前后，或正值经期，面目、四肢或全身浮肿，伴随月经周期反复发作，经净则浮肿自消。

3. 检查

（1）体格检查 眼睑、脸面、四肢或全身浮肿。

（2）妇科检查 无明显异常。

（3）辅助检查 心、肝、肾、甲状腺功能检查正常，排除器质性病变。

【辨证论治】

（一）辨证要点

本病宜详辨虚、实。若经行面浮肢肿、按之凹陷不起，为脾肾阳虚；若经行肢体肿胀、按之随手而起，则为气滞血瘀。

（二）治疗原则

虚者，宜温肾健脾利水；实者，宜行气活血利水。

（三）分证论治

1. 脾肾阳虚证

主要证候：经行面浮肢肿，按之没指，月经量多，色淡红，质稀；脘闷腹胀，纳呆便溏，腰膝酸软，畏寒肢冷，小便不利；舌淡胖，苔白滑，脉沉迟或濡细。

证候分析：脾肾虚损，经行气血下注冲任，脾肾益虚，水湿不化，外溢肌肤，则见面浮肢肿；脾肾虚损，冲任不固，经血失约，故月经量多、色淡红、质稀；脾虚失运，则见脘闷腹胀、纳呆便溏；腰为肾之府，肾虚则腰膝酸软；肾阳虚，阳气不布，膀胱气化不利，则畏寒肢冷、小便不利；舌脉为脾肾阳虚之象。

治法：温肾化气，健脾利水。

方药：肾气丸（《金匮要略》）合苓桂术甘汤（《金匮要略》）。

桂枝 附子 熟地黄 山茱萸 山药 茯苓 牡丹皮 泽泻 白术 桂枝 甘草

方中熟地黄、山茱萸滋阴补肾填精；泽泻、茯苓、牡丹皮、白术、甘草补脾益肾，运化水湿；附子、桂枝补肾温阳以化气行水。两方合用，共奏温肾健脾、化气利水之功。临证时适当加活血调经之品，如当归、丹参、益母草，以达气、血、水同治，使经调肿消。

2. 气滞湿阻证

主要证候：经行面浮肢肿，脘闷胁胀，乳房胀痛，经前小腹胀满，月经量少，色暗红，或夹小血块；舌质正常，苔白腻，脉弦滑。

证候分析：素有肝郁，气机本滞，经行气血下注，冲任气血壅盛，气机更加不畅，气滞则水湿宣泄不利，泛溢肌肤，故面浮肢肿；气机不利，肝气不舒，故脘闷胁胀，乳房胀痛，经前小腹

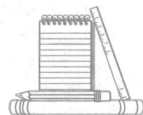

胀满；气滞冲任血行不畅，故月经量少；气滞血瘀，经色暗红，或有小血块。苔白腻、脉弦滑为气滞湿阻之征。

治法：理气行滞，化湿消肿。

方药：八物汤（《济阴纲目》）去熟地黄，加泽兰、茯苓皮。

当归　川芎　芍药　延胡索　川楝子　炒木香　槟榔　泽兰　茯苓皮

方中四物汤加减养血活血；延胡索行血中之滞；川楝子、炒木香、槟榔疏肝理气；泽兰活血消肿；茯苓皮利水消肿。诸药合用，共奏理气活血、利水消肿之功。

【其他疗法】

中成药　附子理中丸每次1丸，每日2~3次，口服。温中健脾，适用于经行浮肿之脾虚者。

九、经行身痛

每遇经行前后或正值经期，出现身体疼痛为主症者，称经行身痛。

【病因病机】

本病的病机主要是气血不和，肢体筋脉、关节失养或阻滞不畅。

1. 血虚　素体血虚，或大病久病之后，气血两虚，经行时阴血下注胞宫，血随经泻，营血愈虚，筋脉失养，"不荣则痛"。

2. 血瘀　素有寒湿稽留经络、关节，寒凝血瘀，经行时经血下注，气血欲行而脉络欠通，阻滞更甚，"不通则痛"。

【诊断要点】

1. 病史　久病、体虚等病史。

2. 临床表现　经行时或行经前后，全身肢体关节酸痛，经净后疼痛渐减，伴随月经周期而发。

3. 检查

（1）体格检查　无异常或肢体局部压痛。

（2）妇科检查　无明显异常。

（3）辅助检查　红细胞沉降率及抗链球菌溶血素"O"正常，类风湿因子呈阴性。

【辨证论治】

（一）辨证要点

本病有虚、实之分。一般痛在经后者，多血虚；痛在经前或经期，多血瘀。

（二）治疗原则

治疗以调气血、和经脉为主。血虚者，宜益气和血、养营荣筋；血瘀者，则应活血化瘀、散寒通络。

（三）分证论治

1. 血虚证

主要证候：经行时或经后，肢体疼痛麻木，肢倦无力，月经量少，色淡，质稀；面白无华，心悸失眠；舌淡，苔薄白，脉细弱。

证候分析：平素血虚，经行时或经后，血虚不能濡养筋脉，则肢体疼痛麻木；血虚气弱，故肢倦无力；血虚冲任不足，则月经量少、色淡、质稀；血虚不能上荣于面，则面白无华；血虚心神失养，则心悸失眠；舌脉为血虚气弱之象。

治法：补益气血，柔筋止痛。

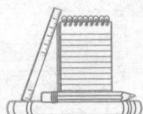

方药：黄芪桂枝五物汤（《金匮要略》）加鸡血藤。

黄芪 桂枝 白芍 生姜 大枣 鸡血藤

方中黄芪、白芍益气养血；桂枝和营通痹；生姜、大枣调和营卫；加鸡血藤补血通络。全方共奏补益气血、柔筋止痛之功。

2. 血瘀证

主要证候：经前或经行时腰膝关节疼痛，屈伸不利，得热痛减，遇寒痛甚，月经延后，量少，色暗红，或有血块；舌紫暗或有瘀斑瘀点，苔薄白，脉沉迟而涩。

证候分析：经行以气血通畅为顺，寒邪凝滞经络，则气血运行不畅，故腰膝关节疼痛、屈伸不利；血得热则行，得寒则凝，故得热痛减、遇寒痛甚；寒邪阻滞胞络，气血运行不畅，则月经推迟、经量少、色暗红有块；舌脉为寒凝血瘀之象。

治法：活血化瘀，散寒通络。

方药：趁痛散（《校注妇人良方》）。

当归 黄芪 白术 炙甘草 桂心 独活 牛膝 生姜 薤白

方中当归养血活血；白术、黄芪、炙甘草健脾益气；桂心、薤白、生姜、独活温阳散寒、通络止痛；牛膝活血通络。全方共奏益气养血、散寒止痛之功。

若肢体痛甚者，桂心易桂枝以走四肢；形寒肢冷痛剧者，加细辛、小茴香以加强散寒止痛之效。

【其他疗法】

中成药 身痛逐瘀丸，每次3粒，每日3次，口服。其活血化瘀止痛，适用于血瘀型经行身痛。

十、经行情志异常

每值经行前后或正值经期出现烦躁易怒，或情志抑郁，悲伤啼哭，喃喃自语，或彻夜不眠，甚或狂躁不安，经后复如常人者，称经行情志异常。

【病因病机】

本病多由情志内伤，肝气郁结或痰火内扰，遇经期气血骤变，扰动心神所致。

1. 肝气郁结 情志不遂，肝气不舒，郁而化火，经期冲气旺盛，夹肝火上逆，扰乱心神，遂致情志异常。

2. 痰火上扰 素体痰盛，或情志郁结，郁而化火，加之肝郁伐脾，痰湿内生，痰火互结，蕴于胸中，经期气血下注冲任，冲气旺盛，夹痰火上扰，蒙蔽清窍，神明逆乱，以致情志异常。

【诊断要点】

1. 病史 有情志不舒等病史。

2. 症状 行经前或经期出现烦躁易怒，或情志抑郁，悲伤啼哭等情志异常现象，随月经周期反复发作，经净后即恢复正常。

3. 检查

（1）体格检查 无明显异常。

（2）妇科检查 无明显异常。

（3）辅助检查 颅脑检查排除器质性病变。

【辨证论治】

（一）辨证要点

本病应根据经前或经期出现周期性情志异常、月经后自行消失的特点，结合兼症、舌、脉，

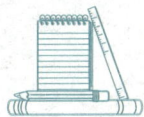

辨明肝气郁结证或痰火上扰证。

（二）治疗原则

经行情志异常治疗以养心安神为主。肝气郁结者，疏肝养血；痰火上扰者，清热涤痰。

（三）分证论治

1. 肝气郁结证

主要证候：经前或经期，精神抑郁不乐，坐卧不宁，或烦躁易怒，心烦失眠，胸闷胁胀，月经时提前时退后，量或多或少，夹有血块，不思饮食；苔薄腻，脉弦细。

证候分析：情志所伤，肝失条达，故精神抑郁、坐卧不宁；肝郁化火扰动心神，则烦躁易怒、心烦失眠；足厥阴肝经布胁肋，肝郁气滞，故胸闷胁胀；肝失疏泄，冲任失调，故经行前后不定、量或多或少、夹有血块；肝郁乘脾，则不思饮食；苔薄腻，脉弦细乃肝郁之象。

治法：疏肝理气，解郁安神。

方药：逍遥散（方见月经先后不定期）。

若肝火重者，加牡丹皮、栀子清肝泄热；夜难入睡者，加钩藤、夜交藤、龙骨、牡蛎平肝降逆、安神定志；若悲伤欲哭者，加五味子、浮小麦、麦冬益气养阴、宁心安神；若热盛津少，大便燥结者，加龙胆、大黄泻火通便。

2. 痰火上扰证

主要证候：经前或经期，狂躁不安，烦躁谵语，心烦不寐，面红目赤，经量多，色红质稠；舌红，苔黄腻，脉滑数。

证候分析：痰火素盛，经期冲气旺盛，夹痰火上逆，扰动心神，则狂躁不安、烦躁谵语、心烦不寐；痰火上炎头面，则面红目赤；痰火扰于冲任，迫血妄行，故经量多、色红质稠；舌脉为痰火内盛之象。

治法：清热涤痰，宁心安神。

方药：生铁落饮（《医学心悟》）。

生铁落　天冬　麦冬　贝母　胆南星　橘红　远志　连翘　茯苓　茯神　玄参　钩藤　丹参　辰砂　石菖蒲

方中生铁落重镇降逆，二冬、玄参、连翘养阴清热；胆南星、贝母、橘红清热涤痰；石菖蒲、远志、钩藤、辰砂宣窍安神；茯苓、茯神、丹参宁心安神。诸药合用，有清心安神、除痰定志之功。

若大便秘结者，加生大黄、朴硝通腑泄热；痰多者，加天竺黄、竹沥豁痰醒神。

【其他疗法】

中成药　逍遥丸，每次8粒，每日3次，口服。其疏肝健脾，养血调经，适用于肝气郁结型经行情志异常。

知识链接

经前期综合征的心理治疗

研究认为，心理疏导、情绪调适及寻求家庭支持帮助等心理疗法有助于女性经前期综合征的改善。患者可以通过应付技巧训练、生物反馈训练、放松训练及合理化情绪疗法等，培养良好情绪以达到治疗的目的。

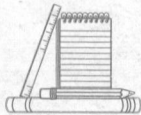

【转归预后】

本病临床预后较好。

【预防调摄】

1. 经行前后诸病多因情志所伤，故应注意调畅情志，避免恼怒忧思。

2. 经期注意劳逸结合，避免剧烈运动。

3. 注意经期卫生，保持阴部清洁，禁房事，忌冒雨涉水、盆浴。

4. 饮食宜清淡，忌食辛辣香燥，或生冷寒凉之品。

项目七　经断前后诸证

案例导入

张某，女，50 岁。

主诉：烘热汗出，五心烦热，失眠多梦半年。

现病史：患者月经紊乱 2 年，时 3 个月一行或时半个月一行，现停经半年，症见：头晕耳鸣，心烦意乱，面部烘热继而汗出，五心烦热，失眠多梦，口燥咽干，皮肤瘙痒；舌红，苔少，脉细数。

妇科检查：宫体前位，正常大小，附件未及异常。

思考：患者所患何病？引起该病的病因病机是什么？还需进一步做哪些检查？中医如何辨证治疗？

妇女在经断前后，围绕月经紊乱或绝经出现烘热汗出、烦躁易怒、潮热面红、眩晕耳鸣、心悸失眠、腰背酸楚、面浮肢肿、皮肤蚁行感、情志不宁等症状，称为绝经前后诸证，亦称"经断前后诸证"。历代医籍对本病记载不多。

西医学的绝经综合征，包括手术切除双侧卵巢、放疗或药物损伤卵巢功能者，可参照本病论治。

【病因病机】

本病的发生与绝经前后肾气渐衰、天癸渐竭的生理状态及患者的体质和此期各种刺激有关，这些因素极易导致肾的阴阳平衡失调而诱发本病。因此，本病之根本原因在于肾虚，常见的病因是肾阴虚、肾阳虚和肾阴阳两虚。肾为一身阴阳之本，故常累及心、肝、脾、肺而表现为复杂的证候。

1. 肾阴虚　女子"七七"之年，肾阴不足，天癸渐竭，若素体阴虚，或房劳多产数脱于血，复加忧思失眠，营阴暗耗，肾阴益亏，脏腑失养，遂发经断前后诸证；水不涵木，水火失济亦可致肝阳上亢，心肾不交。

2. 肾阳虚　绝经之年，肾气渐衰，若素体阳虚，或寒伤阳气，可致肾阳虚惫，命门火衰，脏腑、冲任失于温养而发生经断前后诸证；火不温土，可出现脾肾阳虚诸证。

3. 肾阴阳两虚　肾藏元阴而寓元阳，阴损及阳，或阳损及阴，真阴真阳不足，不能温煦、濡养脏腑或激发、推动机体的正常生理活动而致诸证发生。

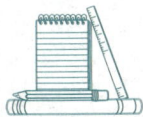

知识链接

绝经综合征的病因病理

内分泌变化特点：卵巢排卵逐渐停止，内分泌功能渐趋减退，雌激素和抑制素逐渐减少，而垂体分泌的促性腺激素逐渐增多。

1. 雌激素　绝经过度早期雌激素水平呈波动状态，随着卵泡的逐渐耗尽，雌激素水平逐渐下降，绝经后卵巢不再分泌雌激素。

2. 孕酮　孕酮分泌减少，绝经后无孕酮分泌。

3. 雄激素　雄激素水平下降。

4. 促性腺激素　围绝经期 FSH 水平升高，呈波动型，LH 仍可在正常范围，FSH/LH＜1。绝经后 FSH 和 LH 水平升高，其中 FSH 升高较 LH 更显著，FSH/LH＞1。

5. 催乳素　围绝经期催乳素水平升高，绝经后催乳素浓度降低。

6. 促性腺激素释放激素（GnRH）　绝经后 GnRH 的分泌增加，与 LH 相平衡。

7. 抗米勒管激素（AMH）　AMH 低至 1.1ng/mL 提示卵巢储备功能下降；若低于 0.2ng/mL 提示即将绝经；绝经后 AMH 一般测不出。

【诊断要点】

1. 病史　发病年龄多在 44～54 岁。年龄在 40 岁之前的发病者应考虑卵巢早衰，注意有无工作和生活的特殊改变史，或卵巢早衰及卵巢切除或损伤或放射治疗史。

2. 临床表现　妇女月经紊乱或停闭后出现烘热汗出、潮热面红、烦躁易怒、头晕耳鸣、心悸失眠、腰背酸楚、面浮肢肿、皮肤蚁行感和情志不宁等症状。

3. 检查

（1）妇科检查　子宫大小正常或偏小。经断后期可有阴道、子宫不同程度的萎缩，宫颈及阴道分泌物减少。

（2）实验室检查　血清 FSH 值升高而雌二醇（E_2）值水平下降对本病诊断有意义，或行血清抗米勒管激素（AMH）检查了解卵巢功能。

【鉴别诊断】

本病表现为眩晕、心悸、水肿症状者，应与内科相应疾病相鉴别；如出现月经过多或经断复来，或有下腹疼痛、浮肿，或白带五色杂下、气味臭秽，或身体明显消瘦等，应结合 B 超、分段诊断性刮宫、磁共振等辅助检查排除妇科肿瘤及恶性病变。

【辨证论治】

（一）辨证要点

经断前后诸证以肾虚为本，应根据全身症状和舌脉辨其阴阳及其兼证。

（二）治疗原则

治疗应重视平调肾中阴阳，清热不过于苦寒，祛寒无过于温燥。若心、肝、脾、肺失调突出，应标本同治，并注意有无水湿、痰浊、瘀血兼夹，予补肾健脾、疏肝养心、利湿祛痰、活血化瘀综合施治。

（三）分证论治

1. 肾阴虚证

主要证候：经断前后月经紊乱，经期提前，量少或多，或崩或漏，血色鲜红，头晕耳鸣，烘热汗出，五心烦热，腰膝酸软，皮肤干燥瘙痒，口干，尿少便结；舌红，少苔，脉细数。

证候分析：绝经前后肾阴亏虚，冲任失调，则月经紊乱，量多少不定；肾阴虚衰，不能上荣脑窍，故头晕耳鸣；阴不维阳，虚阳上越，故烘热汗出、五心烦热；肾虚则腰膝酸软；阴虚血燥生风，故皮肤干燥瘙痒；阴虚内热，故口干、尿少便结；舌脉为阴虚之象。

治法：滋肾育阴，佐以潜阳。

方药：六味地黄丸（《小儿药证直诀》）加生龟甲、生牡蛎、石决明。

熟地黄　山药　山茱萸　茯苓　牡丹皮　泽泻　生龟甲　生牡蛎　石决明

方中熟地黄、山茱萸、龟甲滋阴补肾；山药、茯苓健脾和中；生牡蛎、石决明平肝潜阳；牡丹皮、泽泻清泻虚热。全方共奏滋阴补肾、育阴潜阳之功效。

若头痛、眩晕较甚者，加天麻、钩藤、珍珠母以增平肝息风潜镇之效；若肾水不足，不能上济于心，而致心肾不交，症见心烦失眠、心悸易惊，甚至情志失常，宜滋阴补血、养心安神，方用天王补心丹（《校注妇人良方》）；若头晕目眩、耳鸣严重，加何首乌、黄精、肉苁蓉滋肾填精益髓。

2. 肾阳虚证

主要证候：绝经前后经行量多，经色淡暗，或崩中漏下，精神萎靡，面色晦暗、腰背冷痛、下肢冷而乏力，小便清长，夜尿频数，或面浮肢肿；舌淡胖边有齿印，苔薄白，脉沉细弱。

证候分析：肾虚失于封藏，冲任不固，不能制约经血则月经量多，经色淡暗，或崩中漏下；肾阳虚亏，命门火衰，阳气不能外达，经脉失于温煦，故精神萎靡、面色晦暗，腰背冷痛，下肢冷而乏力；肾阳虚，膀胱气化无力，则小便清长、夜尿频数；水湿内停，泛溢肌肤，则面浮肢肿；舌脉为肾阳虚衰之象。

治法：温肾扶阳。

方药：右归丸（方见崩漏）加减。

腰背冷痛明显者，加川椒、鹿角片补肾扶阳、温补督脉；肌肤、面目浮肿者，加茯苓、泽泻、冬瓜皮健脾利水。

3. 肾阴阳两虚证

主要证候：绝经前后月经紊乱，量或少或多，乍寒乍热，烘热汗出，头晕耳鸣，健忘，腰背冷痛；舌淡，苔薄，脉沉弱。

证候分析：肾阴阳两虚，冲任失调，故月经紊乱、量或少或多；阴阳失衡，营卫不和，则乍寒乍热、烘热汗出；肾虚精亏，脑髓失养，则头晕耳鸣、健忘；肾阳不足，失于温煦，则腰背冷痛；舌脉为肾阴阳俱虚之征。

治法：阴阳双补。

方药：二仙汤（《中医方剂临床手册》）合二至丸（方见经期延长）加菟丝子、何首乌、生龙骨、生牡蛎。

仙茅　淫羊藿　巴戟天　当归　盐知母　盐黄柏　女贞子　旱莲草，加菟丝子　何首乌　生龙骨　生牡蛎

方中仙茅、淫羊藿、巴戟天、菟丝子温补肾阳；盐知母、盐黄柏滋肾坚阴；当归养血和血，女贞子、旱莲草、何首乌补肾育阴；生龙骨、生牡蛎滋阴潜阳敛汗。

【其他疗法】

1. 中成药

（1）坤宝丸　每次50粒，每日2次，口服，适用于肝肾阴虚证。

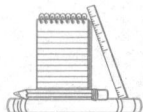

（2）坤泰胶囊　每次4粒，每日3次，口服，适用于阴虚火旺证。

（3）龙凤宝片　每次4片，每日3次，口服，适用于肾阳虚证。

2. 针灸疗法

（1）体针　主穴选关元、三阴交、肝俞、肾俞、太溪穴；肾阴虚配阴谷、照海穴；肾阳虚配命门、腰阳关穴；阴阳俱虚配命门、照海穴。

（2）耳针　选内生殖器、内分泌、肝、肾、脾、皮质下、交感、神门穴。每次选一侧耳穴3~4个，毫针轻刺激，可用埋针法或压丸法。

【转归预后】

本病持续时间长短不一，短者数月，长者数年，严重者甚至可持续5~10年，但通过调治，大多可控制症状，预后良好。若未及时治疗或失治误治则易发生情志异常、心悸、贫血、骨质疏松等。

【预防调摄】

1. 绝经前后应起居有常，劳逸适度。

2. 饮食有节，调摄膳食。

3. 调畅情志，生活充实，富有情趣。

4. 适度锻炼。

5. 定期体检和进行防癌筛查。

项目八　绝经后骨质疏松症

案例导入

患者：女，58岁。

主诉：间断腰背痛5年。

现病史：患者于2010年10月27日因摔倒而致右尺骨骨折，骨科治疗后痊愈。2015年1月9日，患者再次摔倒致左腕骨骨折，骨科处理后痊愈。2015年2月6日，其因腰背痛加重接受口服止痛药治疗。其于2015年3月26日查骨密度 $L_1 \sim L_4$ 椎体 T 值 -2.7SD，骨密度（BMD）749mg/cm^2；股骨颈 T 值 -2.2SD，BMD 602mg/cm^2。

既往史：慢性腹泻病史3年。无食道病变，无糖皮质激素使用史，无长期饮用咖啡史。

月经史：50岁绝经，现已绝经8年。

家族史：其母曾有髋部骨折史。

体格检查：身高165cm，体重58kg，身体质量指数（BMI）21.3kg/m^2。

思考：患者所患何病？引起该病的病因病机是什么？还需进一步做哪些检查？中医如何辨证治疗？

绝经后骨质疏松是指绝经后妇女因雌激素水平急剧下降，骨量低下，骨微结构损坏，导致骨脆性增加、易发生骨折为特征的全身性骨病，属原发性骨质疏松。中医学"骨痿"之病名最早见于《素问·痿论》："肾主身之骨髓……肾气热，则腰脊不举，骨枯而髓减，发为骨痿。"其认

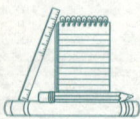

为，本病发病根源皆在于肾。

研究表明，妇女 40 岁以后每年丢失骨量为 1%。绝经 3 年内下降速度较快，每年下降率为 2.7% ~ 10.5%；绝经 15 年以后骨密度相当于绝经前妇女的 61.7% ~ 65.9%。所以围绝经期骨质疏松的早期诊断及治疗是很重要的。

【病因病机】

本病的发生与肾密切相关，肾精亏虚是其主要病因。肾主骨，骨藏髓，肾精充实则骨髓化生有源，骨得其坚则坚固有力。绝经后肾气衰退，肾精亏虚，骨髓化生乏源，则髓枯骨脆、筋骨不坚。肝主筋，肝肾同源，肝血不足，筋失所荣，筋病及骨，骨亦失养，致骨脆弱不坚。脾为气血化生之源，脾气健运则气血化生充足，肝脉得养，肾精得充，反之肝脉失养，则肾精失充。

1. 肾虚肝郁 肾藏精，主骨，藏真阴而寓元阳，为先天之本。由于先天禀赋不足，或后天失养，或房劳多产，耗伤真阴，使精血不足，失于生髓充骨；肝肾同居下焦，乙癸同源，肾虚精亏，不能化血，水不涵木，以致肝血不足，筋骨失养，发为本病。

2. 脾肾两虚 脾胃虚弱，水谷精微不化，气血生化乏源；或平素恣食膏粱厚味，嗜酒、暴食、偏食，饮食失节，使脾胃受损，后天之精不能充养先天，以致筋骨失于气血充养，骨髓空虚，发为本病。

【诊断要点】

1. 病史 有轻微外伤或用力即引起脊椎压缩骨折，或有股骨颈骨折、桡骨远端骨折、髋关节骨折的病史，严重者见脊柱侧凸畸形，骨骼短缩。

2. 临床表现 绝经后妇女出现腰背或腰腿疼痛，可因咳嗽、弯腰而加重，不耐久立和劳作，较重时常出现全身骨骼及腰背部疼痛，疼痛呈慢性持续性钝痛，伴酸困、全身乏力。严重时可出现驼背、身高下降等现象或活动受限，甚至卧床不起。

3. 检查

（1）2012 年世界卫生组织（WHO）提出的诊断标准 双能 X 线吸收法（DEXA）测定骨密度（BMD）或骨矿含量（BMC），BMD 或 BMC 低于本地区正常年轻人平均值 1 个标准差（SD）以内为正常；平均值为（-2.5 ~ -1）SD 为骨量减少；低于平均值 -2.5SD 以上为骨质疏松症；如同时伴有 1 处或 1 处以上骨折为严重骨质疏松症。

（2）放射线检查 提示骨密度降低，脊柱、股骨颈或长骨端更为明显，或见胸腰椎有 1 至数个椎体压缩骨折。

（3）其他检查 骨钙素、尿钙、尿羟脯氨酸、尿 I 型胶原吡啶胶联物及末端肽、抗酒石酸性磷酸酶等均可升高，说明骨吸收增加。而血、尿生化检查一般正常。

根据临床表现和必要的生化检查，特别是骨量的检测，可做出骨质疏松症的明确诊断。

【鉴别诊断】

1. 继发性骨质疏松 指因内分泌障碍（库欣病、甲状旁腺功能亢进或低下），或长期使用肾上腺皮质激素，或营养障碍，或肝肾疾患，或糖尿病，或失用制动因素引起的骨质疏松。借助病史、体检及实验室检查可进行鉴别。

2. 骨软化症 该病和骨质疏松症的最大区别在于骨有机质正常，但矿物化障碍。临床上常有骨吸收不良、脂肪痢、胃大部切除病史。

3. 骨髓瘤 典型骨髓瘤患者的 X 线片常可见边缘脱钙区，且最先累及含红骨髓的骨骼，如颅骨、脊柱、肋骨等，常有血红蛋白增高和尿中凝溶蛋白、蛋白尿及血沉增快等表现。骨穿刺活检可明确诊断。

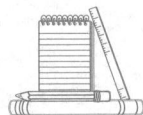

4. 转移性骨癌 骨转移癌可有骨质稀疏，X 线片常与骨质疏松相混淆，但转移癌有原发灶的临床表现，X 线片表现为局限性骨质稀疏或骨骼破坏。

5. 退变性骨质增生症 又称"骨性关节炎"，是以骨质增生导致关节疼痛或功能障碍、活动不利为特征的一种疾病，多发生在腰椎，其次为四肢关节。临床表现以腰背四肢关节疼痛为主，可作 X 片检查确诊，并借以鉴别。

【辨证论治】

（一）辨证要点

本病病位在骨，其本在肾。肾精气亏虚，骨髓化生乏源，致髓枯骨脆，筋骨不坚是其主要病机；同时，与肝、脾、胃有关，属本虚标实证。

（二）治疗原则

本病治疗以补肾益髓、强腰壮骨为主，辅以疏肝理气、健脾益气和胃等。若合并骨折，当急则治其标，采用活血止痛、续筋接骨治法。

（三）分证论治

1. 肾虚肝郁证

主要证候：绝经后妇女出现腰背疼痛，腰酸膝软，头晕耳鸣，或发枯而脱，齿摇稀疏，小便余沥或失禁，面色晦暗，心烦易怒；舌质暗红，苔薄白，脉沉细涩。

证候分析：先天禀赋不足，或久病伤肾，或孕产频多，或房劳过度，耗伤肾精，经断后天癸竭，肾气愈亏，不能生髓充骨，滋养腰膝，故见腰背疼痛、腰酸膝软；肾精不足，髓海空虚则头晕；肾开窍于耳，其华在发，齿为肾之余，故耳鸣、发枯而脱、齿摇稀疏；肾虚膀胱失约，则小便余沥或失禁；面色晦暗，心烦易怒及舌脉象均为肾虚肝郁之候。

治法：补肾填精益髓，疏肝理气解郁。

方药：左归丸（方见崩漏）加柴胡、炒香附、炒续断。

若腰背疼痛明显者，加桑寄生、狗脊、杜仲补肾强腰；盗汗自汗者，加生龙骨、生牡蛎收涩止汗；下肢沉重者加防己、木瓜、鸡血藤除湿通络；头晕目眩加钩藤平肝潜阳。

2. 脾肾两虚证

主要证候：绝经后妇女出现腰背疼痛，胫酸膝软，头晕耳鸣，或发枯而脱，齿摇稀疏，面色不华，肢倦乏力，小便余沥或失禁；舌质淡边有齿痕，苔薄白，脉沉细无力。

证候分析：素体肾虚，或久病伤肾，或孕产频多，或房劳过度，耗伤肾精，经断后天癸竭，肾气愈亏；素体脾虚，或劳倦过度，后天难以充养先天，致先后天不足，脾肾虚弱，不能化生水谷之精微以充养骨髓，故腰背疼痛、胫酸膝软；肾精不足，髓海空虚则头晕；肾开窍于耳，其华在发，齿为肾之余，故耳鸣、发枯而脱、齿摇稀疏；脾虚气血化生不足，不能荣养面色、四肢，故面色不华、肢倦乏力；肾虚膀胱失约，则小便余沥或失禁；舌脉为脾肾两虚之象。

治法：补肾益髓，和胃健脾。

方药：大补元煎（方见月经后期）加炒白术、砂仁、陈皮。

胫酸痛甚者，加牛膝、鸡血藤、独活补肾活络；夜尿频多或失禁者，加益智仁、淫羊藿、乌药温肾助阳；气血虚弱甚者，加黄芪、黄精补气养血。

【转归预后】

轻度或中度骨质疏松症者应重视预防、注意调护，不发生椎体塌陷及压缩骨折或其他部位骨折，一般预后良好；但骨质疏松症患者往往在骨折发生后才被发现，故治疗效果个体差异较大。胸腰椎椎体压缩骨折可致脊柱后弯、胸椎畸形、驼背、身高变矮而影响脏腑功能。若常发生骨折,不仅为患者造成极大痛苦,而且严重影响活动;长期卧床不起者,常易发生感染,或影响各脏器功能,预后欠佳。

【预防调摄】

1. 加强营养 适当增加蛋白质、钙、磷、维生素及多种微量元素的摄入,以增强体质,补肾壮骨。

2. 适度运动 中老年人开展力所能及的体力活动或参加适当的体育运动可增加对骨的应力,刺激骨形成,增强机体的骨矿含量,使生理性骨量丢失减少。

3. 日光浴 日晒可以促进维生素 D 的生成,有助于钙、磷的吸收,促进骨骼的形成。户外日晒应不少于 30 分钟,日晒时仅暴露头、颈、前臂、下肢即可。

复习思考

1. 何谓月经病?简述月经病的病因病机及治疗原则。

2. 何谓闭经?试述闭经的辨证论治。

3. 何谓崩漏?如何诊断崩漏?简述"治崩三法"的含义。

4. 简述痛经的病因病机。

5. 试述经断前后诸证的辨证论治。

扫一扫,查阅
复习思考题答案

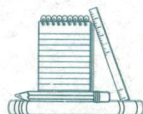

模块八　带下病

【学习目标】

1. 掌握带下病、带下过多、带下过少的定义，带下过多、带下过少的诊断要点、鉴别诊断及常见证型的主要证候、治法和代表方药。

2. 熟悉带下过多、带下过少的主要病因病机、辨证要点和治疗原则。

3. 了解带下病的转归与调摄。

带下量明显增多或减少，色、质、气味发生异常，或伴全身、局部症状者，称为带下病。带下一词首见于《素问·骨空论》："任脉为病……女子带下瘕聚。"妇女在月经期前后、排卵期、妊娠期带下量增多而无其他不适，或绝经前后带下量减少而无明显不适者，均为生理现象，不作疾病论。

带下一词，有广义、狭义之分。广义带下是泛指经、带、胎、产、杂病而言，由于这些疾病均发生在带脉以下，故称为带下病。狭义带下又分为生理性带下及病理性带下。病理性带下即带下病，主要包括带下过多和带下过少。带下病临床以带下过多常见，但也有带下过少者。

带下病是妇科常见病、多发病，常缠绵反复、不易速愈，并易伴发月经不调、闭经、阴痒、癥瘕、不孕等。

项目一　带下过多

案例导入

宋某，女，40岁。

主诉：带下量多，伴周身乏力半年。

现病史：患者近半年带下量多，色白，质稀薄，无特殊气味，伴身疲倦怠、周身乏力、四肢不温、纳少便溏、两足跗时肿、面色㿠白；舌质淡胖，苔白腻，脉缓弱。

既往史：无特殊病史，否认肝炎、结核等病史。

妇科检查：外阴、阴道无异常，宫颈光滑，宫体后位，大小正常，活动无压痛，双侧附件略增厚。白带常规检查：正常。

思考：患者所患何病？引起该病的病因病机是什么？还需进一步做哪些检查？中西医如何治疗？

带下过多是指带下量明显增多，色、质、气味异常，或伴局部、全身症状者。

汉代《金匮要略·妇人杂病脉证并治》最早记载经带合病。隋代《诸病源候论·妇人杂病诸候·带下候》明确提出了"带下病"之名，并分"带下五色俱下候"。清代《傅青主女科·

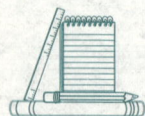

带下》将带下病列为该书首卷，分别以白、黄、赤、青、黑五色带下论述其病机、征象、治法，认为"带下俱是湿证"，所创完带汤、易黄汤至今仍为临床所推崇。《沈氏女科辑要笺正·带下》归纳带下病因为"总不外湿火、相火、阴虚不守三途而已"。历代医家所论虽各有侧重，但多责之脾肾之虚或湿热内侵阴器、胞宫，累及任、带，使任脉失固、带脉失约所致。

西医学的各类阴道炎、宫颈炎、盆腔炎性疾病、内分泌功能失调（尤其是雌激素水平偏高）等引起的阴道分泌物异常，可参考本病论治。

【病因病机】

本病的主要病机是湿邪为患，伤及任带二脉，使任脉不固，带脉失约。湿邪是导致本病的主要原因，又有内湿、外湿之分。脾、肾、肝三脏功能失调是产生内湿之因，脾虚失运，水湿内生；肾阳虚衰，气化失常，水湿内停；肝郁脾虚，肝火夹脾湿下注。外湿多因久居阴湿之地，或涉水淋雨等感受湿邪引起。

1. 脾虚 素体脾虚，或饮食所伤，或劳倦过度，或忧思气结，损伤脾气，脾虚运化失司，水液不运，反聚成湿，流注下焦，伤及任、带，使任脉不固，带脉失约，故致带下过多。

2. 肾阳虚 先天禀赋不足，或年老体虚，或房劳过度，或早婚多产，或久病伤肾，致肾阳亏虚，命门火衰，寒湿内生，使带脉失约，任脉不固，而为带下过多；或因肾气亏虚，封藏失职，阴液滑脱而致带下过多。

3. 阴虚夹湿 素体阴虚，或年老真阴渐亏，或久病失养，暗耗阴津，相火偏旺，虚热扰动，复感湿邪，湿郁化热，伤及任、带，可致带下过多。

4. 湿热下注 经行产后胞脉空虚，摄生不洁，湿热内犯，或淋雨涉水，或久居湿地，感受湿邪，蕴而化热，伤及任、带；或脾虚生湿，湿蕴化热，酿生湿热；或因肝郁化热，肝气乘脾，脾虚失运，肝火夹湿流注下焦，损伤任、带，致带下过多。

5. 热毒蕴结 经期、产后胞脉空虚，摄生不慎，或热毒乘虚直犯阴器、胞宫，或阴部手术消毒不严，或手术损伤、感染热毒，或因热甚化火成毒，或湿热蕴久成毒，热毒损伤任、带二脉，致带下过多。

知识链接

阴道炎的病因及临床表现

正常情况下需氧菌及厌氧菌寄居在阴道内，形成正常的阴道菌群。任何原因打破阴道菌群的生态平衡即可形成阴道机会致病菌感染。

1. 病因

（1）细菌性阴道病 在正常阴道中，产生过氧化氢的乳杆菌占优势。细菌性阴道病为阴道内乳杆菌减少、加德纳菌及厌氧菌等增加造成内源性混合感染而致病。

（2）外阴阴道假丝酵母菌病 80%～90%外阴阴道假丝酵母菌病的病原体为白假丝酵母菌。这种菌在酸性环境中易生长，为双相菌（酵母相/菌丝相），常见诱因如妊娠、糖尿病、大量应用免疫抑制剂及广谱抗生素，以及其他诱因如胃肠道假丝酵母菌感染、着紧身化纤内裤、肥胖等人群易患此病。

（3）滴虫性阴道炎 阴道毛滴虫适宜在温度为25～40℃、pH值为5.2～6.6的潮湿环境中生长。滴虫寄生于阴道、尿道或尿道旁腺、膀胱、肾盂、男性包皮褶皱、尿道、前列腺等部位。滴虫性阴道炎常与其他阴道炎并存。

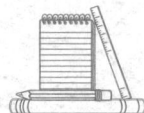

（4）萎缩性阴道炎　绝经后，妇女可因卵巢功能衰退、雌激素水平降低、阴道壁萎缩、黏膜变薄、阴道内 pH 值增高、局部抵抗力降低，或其他致病菌过度繁殖、入侵而致萎缩性阴道炎。本病以需氧菌过度繁殖为主。

（5）幼儿性阴道炎　幼儿性阴道炎是由儿童外阴发育不完全、雌激素水平低及阴道内异物等造成继发感染所致。常见病原体有大肠埃希菌及葡萄球菌、链球菌等。

2. 临床表现

（1）细菌性阴道病　10%～40% 的细菌性阴道病患者无临床症状，有症状者主要表现为阴道分泌物增多、有鱼腥味，性交后加重，伴有轻度外阴瘙痒或灼热感。检查见阴道黏膜无充血的炎症表现：分泌物为灰白色、均匀一致、稀薄、常黏附于阴道壁，分泌物容易从阴道壁拭去。

（2）外阴阴道假丝酵母菌病　白带呈白色稠厚凝乳或豆渣样，外阴瘙痒、灼痛、性交痛，尿频、尿痛。检查见：外阴地图样红斑、水肿、可见抓痕，小阴唇内侧及阴道黏膜附有白色块状物，擦除后见黏膜充血水肿。

（3）滴虫性阴道炎　白带呈稀薄脓性、黄绿色、泡沫状、有臭味，阴道口、外阴瘙痒，伴尿频、尿急、尿痛，有时可见血尿，或可致不孕（阴道毛滴虫能吞噬精子，阻碍乳酸生成，影响精子在阴道内的活性）。检查见：阴道黏膜充血，散在出血斑点，如"草莓样"；宫颈后穹隆白带量多，呈灰黄色、黄白色的稀薄液体或黄绿色泡沫状脓性分泌物；部分患者阴道黏膜无异常改变。

（4）萎缩性阴道炎　表现为阴道分泌物增多、外阴瘙痒，常伴有性交痛。

（5）幼儿性阴道炎　表现为阴道流出脓性分泌物及外阴瘙痒。

【诊断要点】

1. 病史　经期、产后余血未尽之际，不禁房事，或妇科手术后感染邪毒病史。

2. 临床表现　带下量明显增多，或伴有带下的色、质、气味异常，或伴有阴部瘙痒、灼热、疼痛、肿胀，或兼有尿频、尿急、尿痛、小腹痛、腰骶痛、发热等局部和全身症状。

3. 检查

（1）妇科检查　可见各类阴道炎、宫颈炎、盆腔炎性疾病的体征，或发现肿瘤。

（2）实验室检查　阴道分泌物涂片区分细菌性阴道病、外阴阴道假丝酵母菌病、滴虫性阴道炎等。盆腔炎性疾病或盆腔炎性疾病后遗症急性发作者，血白细胞计数可增高。宫颈病变者可行宫颈刮片或局部组织活检。

（3）B 超检查　对盆腔肿瘤、盆腔炎性疾病及其后遗症有意义。

【鉴别诊断】

1. 白浊　是指尿道流出浑浊如米泔样物的液体，多随小便排出，可伴有小便淋沥涩痛；而带下过多出自阴道。

2. 白淫　是指欲念过度、心愿不遂时，或纵欲过度、过贪房事时，突然从阴道内流出的白色液体，与男子遗精相类似。

3. 经间期出血　是指月经周期正常，在两次月经之间出现周期性出血，一般持续 2～3 天，能自行停止；而赤带为绵绵不断而无周期性、似血非血之黏液。

4. 经漏　经漏为经血非时而下，量少淋漓不尽；赤带是似血非血之黏液，月经周期正常。

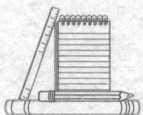

带下过多是一种症状，多种疾病均可出现。若出现大量浆液性黄水，或脓性，或米汤样，或五色杂下，如脓似血，奇臭难闻时，需警惕妇科癌变，可通过妇科检查、阴道细胞学检查或宫颈、子宫内膜病理检查、B超、宫腔镜及腹腔镜等检查加以鉴别。

【辨证论治】

（一）辨证要点

根据带下量、色、质、气味，结合全身症状、舌脉以辨虚、实、寒、热。一般而论，带下量多、色淡、质稀者，多属虚、属寒；带下量多、色黄、质稠、臭秽者，多属实、属热；带下量多、色黄或赤白带下，或五色带，质稠如脓，或腐臭难闻者，多为热毒。带下日久，阴液耗损，可致虚实错杂，或虚者更虚，或影响经孕，故应及早防治。

（二）治疗原则

本病以除湿为主，一般以治脾宜健运、治肾宜滋补、治肝宜条达等法治之。湿热和热毒宜清、利，并可配合其他疗法以提高疗效。

（三）分证论治

1. 脾虚证

主要证候：带下量多，色白或淡黄，质稀薄，或如涕如唾，绵绵不断，无臭；面色无华或萎黄，四肢不温，或两足跗肿，腹胀纳少，便溏；舌淡胖，苔白或腻，脉细缓。

证候分析：脾虚运化失司，湿邪下注，损伤任、带，使任脉不固，带脉失约，故致带下量多、色白或淡黄、质稀薄，或如涕如唾、绵绵不断；脾虚中阳不振，则面白无华或萎黄、四肢不温；脾虚湿蕴，外溢于肌肤，则两足跗肿；脾虚失运，则腹胀纳少、便溏；舌脉为脾虚湿困之征。

治法：健脾益气，升阳除湿。

方药：完带汤（《傅青主女科》）。

人参　白术　白芍　山药　苍术　陈皮　柴胡　黑芥穗　车前子　甘草

方中人参、白术、山药、甘草益气健脾；苍术健脾燥湿；陈皮行气和胃；白芍柔肝；轻用柴胡疏肝解郁、升阳除湿；黑芥穗入血分、祛风胜湿；车前子利水渗湿。

兼肾虚腰痛者，酌加杜仲、续断、菟丝子、鹿角霜、覆盆子之类温补肾阳；若兼见四肢不温、畏寒腹痛，加黄芪、香附、艾叶、小茴香温阳益气、散寒止痛；带多日久，正虚不固，加金樱子、芡实、海螵蛸、白果、龙骨之类以固涩止带。

若湿蕴日久化热，症见带下量多、色黄、黏稠、有臭味，宜健脾祛湿、清热止带，方用易黄汤（《傅青主女科》）。

2. 肾阳虚证

主要证候：带下量多，质清稀如水，日久不止；腰酸如折，小便清长，或夜尿增多，面色晦暗，小腹冷感；舌质淡，苔白润，脉沉细。

证候分析：肾阳不足，命门火衰，气化失司，寒湿内生，任、带不固，阴液滑脱而下，故带下量多、质清稀如水；腰为肾之府，肾阳虚衰，腰膝失于温养，则腰酸如折；肾阳虚不能下暖膀胱，故小便清长或夜尿增多；胞宫居于小腹，胞脉系于肾，肾阳虚，胞宫失于温煦，故小腹冷感；舌脉为肾阳虚之征。

治法：温肾助阳，固任止带。

方药：内补丸（《女科切要》）。

鹿茸　菟丝子　潼蒺藜　黄芪　肉桂　桑螵蛸　肉苁蓉　制附子　白蒺藜　紫菀茸

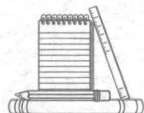

方中鹿茸、肉苁蓉补肾阳、益精血；菟丝子、潼蒺藜补阳益阴、固任止带；黄芪补气；肉桂、制附子补火助阳、温养命门；白蒺藜疏肝祛风；紫菀茸温肺益肾；桑螵蛸收敛固精。全方共奏温肾助阳、涩精止带之功。

便溏者，去肉苁蓉，加补骨脂、肉豆蔻涩肠止泻；小便清长或夜尿增多，加益智仁、乌药、覆盆子温肾缩尿；若带下如崩，加人参、鹿角霜、金樱子、巴戟天、煅牡蛎补肾益气、涩精止带。

3. 阴虚夹湿证

主要证候：带下量多，色黄或赤白相兼，质黏稠，或有臭气，阴部干燥，有灼热感或瘙痒；五心烦热，咽干口燥，失眠多梦，头晕耳鸣，或面部烘热，腰膝酸软；舌质红，苔少或黄腻，脉细数或弦数。

证候分析：肾阴不足，虚火内生，复感湿邪，损伤任、带，致任脉不固，带脉失约，故带下量多，色黄或赤白相兼，质黏稠，或有臭气；阴精亏虚，阴部失养，则阴部干燥、有灼热感或瘙痒；肾阴不足，虚热内生，故见五心烦热、咽干口燥；虚热扰乱心神，则见失眠多梦；阴虚不能制阳，虚阳上扰，则见头晕耳鸣、面部烘热；腰为肾之府，肾阴虚外府失养，则腰膝酸软；舌脉为阴虚夹湿之征。

治法：滋阴益肾，清热除湿。

方药：知柏地黄丸（《医宗金鉴》），加芡实、金樱子。

熟地黄　山茱萸　山药　牡丹皮　茯苓　泽泻　知母　黄柏　芡实　金樱子

方中熟地黄滋阴补肾、益精生血；山茱萸补益肝肾、收敛固涩；山药健脾补肾、涩精止带；泽泻利水渗湿、泻肾浊，亦可防熟地黄之滋腻；牡丹皮清泻肝火；茯苓淡渗利水除湿；知母、黄柏清热泻火、坚阴；加芡实补脾除湿、益肾固精；金樱子固涩止带。全方共奏滋阴益肾、清热除湿之效。

若兼心烦失眠，加柏子仁、远志、麦冬清心安神；若五心烦热甚，加地骨皮、银柴胡清退虚热；带下较多，加海螵蛸、桑螵蛸固涩止带。

4. 湿热下注证

主要证候：带下量多，色黄或呈脓性，或色白质黏稠，呈豆渣样，有臭气，外阴瘙痒，小腹作痛；脘闷纳呆，口苦口腻，小便短赤；舌苔黄腻，脉滑数。

证候分析：湿热蕴结于下，或湿毒之邪直犯阴器、胞宫，损伤任、带二脉，故带下量多、色黄或如脓、质黏稠、呈豆渣样、有臭气、外阴瘙痒；湿热蕴结，阻遏下焦气机，故小腹作痛；湿热内盛，阻于中焦，故脘闷纳呆、口苦口腻；湿热蕴于膀胱，故小便短赤；舌脉为湿热之征。

治法：清热利湿止带。

方药：止带方（《世补斋医书》）。

猪苓　茯苓　车前子　泽泻　茵陈　赤芍　牡丹皮　黄柏　栀子　牛膝

方中猪苓、茯苓、泽泻利水渗湿止带；赤芍、牡丹皮清热凉血活血；车前子、茵陈清热利湿，使湿热之邪从小便渗泄而去；黄柏、栀子泄热解毒、燥湿止带；牛膝利水通淋，引药下行，直达病所，以除下焦湿热。

若带下有臭味，加土茯苓、苦参清热燥湿；兼阴部瘙痒，加苦参、蛇床子清热杀虫止痒；腹痛者，加川楝子、延胡索理气活血止痛。

若肝经湿热下注，症见带下量多、色黄或黄绿、质黏稠如泡沫状、有臭气、烦躁易怒、胸胁胀痛、口苦咽干、头胀或头痛，舌边红、苔黄腻、脉弦滑，治宜清肝利湿止带，方用龙胆泻肝汤

（《医宗金鉴》）。

5. 热毒蕴结证

主要证候：带下量多，黄绿如脓，或赤白相兼，或五色杂下，状如米泔，质黏腻，臭秽难闻，小腹疼痛、拒按，腰骶酸痛；烦热头晕，口苦咽干，小便短赤，大便干结；舌红，苔黄或黄腻，脉滑数。

证候分析：热毒损伤任、带二脉，故带下赤白、五色杂下；热毒蕴蒸，则带下质黏腻、臭秽难闻；热瘀互结，胞脉不通，则小腹疼痛、拒按，腰骶酸痛；热毒伤津，则烦热头晕、口苦咽干、尿赤便结；舌脉为热毒蕴结之征。

治法：清热解毒止带。

方药：五味消毒饮（《医宗金鉴》）加半枝莲、土茯苓、败酱草、鱼腥草、薏苡仁。

蒲公英　金银花　野菊花　紫花地丁　紫背天葵　半枝莲　土茯苓　败酱草　鱼腥草　薏苡仁

方中蒲公英、金银花、野菊花、紫花地丁、天葵子清热解毒；加半枝莲、土茯苓、败酱草、鱼腥草、薏苡仁清热解毒、利水除湿。全方合用，共奏清热解毒、除湿止带之功。

若脾胃虚弱，正气不足，可加黄芪扶正托毒；热毒盛者，可加牡丹皮、赤芍凉血化瘀；小便淋痛，兼有白浊，加土牛膝、虎杖、车前子、甘草梢清热解毒、利尿通淋。必要时可采取中西医结合治疗。

【其他疗法】

1. 坐浴、阴道纳药

（1）川椒 10g，土槿皮 15g，煎水坐浴，适用于白色带下。

（2）蛇床子 30g，地肤子 30g，黄柏 15g，煎水坐浴，适用于黄色带下。

（3）洁尔阴泡腾片，每晚塞入阴道 1 片，10 天为 1 个疗程，经期禁用，适用于湿热带下。

2. 热熨法　用电灼、激光等方法作用于宫颈病变局部，可使病变组织凝固、坏死、脱落、修复、愈合而达到治疗的目的，适用于宫颈炎而致带下过多者。

3. 针灸疗法

（1）体针　取关元、气海、归来为主穴；肝郁配肝俞、血海穴；肾虚配肾俞、命门穴；脾虚配脾俞穴。快速进针，用补法，得气之后不留针。每日 1 次，10 次为一疗程。

（2）艾灸　取隐白、大都穴。将艾条点燃，靠近穴位灸，灸至局部红晕温热为度。每穴灸 10 分钟左右，隔日 1 次，10 次为一疗程，适用于脾肾阳虚，带下清稀的带下病。

4. 中成药

（1）乌鸡白凤丸　每日 2 次，每次 1 丸，口服，10 天为一个疗程，适用于脾肾虚弱者。

（2）愈带丸　每日 3 次，每次 3~4 片，口服，10 天为一个疗程，适用于湿热下注者。

（3）白带丸　每日 3 次，每次 3g，口服，10 天为一疗程，适用于肾虚带下者。

（4）知柏地黄丸　每日 2 次，每次 5g，口服，10 天为一疗程，适用于阴虚夹湿者。

【转归预后】

带下过多及时治疗多可痊愈，预后良好。若治不及时或治不彻底，或病程迁延日久，反复发作，可致月经异常、盆腔疼痛、癥瘕和不孕等。若癥瘕恶疾复感邪毒所致之带下过多，五色杂下，臭秽难闻，形体日渐消瘦者，则预后不良。

【预防调摄】

1. 保持外阴清洁干燥，注意经期卫生，避盆浴。

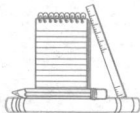

2. 避免房劳多产及多次人工流产。

3. 不宜过食肥甘或辛辣生冷之品，以免损伤脾胃或滋生湿热。

4. 反复发作者，应检查性伴侣有无感染，如有交叉感染，应同时接受治疗。

5. 医务人员应严格执行消毒隔离常规，防止医源性交叉感染。

项目二　带下过少

带下过少是指带下量明显减少导致阴道干涩痒痛甚至阴部萎缩的病证。带下过少在前人文献中缺乏专论，仅散见于经断前后诸证、闭经、不孕、阴痒、阴冷、阴萎、阴痛等病证的症状描述中。

西医学的卵巢功能早衰、绝经后卵巢功能下降，或手术切除卵巢、盆腔放疗后、严重卵巢炎、希恩综合征、长期服用某些抑制卵巢功能的药物等，可导致雌激素水平低落而引起阴道分泌物减少。以上疾病可参照本病辨证论治。

【病因病机】

本病的主要病机是阴液不足，不能润泽阴户。

1. 肝肾亏损　先天禀赋不足，肝肾阴虚，或房劳多产，大病久病，耗伤精血，或年老体弱，肾精亏损，或七情内伤，肝肾阴血暗耗；肝肾亏损，血少精亏，阴液不充，任、带失养，不能滋润阴窍，发为带下过少。

2. 血枯瘀阻　素体脾胃虚弱，化源不足；或堕胎多产，大病久病，暗耗营血；或产后大出血，血不归经；或经产感寒，余血内留，新血不生，均可致精亏血枯，瘀血内停，瘀阻血脉，不循常道，阴津不得敷布胞宫、阴窍，发为带下过少。

【诊断要点】

1. 病史　患者有卵巢早衰、手术切除卵巢、盆腔放疗、盆腔炎症、反复流产史、产后大出血或长期服用某些抑制卵巢功能的药物等病史。

2. 临床表现　带下过少，甚至全无，阴道干涩、痒痛，甚至阴部萎缩，或伴性欲低下，性交疼痛，烘热汗出，月经错后、稀发、经量偏少，甚或闭经、不孕等。

3. 检查

（1）妇科检查　阴道黏膜皱襞明显减少或消失，或阴道壁变薄充血，分泌物极少，宫颈、宫体或有萎缩。

（2）辅助检查　阴道脱落细胞涂片提示雌激素水平较低。内分泌激素测定提示卵巢功能低下，FSH、LH 升高，E_2 下降；希恩综合征者激素水平均下降。

【鉴别诊断】

带下过少亦是一种症状，多种疾病均可出现，故鉴别重点是引起带下过少的疾病及病因。

1. 卵巢功能早衰　是指妇女在 40 岁之前绝经，表现为继发闭经，常伴有绝经期症状，FSH、LH 升高，E_2 下降。

2. 绝经后　正常妇女一般在 45～55 岁绝经。妇女自然绝经后可因卵巢功能下降而出现带下过少，一般无明显不适症状。

3. 手术切除卵巢或盆腔放疗后　手术切除大部分卵巢或全部卵巢、有盆腔放疗史患者易引起带下过少。

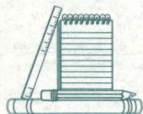

4. 希恩综合征 希恩综合征是由于产后大出血、休克造成垂体前叶急性坏死而致的疾病。临床表现为产后体质虚弱、面色苍白、无乳汁分泌、闭经、阴部萎缩、性欲减退，并有畏寒、头昏、贫血、毛发脱落等症状。FSH、LH 明显降低，甲状腺功能〔血清促甲状腺激素（TSH）、三碘甲状腺原氨酸（T_3）、四碘甲状腺原氨酸（T_4）〕降低，尿 17 - 羟皮质类固醇、尿 17 - 酮皮质类固醇低于正常。

5. 严重卵巢炎 严重的卵巢炎可破坏卵巢组织，使卵巢功能减退。

【辨证论治】

（一）辨证要点

本病的辨证应根据带下的特征结合病因、全身症状、舌脉进行综合分析，病性总属虚证或以虚为主。

（二）治疗原则

本病主要是阴血不足，治疗重在滋补肝肾之阴精，佐以养血、化瘀等，用药不可肆意攻伐、过用辛燥苦寒之品，以免耗津伤阴，犯"虚虚"之戒。

（三）分证论治

1. 肝肾亏损证

主要证候：带下量少，甚至全无，阴部干涩灼痛，或伴阴痒，阴部萎缩，性交疼痛；头晕耳鸣，腰膝酸软，烘热汗出，烦热胸闷，夜寐不安，小便黄，大便干结；舌红，少苔，脉细数或沉弦细。

证候分析：肝肾亏损，血少津乏，阴液不充，任、带失养，不能润泽阴窍，则带下量少；阴虚内热，灼津耗液，则带下甚或全无、阴部萎缩、干涩灼痛、阴痒；精血两亏，清窍失养，则头晕耳鸣；肾虚腰膝失养，则腰膝酸软；肝肾阴虚，虚热内生，则烘热汗出、烦热胸闷、夜寐不安、小便黄、大便干结；舌脉为肝肾亏损之征。

治法：滋补肝肾，养精益血。

方药：左归丸（方见崩漏）加紫河车、麦冬、知母。

皮肤瘙痒者，加蝉蜕、防风、白蒺藜祛风止痒；大便干结者，加生地黄、玄参、何首乌润肠通便。

2. 血枯瘀阻证

主要证候：带下量少，甚至全无，阴道干涩，阴痒；面色无华，头晕眼花，心悸失眠，神疲乏力，或经行腹痛，经色紫暗有血块，肌肤甲错，或下腹有包块；舌质暗，边有瘀点、瘀斑，脉细涩。

证候分析：精血不足且不循常道，瘀阻血脉，阴津不得敷布，则带下量少甚至全无、阴道干涩、阴痒；血虚不能上荣头面，则面色无华、头晕眼花；血虚心失所养，则心悸失眠；血虚气弱，则神疲乏力；瘀血内阻，气机不畅，则经行腹痛、经色紫暗有血块；瘀血内阻，肌肤失养，则肌肤甲错；瘀滞日久成癥，或下腹有包块；舌脉为血枯瘀阻之象。

治法：补血益精，活血化瘀。

方药：小营煎（《景岳全书》）加丹参、桃仁、牛膝。

当归　白芍　熟地黄　山药　枸杞子　炙甘草　丹参　桃仁　牛膝

方中当归、白芍养血润燥；熟地黄、枸杞子滋阴养血填精；山药健脾滋肾；炙甘草益气健脾；加丹参、桃仁活血祛瘀；加牛膝引药下行。全方补血益精，活血行瘀。

大便干结者，加火麻仁、何首乌润肠通便；小腹疼痛明显者，加五灵脂、延胡索活血止痛；

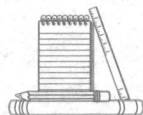

下腹有包块者，加鸡血藤、三棱、莪术活血消癥。

【转归预后】

带下过少多由卵巢功能低下引起的各种疾病所致，原发疾病的病情轻重和治疗效果直接影响带下过少的治疗效果。若为内分泌失调引起的病变，经积极有效的治疗，一般可好转，预后良好。若因手术切除，或放疗、药物损伤引起的卵巢功能衰退，伴月经稀少或闭经者，则疗效差、预后亦差。

【预防调摄】

1. 需及早诊断和治疗可能导致卵巢功能降低的原发病。
2. 应注意预防、及时治疗产后大出血，防止脑垂体前叶急性坏死。
3. 妇科盆腔良性肿瘤手术时，尽可能保留全部或大部分卵巢组织。
4. 盆腔放疗时，尽量避免过多照射卵巢部位。
5. 调节情志，保持良好的心理状态。
6. 饮食有节，可适当增加豆制品。

复习思考

1. 何谓带下病？如何区分生理性带下和病理性带下？
2. 何谓带下过多？简述带下过多的病因病机。试述带下过多的辨证论治。
3. 何谓带下过少？简述带下过少的病因病机。试述带下过少的辨证论治。

扫一扫，查阅
复习思考题答案

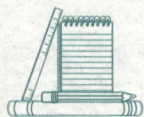

模块九　妊娠病

扫一扫，查阅本模块 PPT、视频等数字资源

【学习目标】

1. 掌握妊娠病的定义、范围、病因病机、诊断、治疗原则和用药宜忌。

2. 掌握妊娠恶阻、妊娠腹痛、异位妊娠、胎漏、胎动不安、滑胎、子肿、子晕、子痫、妊娠小便淋痛的定义、诊断要点与鉴别诊断，以及常见证型的主要证候、治法及代表方药。

3. 熟悉堕胎、小产、胎萎不长、子满、妊娠贫血的定义、诊断要点与鉴别诊断，以及常见证型的主要证候、治法及代表方药。

4. 熟悉妊娠病各病证的病因病机、辨证要点和治疗原则。

5. 了解妊娠病各病证的转归与调摄。

妊娠期间发生的与妊娠有关的疾病称为妊娠病。妊娠病既影响孕妇的身心健康，又妨碍胎儿的正常发育，甚至导致堕胎、小产。因此，必须重视孕前的预防、孕期的保健和发病后的调治。

临床常见的妊娠病有妊娠恶阻、妊娠腹痛、异位妊娠、胎漏、胎动不安、堕胎、小产、滑胎、胎萎不长、子满、子肿、子晕、子痫、妊娠小便淋痛、妊娠贫血等。

妊娠病的发病原因主要有外感六淫、饮食伤脾、情志内伤、房事不节、劳逸过度、跌仆闪挫及体质因素等。妊娠病的发生，与妊娠后孕妇的生理变化密切相关，其发病机理：①阴虚阳亢：孕后阴血下聚冲任、胞宫以养胎，冲脉气盛，全身阴血相对不足；阴血聚于下，则阳气浮于上，以致阴虚阳亢，甚者气机逆乱，易致妊娠恶阻、子晕、子痫等。②胎阻气机：由于胎体渐长，使气机阻滞，气滞则湿郁，甚者痰湿内停，可致子满、子肿、子晕等。③肾虚不固：胞脉系于肾，肾藏精而主生殖，若肾气亏损，无力系胞，则胎元不固，易致胎漏、胎动不安、堕胎、小产、滑胎等。④脾虚血少：脾胃为气血生化之源，而胎赖血养气载，若脾虚生化乏源，气血虚弱，胎失载养，可致胎漏、胎动不安、堕胎、小产、滑胎、胎萎不长等。

妊娠病的诊断，首先要确诊妊娠。应根据停经史、早孕反应、乳头及乳晕着色、脉滑以尺脉尤甚等临床表现，结合相关检查如妊娠试验、B超及妇科检查等判断是否妊娠，并注意与激经、闭经、癥瘕鉴别。同时应关注胎元及孕母的健康状况及是否正常妊娠。

妊娠病的治疗应以胎元正常与否为前提。胎元正常者，宜治病与安胎并举。临证时须辨明标本始末，以确定治疗的重点：若因母病而致胎不安者，当重在治疗母病，母病去则胎自安；若因胎不安而致母病者，应重在安胎，胎安则母病自愈。正如《诸病源候论》所言："其母有疾以动胎，治母则胎安；若其胎有不牢固，致动以病母者，治胎则母瘥。"治疗大法以补肾健脾疏肝、调理气血为主：补肾目的在于固胎之本，用药以补肾益阴为主；健脾目的在于益血之源，用药以健脾养血为主；疏肝目的在于通调气机，用药以理气清热为主。脾肾健旺、气血调和，则胎元巩固，母体自安。若因孕妇之疾不宜继续妊娠者，或胎元异常，胎殒难留，或胎死不下者，安之无益，则宜从速下胎益母，常选活血化瘀、消癥杀胚之品等。

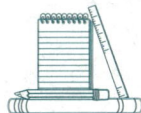

妊娠期间选方用药应固护胎元，注意用药禁忌。凡峻下、滑利、祛瘀、破血、耗气、散气及一切有毒药品，都应慎用或禁用；但在病情需要的情况下，也可适当选择使用，所谓"有故无殒，亦无殒也"。唯须严格掌握剂量，"衰其大半而止"，以免动胎、伤胎。

项目一　妊娠恶阻

案例导入

患者，女，26岁，已婚。患者孕2个月，恶心呕吐2周，加重3天，不能进食，呕吐酸苦水，胸满胁痛，头晕而胀，烦渴口苦；舌淡红，苔薄黄，脉弦滑。

思考：可能诊断为何病？还需进一步做哪些检查？

妊娠早期，出现严重的恶心呕吐，头晕厌食，甚则食入即吐者，称为妊娠恶阻，简称"恶阻"，又称"妊娠呕吐""子病""病儿""阻病"等。早在汉代张仲景的《金匮要略》中即有用桂枝汤治疗本病的记载。隋代巢元方《诸病源候论》有"恶阻候"专条。宋代严用和《济生方》中有"此由妇人本虚，平时喜怒不节"，认为本病可由情志因素所致。

妊娠恶阻是妊娠早期最常见的病证之一，多发生在孕6～12周，常见于年轻的初孕妇。若妊娠早期仅见恶心欲吐、择食嗜酸，或晨起偶有呕吐者，为早孕反应，不属病态，一般妊娠3个月后可逐渐消失。

西医学的妊娠剧吐可参照本病辨证治疗。

【病因病机】

本病的主要病机是冲气上逆，胃失和降，常由脾胃虚弱、肝胃不和所致。

1. 脾胃虚弱　孕后经血停闭不泻，血聚冲任养胎，冲脉气盛，而冲脉隶于阳明，故易犯足阳明胃；若脾胃虚弱，冲气上逆犯胃，胃失和降，可致恶心呕吐。

2. 肝胃不和　平素性躁多怒，或患怒伤肝，肝失条达，肝郁化热；孕后血聚冲任、胞宫养胎，阴血相对不足，肝血益虚，肝火愈旺，且冲脉气盛，而冲脉附于肝，肝脉夹胃贯膈，冲气夹肝火上逆犯胃，胃失和降，以致恶心呕吐。

【诊断要点】

1. 病史　有停经史，且确诊为正常妊娠者。恶阻多发生于孕3个月内，常见于年轻初孕妇。

2. 临床表现　妊娠早期恶心，反复呕吐，头晕，厌食，甚或食入即吐。由于严重呕吐和长期饮食难入，可引起脱水及电解质紊乱，形成代谢性酸中毒，导致全身乏力、精神萎靡、形体消瘦、体重下降、全身皮肤和黏膜干燥、皮肤弹性降低、嘴唇燥裂、口渴、眼眶下陷，严重者可出现脉搏加快、血压降低、体温升高、黄疸、尿少或无尿、嗜睡、昏迷。

3. 检查

（1）妇科检查　阴道壁及子宫颈阴道部充血，呈紫蓝色；子宫增大变软。

（2）实验室检查　尿HCG阳性，尿酮体阳性。病情重者，血容量减少，血液浓缩，外周血红细胞计数、血细胞比容、血红蛋白升高；二氧化碳结合力下降，血钾、钠、氯降低。肝肾功能受损时可见谷丙转氨酶、胆红素、尿素氮、肌酐等升高。

【鉴别诊断】

1. 葡萄胎　恶心呕吐出现较早、较剧，伴有不规则阴道出血，或有水泡样物排出。子宫增

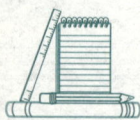

大超过相应妊娠月份。血 HCG 水平明显高于正常孕周，B 超检查宫腔内无胎儿结构及胎心搏动，充满不均质密集状或短条状回声，呈落雪状改变。

2. 妊娠期合并病毒性肝炎 多有与肝炎患者接触史，或输血、注射血制品史；腹胀腹泻及肝区痛，或发热、黄疸；肝大，有压痛；肝功能、乙型肝炎病毒表面抗原（HBsAg）等检查有助鉴别。

3. 妊娠期急性胃肠炎 多有饮食不洁史，除恶心呕吐外，常伴有腹痛、腹泻；大便检查可见白细胞及脓细胞。

【辨证论治】

（一）辨证要点

妊娠恶阻，以呕吐为主症，其辨证主要根据呕吐物的性状和患者的口感，结合全身证候、舌象、脉象进行综合分析。若口淡无味、呕吐清涎或不消化食物者，多为脾胃虚弱；若口苦、呕吐酸水或苦水者，多为肝胃不和；若口干烦渴、干呕或呕吐血性物者，多为气阴两亏。

（二）治疗原则

妊娠恶阻的治疗以调气和中、降逆止呕为原则。并应注意饮食和情志的调节，用药宜平和，忌辛燥、升散之品。若病情严重、饮食不下、食入即吐、呕吐物带血丝、尿酮体阳性、肝肾功能有变化，则需配合西医治疗，必要时终止妊娠。

（三）分证论治

1. 脾胃虚弱证

主要证候：妊娠早期恶心呕吐，甚则食入即吐，呕吐清涎或吐出不消化食物；脘腹满闷，口淡无味，厌食，头晕，神疲嗜睡；舌淡，苔白，脉缓滑无力。

证候分析：脾胃虚弱，升降失司，孕后血聚冲任以养胎，冲脉气盛，上逆犯胃，胃失和降，故恶心呕吐不食，甚或食入即吐；脾胃虚弱，运化失职，因而脘腹满闷、口淡无味、厌食；中阳不振，清阳不升，则头晕、神疲嗜睡；舌脉均为脾胃虚弱之征。

治法：健脾和胃，降逆止呕。

方药：香砂六君子汤（《名医方论》）。

人参 白术 茯苓 甘草 半夏 陈皮 木香 砂仁 生姜 大枣

方中四君、大枣健脾胃、和中气；砂仁、半夏醒脾和胃、降逆止呕；木香、陈皮理气和中；生姜温胃止呕。全方补脾胃、降逆气，使呕吐得止。

若脾胃虚寒，酌加丁香、灶心土、白豆蔻温中降逆止呕；若吐甚伤阴，宜去木香、砂仁、茯苓，酌加玉竹、麦冬、石斛、沙参、胡麻仁等养阴和胃。

2. 肝胃不和证

主要证候：妊娠早期呕吐酸水或苦水；胸胁满闷，嗳气叹息，头晕目眩，口苦咽干，渴喜冷饮，便秘溲赤；舌红，苔黄，脉弦滑数。

证候分析：孕后冲气夹肝火上逆，直犯胆胃，则恶心呕吐、吐酸水或苦水、烦渴口苦；肝火上逆，上扰空窍，则头晕目眩；肝郁气滞，气机不利，则胸胁满闷、嗳气叹息；热盛伤津，故便秘溲赤、咽干、渴喜冷饮；舌脉均为肝胃不和之征。

治法：清肝和胃，降逆止呕。

方药：加味温胆汤（《医宗金鉴》）。

陈皮 制半夏 茯苓 甘草 枳实 竹茹 黄芩 黄连 麦冬 芦根 生姜

方中二陈汤、生姜燥湿化痰、降逆止呕；黄芩、黄连、竹茹清肝热、除烦止呕；枳实宽胸和

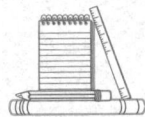

胃、调气降逆；麦冬、芦根养阴清热除烦。

若呕甚伤津，加石斛、玉竹、沙参以养阴清热；便秘者，加胡麻仁、瓜蒌仁润肠通便；若头晕头胀明显者，加菊花、钩藤、石决明、夏枯草平肝清热；若胸胁乳房胀痛，酌加川楝子、合欢皮疏肝理气。

若呕吐不止、不能进食，导致阴液亏损，精气耗散，出现精神萎靡、嗜睡、形体消瘦、眼眶下陷、双目无神、四肢无力，重者呕吐带血样物、发热口渴、尿少便秘、皮肤及唇舌干燥，舌红、苔薄黄或光剥、脉细滑数无力等气阴两亏的严重证候，可见尿酮体呈强阳性、电解质紊乱，治宜益气养阴、和胃止呕，方用生脉散（《内外伤辨惑论》）合增液汤（《温病条辨》）加乌梅、竹茹、芦根。呕吐带血样物者，加藕节、海螵蛸、乌梅炭养阴清热、凉血止血。必要时，采用中西医结合治疗，输液以纠正酸中毒及电解质紊乱，并注意及早补充维生素 B_1，防止 Wernicke 脑病发生。若经积极治疗无好转，或体温升高达 38℃ 以上，心率超过 120 次/分，持续蛋白尿，或持续黄疸，应考虑终止妊娠。

知识链接

韦尼克（Wernicke）脑病

Wernicke 脑病由维生素 B_1 缺乏所致，一般在妊娠剧吐持续 3 周后发病，临床表现为眼球震颤、视力障碍、步态和站立姿势受影响，可发生木僵或昏迷，甚至死亡。孕妇一旦发生 Wernicke 脑病需终止妊娠。

【其他疗法】

1. 针灸

（1）体针　取公孙、内关、中脘、足三里、阴陵泉穴，公孙穴直刺 0.8 寸，内关穴直刺 1 寸，中脘、足三里、阴陵泉穴直刺 1.5 寸，均留针 30 分钟，针后加艾条灸。

（2）耳针　取胃、脾、肝、三焦、神门穴。将王不留行子贴于所选耳穴上，双侧同贴，稍加压力，每日在贴压耳穴位置按压 3~4 次，2~3 日换药 1 次，4 次为 1 疗程。

（3）穴位注射　选天突、中脘、内关穴，用维生素 B_6、维生素 B_1 穴位注射。每穴注射 0.1mL，每日 1 次。

2. 拔罐　取中脘穴，用负压瓶或中号火罐吸附，10 分钟后进食或服药。饮食后 10~20 分钟取下负压瓶或火罐。每次进食或服药时使用 1 次，可减轻呕吐。

【转归预后】

本病治疗及时正确，护理得法，多数患者可迅速康复，预后大多良好。若呕吐不止，不能进食，导致阴液亏损，精气耗散，为气阴两亏的严重证候，可见尿酮体常呈强阳性反应。若经中西医结合治疗无好转，或体温升高达 38℃ 以上、心率超过 120 次/分，或出现黄疸时，应考虑终止妊娠。

【预防调摄】

1. 调和情志　保持精神愉悦，心情舒畅。

2. 饮食适宜　饮食宜清淡，易消化而富有营养。

3. 环境清静　室内空气清新，温度适中，避免油烟气味。

4. 大便通畅　多食水果、蔬菜，如香蕉、芹菜等。

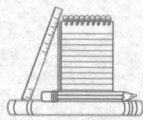

项目二　妊娠腹痛

妊娠期间因胞脉阻滞或失养而出现以小腹疼痛为主要症状的病证，称为妊娠腹痛，亦称"胞阻"。胞阻之名首见于《金匮要略·妊娠病脉证并治》之"假令妊娠腹中痛，为胞阻，胶艾汤主之"。

西医学的先兆流产以腹痛为主要症状者可参照本病辨证论治。

【病因病机】

本病的病机主要是胞脉阻滞，气血运行不畅，"不通则痛"；或胞脉失养，不荣而痛，常由血虚、虚寒、气滞所致。

1. 血虚　孕妇素体血虚，或平时失血过多，或脾虚化源不足而血虚；孕后血聚养胎，血虚益甚，胞脉失养，致小腹疼痛。又因血虚气弱，血少乏于畅行，气虚无力行血，气血运行迟滞，"不荣而痛"，以致腹痛。

2. 虚寒　孕妇素体阳虚，阴寒内生，不能生血行血，胞脉失于温煦，气血运行不畅，胞脉受阻，"不通则痛"，因而发生腹痛。

3. 气滞　孕后阴血聚下以养胎，使肝血虚，肝失所养，其气易郁滞；孕后胎体渐长，胎阻气机。若素性抑郁，或情志所伤，使肝失条达，肝郁气滞益甚，气滞则血行不畅，胞脉阻滞，"不通则痛"，因而腹痛。

【诊断要点】

1. 病史　有停经史，有早孕反应。

2. 临床表现　以小腹疼痛为主，一般不甚剧烈，或绵绵作痛，或隐隐作痛，或冷痛不适，或小腹连及胁肋胀痛，无阴道流血。

3. 检查

（1）体格检查　腹部柔软不拒按。

（2）妇科检查　有妊娠体征。

（3）辅助检查　尿妊娠试验阳性，B超提示宫内活胎。

【鉴别诊断】

1. 异位妊娠　异位妊娠患者在未破损期也可出现小腹隐痛，两者均有停经史、早孕反应，尿或血HCG检查提示妊娠，可通过连续测定血HCG，观察其倍增情况，并结合阴道B超等检查进行鉴别。

2. 胎动不安　胎动不安也有小腹疼痛症状，但其腹痛之前多先有胎动下坠感，腹痛常与腰酸并见，或伴阴道少量出血。

3. 妊娠合并卵巢囊肿蒂扭转　孕妇有卵巢囊肿病史，常在体位发生改变时突然发生一侧下腹部剧烈疼痛，甚者痛至昏厥，伴恶心呕吐、汗出肢冷、体温升高。妇科检查和B超提示一侧附件有囊肿存在，蒂部有压痛，可与妊娠腹痛相鉴别。

【辨证论治】

（一）辨证要点

本病主要根据腹痛的性质和喜按与否结合兼症及舌脉辨其寒热虚实。一般而言，绵绵作痛、按之痛减，为血虚；冷痛、得热痛减、喜温喜按，为虚寒；胀痛、痛连胁肋，为气滞。

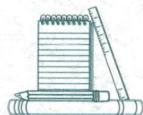

（二）治疗原则

治疗以调理气血、止痛安胎为主。若治疗后腹痛不减轻者，应予以重视，慎防发展为流产，或可酌加安胎药。

（三）分证论治

1. 血虚证

主要证候：妊娠后小腹绵绵作痛，喜揉喜按；头晕心悸，失眠多梦，面色萎黄；舌淡，苔薄白，脉细滑。

证候分析：素体血虚，孕后血聚胞宫养胎，使血愈虚，血虚胞脉失养，故小腹绵绵作痛；血虚髓海失养，则头晕；血不养心，神不安舍，则心悸、失眠多梦；血虚不能上荣于面，故面色萎黄；舌脉均为血虚之征。

治法：补血养血，止痛安胎。

方药：当归芍药散（《金匮要略》）去泽泻，加党参。

当归　白芍　川芎　白术　茯苓　党参

方中当归、白芍、川芎补血养血、缓急止痛；党参、茯苓、白术健脾益气养血。

2. 虚寒证

主要证候：妊娠小腹冷痛，喜温喜按；形寒肢冷，倦怠无力，纳少便溏，面色㿠白；舌淡，苔白，脉沉细滑。

证候分析：素体阳虚，孕后胞脉失于温煦，气血运行受阻，故小腹冷痛、喜温喜按；中阳不振，则倦怠无力、纳少便溏；阳气不能外达，故形寒肢冷、面色㿠白；舌脉均为虚寒之征。

治法：暖宫止痛，养血安胎。

方药：胶艾汤（《金匮要略》）。

阿胶　艾叶　当归　川芎　白芍　干地黄　甘草

方中阿胶养血止血、艾叶温经止血，均为安胎要药；四物汤补血养血止痛；甘草调和诸药；白芍、甘草缓急止痛。

3. 气滞证

主要证候：妊娠小腹胀痛；情志抑郁，烦躁易怒，胸胁胀满；舌红，苔薄，脉弦滑。

证候分析：素性忧郁，或情志所伤，肝失条达，又孕后胎阻气机，气机不畅，故小腹胀痛；气郁无以宣达，故情志抑郁、烦躁易怒；气滞肝脉，故胸胁胀满；舌脉均为肝郁气滞之征。

治法：疏肝解郁，止痛安胎。

方药：逍遥散（方见月经先后不定期）加苏梗、陈皮。

【转归预后】

妊娠腹痛是孕期常见病，一般预后良好。若痛久不止，病势日进，也可损伤胎元，甚则发展为堕胎、小产。

【预防调摄】

1. **劳逸有度**　避免过于劳累，勿持重、登高、剧烈活动，宜卧床休息。

2. **调和情志**　勿恼怒、少烦忧，消除紧张情绪，保持心情舒畅。

3. **饮食适宜**　饮食易消化且富于营养，忌辛辣刺激动火之品。

4. **注意摄生**　起居有常，慎房事。

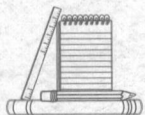

项目三　异位妊娠

📖 案例导入

　　患者，女，25 岁，停经 45 天，突发下腹剧痛 3 小时，有肛门下坠感，面色苍白，四肢厥冷，恶心呕吐；舌淡，苔薄白，脉细数无力。查体：血压80/50mmHg，下腹部压痛（＋），反跳痛（＋），移动性浊音（＋）。妇科检查阴道后穹隆饱满，宫颈抬举痛（＋），子宫前位，有漂浮感，大小正常，双侧附件未扪及明显包块，左侧压痛明显。尿 HCG（＋），后穹隆穿刺抽出不凝血。

　　思考：诊断为何病？辨证为何证型？引起该病的病因病机是什么？还需进一步做哪些检查？其处理原则是什么？

　　受精卵在子宫体腔以外着床发育，称为异位妊娠，习称"宫外孕"，但两者含义稍有不同。宫外孕仅指子宫以外的妊娠，如输卵管妊娠、卵巢妊娠、腹腔妊娠、阔韧带妊娠等；异位妊娠是指受精卵位于正常着床部位以外的妊娠，除上述妊娠部位外，还包括宫颈妊娠、子宫残角妊娠等。因此，异位妊娠的范围更广且更准确。

　　异位妊娠的发生部位较多，但以输卵管妊娠最为常见，占 95% 左右，本节以此为例叙述。输卵管妊娠流产或破裂可引起急性腹腔内出血，甚者导致失血性休克，处理不当可危及生命，是妇产科常见的急腹症之一。

　　中医古籍文献中未见"异位妊娠"和"宫外孕"之名，按其临床表现，在闭经、妊娠腹痛、少腹瘀血及癥瘕等病证中有类似症状的描述，可参考辨证论治。

【病因病机】

　　异位妊娠的主要病机为冲任不畅，受精卵异位着床。

　　1. 气虚血瘀　素禀肾气不足，或早婚多产、房事不节，损伤肾气，或素体脾虚，或饮食劳倦伤脾，脾虚气弱。气虚运血无力，血行瘀滞，冲任阻滞，胞脉不畅，以致受精卵不能及时运达胞宫，而成异位妊娠。

　　2. 气滞血瘀　素性抑郁，或愤懑过度，气机郁滞，气滞则血瘀，冲任瘀阻，胞脉不畅，受精卵不能运达胞宫，而成异位妊娠。

　　3. 湿热瘀结　经期产后，余血未尽，不禁房事，湿热浸淫，或感染邪毒，湿热邪毒与血互结，冲任瘀阻，胞脉不畅，受精卵被阻，不能运达胞宫，而成异位妊娠。

　　总之，异位妊娠的发生，一因"虚"，主要是脾肾气虚，运行无力，受精卵未能及时运达胞宫；二因"瘀"，受精卵受到瘀阻，不能运达胞宫。初始受精卵阻碍胞脉气血运行，而导致病处疼痛，此即未破损期；受精卵日渐发育，胀破胞脉，血溢腹中，腹痛加重，重则气随血脱，此即已破损期；血溢腹中，日久则血瘀成癥，形成包块，此即包块期。

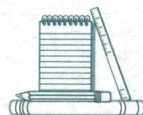

知识链接

异位妊娠的病因病理

西医学认为，输卵管黏膜炎和输卵管周围炎是引起输卵管妊娠的主要病因。炎症可造成输卵管黏膜皱襞粘连，使管腔狭窄、管腔纤毛缺损、管形扭曲及管壁肌肉蠕动减弱等，妨碍受精卵的通过和顺利输送。此外，输卵管发育不良或畸形或功能异常、输卵管术后瘢痕形成、输卵管子宫内膜异位症、盆腔子宫内膜异位症粘连、输卵管周围的肿瘤压迫或牵引、受精卵游走、输卵管结扎术后再通、宫内节育器避孕失败等，均可使受精卵的正常运行受阻或输送延迟，不能按时到达或不能到达宫腔，而在输卵管内着床，形成输卵管妊娠。另外，精神因素引起的输卵管痉挛，受精卵运行缓慢，亦为发病的原因。

输卵管妊娠时，由于管壁薄弱，管腔狭小，且不能形成完好的蜕膜，胚胎绒毛直接侵蚀输卵管肌层，当受精卵生长发育到一定程度时，便可发生输卵管妊娠破裂或流产。

输卵管妊娠破裂多发生于输卵管峡部妊娠（图9-1）和间质部妊娠过程中，多在妊娠6周左右发病；输卵管妊娠流产多发生于输卵管伞部和壶腹部妊娠（图9-2）过程中，多在妊娠8～12周发病。无论输卵管妊娠破裂或流产，均可出现剧烈或持续反复加重的下腹疼痛和腹腔内出血，轻者出现晕厥，重者可引起失血性休克，危及生命。输卵管妊娠流产或破裂后，胚胎偶尔仍可存活，继续在腹腔内种植生长发育，成为继发性腹腔妊娠。若输卵管妊娠流产或破裂后，腹腔内反复出血，形成血肿，胚胎死亡，血肿机化与周围组织粘连，则可形成陈旧性异位妊娠。

输卵管妊娠时，子宫可稍增大、变软；子宫内膜发生蜕膜样变。当胚胎死亡后，失去激素支持的蜕膜发生变性和坏死，蜕膜自宫壁剥离、排出而有阴道流血，有时蜕膜可完整剥离，排出三角形蜕膜管型。

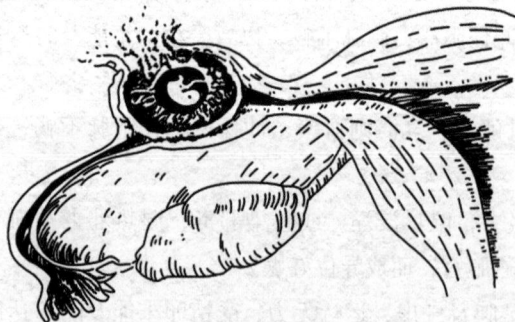 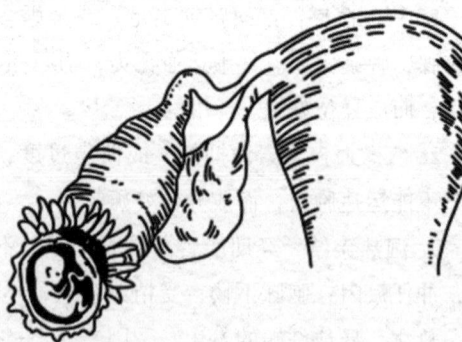

图9-1　输卵管峡部妊娠破裂　　　　　图9-2　输卵管壶腹部妊娠流产

【诊断要点】

1. 病史　可有早孕反应，多有停经史，但也有少数患者无明显停经史。或有盆腔炎、不孕症、异位妊娠等病史，或输卵管手术史，放置宫内节育器等。

2. 临床表现　输卵管妊娠在未发生流产或破裂前，可无明显症状，或可有早期妊娠表现，

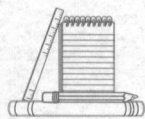

或偶有轻微下腹隐痛，或一侧下腹部坠胀不适。若发生流产或破裂，则可出现下列表现。

（1）腹痛　为输卵管妊娠最主要的症状。突感一侧下腹部撕裂样或刀割样疼痛，持续或反复发作，常伴有恶心呕吐；当内出血积聚于直肠子宫陷凹时，可出现肛门坠胀感或便意；随着出血增多，血由下腹部流向全腹时，可全腹疼痛；血液刺激膈肌时，可引起肩胛部放射性疼痛。

（2）阴道出血　大多为阴道少量不规则出血，色暗褐，淋漓不净，可伴有子宫蜕膜管型或蜕膜碎片排出。

（3）晕厥与休克　由急性大量腹腔内出血及剧烈腹痛引起。轻者出现晕厥，重者则出现低血容量性休克，其休克程度与腹腔内出血量及出血速度有关，而与阴道出血量不成正比。

3. 检查

（1）体格检查　腹腔内出血较多时，患者出现面色苍白、呈贫血貌、四肢厥冷、脉搏快而细弱、血压下降等休克表现。下腹部有明显压痛及反跳痛，病侧为甚，但腹肌紧张较轻。出血较多时，叩诊有移动性浊音。

（2）妇科检查　输卵管妊娠未破裂时除子宫略大稍软外，仔细检查或可能触及胀大的输卵管，有轻度压痛。阴道可有血迹。腹腔内出血时阴道后穹隆饱满，有触痛。宫颈抬举痛和摇摆痛明显。内出血多时，子宫有漂浮感。子宫一侧或其后方可触及肿块，质软，边界不清，触痛明显。陈旧性异位妊娠时，肿块边界清楚，质地偏实。

（3）实验室检查与其他检查

1）尿 HCG 测定　尿妊娠试验阳性或弱阳性；但阴性不能排除输卵管妊娠。

2）血 HCG 测定　血 HCG 定量测定对诊断及治疗方法的选择、治疗效果的评价有重要意义。每间隔 48 小时反复检测血 HCG 水平，如增高＜60%，则异位妊娠的可能性较大，若血 HCG 水平呈进行性降低，则可能是异位妊娠，需结合 B 超等检查。

3）B 超检查　子宫虽稍增大但宫腔内空虚；宫旁出现低回声区或混合性包块，或可见妊娠囊及胎心搏动；经阴道超声检查较经腹部超声检查准确性高，同时需注意子宫内有时可见到由蜕膜管型与血液形成的假妊娠囊，应注意鉴别，以免误诊为宫内妊娠。输卵管妊娠流产或破裂后，腹腔内或直肠子宫陷凹在超声下可见液性暗区。

4）诊断性刮宫　对阴道出血较多者行诊断性刮宫，刮出的组织物若仅见蜕膜未见绒毛则有助于诊断异位妊娠。

5）阴道后穹隆穿刺　适用于疑有腹腔内出血的患者。腹腔内出血时，可抽出暗红色不凝血，但未抽出血液者并不能排除输卵管妊娠的可能。若穿刺针头误入静脉，则血液较红，将标本放置 10 分钟左右可凝固。

6）腹腔镜检查　早期输卵管妊娠者腹腔镜下可见一侧输卵管局部肿大，表面呈紫蓝色，配合病理检查可确诊。现在这种方法常用作手术治疗手段，很少用于检查。有时因妊娠囊过小可误诊，也可因输卵管扩张和颜色改变被误诊为输卵管妊娠。

7）血常规检查　腹腔内出血较多时，血红蛋白、红细胞计数减少。

【鉴别诊断】

1. 黄体破裂　黄体破裂与输卵管妊娠都可突发下腹一侧疼痛伴肛门坠胀，妇科检查一侧附件压痛或触及肿块，阴道后穹隆穿刺可抽出不凝血。但黄体破裂之腹痛在月经后半期或经期，无停经及早孕反应。B 超、尿妊娠试验可资鉴别。

2. 宫内妊娠流产　输卵管妊娠与宫内妊娠流产均有停经、阴道出血、腹痛等症状，检查均为子宫增大变软、尿妊娠试验阳性。但输卵管妊娠腹痛痛在一侧少腹，B 超检查宫腔内空虚，宫

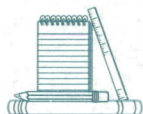

旁出现低回声区或混合性包块。宫内妊娠流产为下腹正中阵发性疼痛或坠痛，阴道出血多时可见绒毛排出；妇科检查宫口松弛，宫口或见组织嵌顿；B 超检查宫内可见妊娠囊，或组织残留。

3. 卵巢囊肿蒂扭转 两者均有剧烈腹痛，但卵巢囊肿蒂扭转患者无停经史，无阴道出血，一般有附件包块病史，往往在体位变化时，突发下腹一侧疼痛，囊肿蒂部可有明显压痛，可伴恶心呕吐。B 超、尿妊娠试验可资鉴别。

4. 急性阑尾炎 两者均有腹痛，但急性阑尾炎患者常有转移性右下腹疼痛，右下腹有压痛或反跳痛，常伴有发热、恶心呕吐、血象增高。无停经史，无阴道出血，妊娠试验阴性。

【辨证论治】

（一）辨证要点

首先应行 B 超检查并测定血 HCG，及早诊断异位妊娠，并明确妊娠位置。其次分辨异位之胎元已殒或未殒，脉络破损与否，以及正气之存亡，气血之虚实。异位胎元未殒，脉络未破损时，主要是少腹血瘀之实证或虚实夹杂证；脉络破损，阴血内溢，可致气血两亏，瘀阻少腹，甚则亡血厥脱，乃危急重症；或因瘀阻少腹，日久成癥。还要注意观察患者的表情、血压、脉搏、腹痛及血红蛋白、红细胞计数的变化，及早发现休克，判断是否再出血。

（二）治疗原则

进行动态观察，根据病情变化，及时采取适当的治疗措施，并应在有输液、输血及手术准备的条件下进行药物保守治疗。一旦出现休克应立即吸氧、输液、输血以纠正休克，并同时进行手术。输卵管妊娠未破损期，胚胎存活，保守治疗的关键在于杀胚，可用中药也可用西药，但要严格掌握适应证及剂量。在杀胚治疗过程中，应采用 B 超检查和放射免疫法测定血 HCG 水平，并动态检测，以指导保守治疗。

（三）分证论治

1. 中西医结合保守治疗

（1）未破损期 指输卵管妊娠未流产或未破裂，无内出血。

主要证候：孕后一侧少腹隐痛或持续作痛，可有包块，或阴道少量出血；早期也可无任何不适，或有停经、恶心、厌食；舌红，苔薄，脉弦滑。

证候分析：孕后冲脉气盛，冲气上逆犯胃，胃失和降，则恶心、厌食；受精卵在输卵管内种植发育，气机阻滞，冲任瘀阻，胞脉不畅，则患侧少腹隐痛或持续作痛、有包块；瘀阻冲任，血不归经，则阴道少量出血；舌脉为妊娠气机阻滞，冲任瘀阻之征。

治法：杀胚消癥，化瘀止痛。

方药：宫外孕Ⅱ号方［山西医学院（现山西医科大学，下同）第一附属医院方］加蜈蚣、紫草。

丹参　赤芍　桃仁　三棱　莪术　蜈蚣　紫草

方中丹参、赤芍、桃仁活血化瘀；三棱、莪术消癥散结；加蜈蚣、紫草破血通络、杀胚消癥。

腹胀、便秘者，加延胡索、川楝子、枳壳、大黄理气行滞。

未破损期杀死胚胎是关键，可配合使用西药氨甲蝶呤（MTX）杀胚，中西医结合提高杀胚效果。

（2）已破损期 指输卵管妊娠发生流产或破裂者。临床有休克型、不稳定型及包块型。

1）休克型 输卵管妊娠破损后引起急性大出血，临床有休克征象。

主要证候：妊娠后突然下腹剧痛，肛门有坠胀感，阴道出血；面色苍白，恶心呕吐，四肢厥

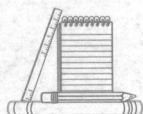

逆，冷汗淋漓，血压下降或不稳定，烦躁不安，或昏厥；舌淡苔白，脉微欲绝或细数无力。

证候分析：受精卵停滞于胞宫之外，胀破脉络，血溢于腹，故突发下腹剧痛，肛门有坠胀感；受精卵异位着床，子宫蜕膜剥离，则阴道出血；络伤血溢，阴血暴亡，气随血脱，则面色苍白，恶心呕吐，四肢厥逆，冷汗淋漓；失血过多，心神失养，故烦躁不安；脉象为阴血暴亡，阳气暴脱之征。

治法：益气固脱，回阳救逆。

方药：参附汤（方见崩漏）合生脉散（《内外伤辨惑论》）。

附子　人参　麦冬　五味子

方中人参大补元气以固脱，附子回阳救逆；麦冬、五味子养阴敛汗而生津。

大汗淋漓不止者，酌加山茱萸收敛固涩；内出血未止，酌加三七化瘀止血。此期抗休克也可配合应用中药生脉注射液益气固脱，或参附注射液回阳救逆。

对于休克型患者，应立即吸氧、输液补充血容量，输血，积极抢救休克，并做好手术准备。待休克纠正后，或对于轻度休克者，在有抢救准备的基础上，可加用宫外孕Ⅰ号方。

2）不稳定型　输卵管妊娠破损后时间不长，病情不稳定，有再次发生内出血可能。

主要证候：腹痛拒按，腹部有压痛及反跳痛，但未加重或逐渐减轻；或可触及边界不清的包块，或有少量阴道流血；舌红，苔薄，脉细缓。

证候分析：受精卵在输卵管内发育，胀破脉络，血溢少腹，血不循经而成瘀，瘀血阻滞不通，则腹痛拒按，或有包块；瘀血内阻，新血不得归经，故有阴道流血；气随血泄，气血骤虚，脉道不充，故脉细缓。

治法：化瘀止血，杀胚消癥，佐予益气养血。

方药：宫外孕Ⅰ号方（山西医学院第一附属医院方）加蒲黄、三七、茜草、蜈蚣、紫草、党参、黄芪。

赤芍　丹参　桃仁　蜈蚣　紫草　党参　黄芪　蒲黄　三七　茜草

方中丹参、赤芍、桃仁活血化瘀以消积血；蜈蚣、紫草破血通络、杀胚消癥；党参、黄芪益气养血；蒲黄、三七、茜草化瘀止血。

后期病情稳定，有血肿包块形成者，可加三棱、莪术破血消癥，但用量宜由少到多逐渐增加。

此期仍应严密观察病情变化，注意患者的表情、脉搏、血压、腹痛及血红蛋白、红细胞计数的变化，注意再次内出血的可能，做好抢救休克和手术治疗的准备。

3）包块型　指输卵管妊娠破损后时间较长，腹腔内已形成血肿包块者。

主要证候：腹腔血肿包块形成，腹痛逐渐减轻，可有下腹坠胀或便意，阴道出血逐渐停止；舌暗，苔薄，脉细涩。

证候分析：受精卵异位着床，络伤血溢于少腹，日久瘀积成癥，形成腹腔血肿包块；内出血停止，故腹痛减轻；包块阻碍气机，则下腹坠胀或有便意；破损日久，胎元已殒，阴道出血逐渐停止；舌脉为瘀血内阻之征。

治法：破瘀消癥。

方药：宫外孕Ⅱ号方（方见未破损期），加乳香、没药、当归尾、川芎。

若短气乏力、神疲纳呆，加黄芪、党参健脾益气扶正；腹胀甚者，加枳壳、川楝子理气行滞；便秘者，加生大黄通导大便。

2. 手术治疗　输卵管妊娠确诊后，以手术治疗为主，根据是否保留输卵管又分为保守手术和根治手术。以下情形适合手术：

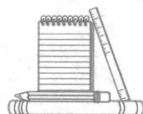

（1）生命体征不稳定或有腹腔内出血征象者。

（2）异位妊娠有进展者（如血 HCG > 3000U/L 或持续升高、有胎心搏动、附件区大包块等）。

（3）随诊不可靠者。

（4）药物治疗有禁忌证或无效者。

（5）持续异位妊娠者。

【其他疗法】

1. 中成药治疗

（1）大黄䗪虫丸（蜜丸）　1 日 2 次，1 次 1 粒，咀嚼后温开水送服。适用于输卵管妊娠未破裂型和包块型。

（2）散结镇痛胶囊　1 日 3 次，1 次 4 粒，温开水送服。适用于输卵管妊娠未破损期和已破损期之包块型。

2. 外敷法

（1）消癥散　千年健 60g，川续断 120g，追地风 60g，花椒 60g，五加皮 120g，白芷 120g，桑寄生 120g，艾叶 500g，透骨草 250g，羌活 60g，独活 60g，赤芍 120g，归尾 120g，血竭 60g，乳香 60g，没药 60g。上药共为末，每 250g 为一份，纱布包，蒸 15 ~ 30 分钟，趁热外敷，每日 1 ~ 2 次，10 天为一疗程，适用于包块型患者。

（2）双柏散外敷　侧柏叶 60g，大黄 60g，黄柏 30g，薄荷 30g，泽兰 30g。水蜜各半，加热调匀，趁热外敷，每日 2 次，10 天为一疗程，适用于包块型患者。

3. 中药保留灌肠

（1）复方毛冬青灌肠液　毛冬青、败酱草、银花藤、大黄、枳壳。水煎为 100mL 药液，保留灌肠，每天 1 次；可活血破瘀，适用于治疗陈旧性异位妊娠。

（2）经验方　紫草 30g，蜈蚣 2g，怀牛膝 10g，丹参 15g，赤芍 12g，桃仁 10g，当归 10g，天花粉 30g，三棱 10g，胆南星 30g。水煎，浓缩成 150mL，每日灌肠 1 次；具有活血化瘀、消癥杀胚、散结止痛之功效，适用于治疗异位妊娠未破损期。

4. 中药输液　对休克型患者可用中药生脉注射液或参附注射液静脉滴注，以益气固脱、回阳救逆抗休克。

【转归预后】

异位妊娠因其妊娠部位、就诊时间、诊断处理的不同往往预后不一。早期及时诊断、治疗，预后良好。若发生输卵管妊娠流产、破裂，诊断不及时，或误诊、漏诊，可导致失血性休克，甚至危及患者生命，临床应高度重视。

【预防调摄】

1. 避免感染　注意经期及产后卫生，避免产后及流产后感染；积极治疗输卵管炎、盆腔炎、盆腔肿瘤等疾病。

2. 提高警惕　对曾有盆腔炎性疾病及其后遗症史、不孕史、放置宫内节育器史、既往异位妊娠史、盆腹腔手术史等而停经者，应警惕异位妊娠的发生。

3. 动态观察　异位妊娠病情急重易变，注意观察患者腹痛、出血、血压、脉象的变化，急性腹腔内出血时，应绝对卧床休息，取头低足高位。出现休克时，应立即吸氧、输液、输血，及时手术。治疗期间应用 B 超进行严密观察，并动态监测血孕酮和血 HCG 浓度。注意药物的毒副作用。

4. 大便通畅　保持大便通畅，避免增加腹压，防止加重内出血。

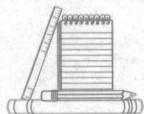

5. 治必彻底 早诊断，早治疗，治必彻底。对输卵管妊娠破裂或流产者应尽量清除腹腔积血，以免形成粘连。

项目四 胎漏、胎动不安

案例导入

患者，女，28岁，已婚。患者孕45天，阴道少量出血，色淡暗，腰酸腹痛2天，伴头晕耳鸣，小便清长；舌淡苔白，脉细缓滑。B超检查提示宫内早孕，单活胎。抽血查早孕三项：孕酮（P）29.86ng/mL；雌二醇（E_2）615.18pg/mL；绒毛膜促性腺激素（HCG）37971.63mU/mL。血清促甲状腺激素（TSH）3.69μU/mL。

思考：诊断为何病？辨证为何证型？中医如何治疗？

妊娠期间，阴道少量出血、时下时止，或淋漓不断，而无腰酸腹痛者，称为胎漏，亦称"胞漏""漏胎"。妊娠期间，出现腰酸腹痛、小腹下坠，或伴阴道少量出血者，称为胎动不安，又称"胎气不安"。

汉代张仲景《金匮要略·妇人妊娠病脉证并治》中有"妇人有漏下者，有半产后因续下血都不绝者，有妊娠下血者"的记载。宋代陈自明《妇人大全良方·妊娠门》已认识到胎漏、胎动不安可发展为堕胎。

胎漏、胎动不安是堕胎、小产的先兆，西医学的先兆流产可参考本病辨证论治。

【病因病机】

本病病机主要是冲任气血失调、胎元不固，常见的病因有肾虚、气血虚弱、血热、血瘀等。

1. 肾虚 禀赋虚弱，先天肾气不足，或孕后房事不节，或因惊恐伤肾，损伤肾气，肾虚冲任不固，胎失所系，胎元不固，以致胎漏、胎动不安。《女科经纶》引《女科集略》云："女之肾脏系于胎，是母之真气，子之所赖也，若肾气亏损，便不能固摄胎元。"

2. 气血虚弱 胎居母腹，赖气载血养而发育成实。若孕妇素体虚弱，气血不足，或饮食不节、过劳、忧思伤脾，使气血化源不足，或大病久病，耗气伤血，导致气血虚弱，不能载胎养胎，冲任不固，以致胎漏、胎动不安。正如《胎产秘书》云："胎动不安者，盖因子宫久虚，气血两弱，不能摄元养胎，致令不安欲堕。"

3. 血热 素体阳盛，或孕后肝郁化热，或过食辛燥助阳之品，或阴虚生内热，或外感邪热，致令血热，热伤冲任，损伤胎气，胎元不固，而致胎漏、胎动不安。正如《医宗金鉴》云："胎漏下血，多属血热。"《景岳全书·妇人规》曰："凡胎热者，血易动，血动者，胎不安。"

4. 血瘀 宿有癥瘕之疾，瘀阻胞宫，孕后冲任气血失调，血不归经，胎失摄养；或孕后起居不慎，跌仆闪挫，或登高持重，或劳力过度，直接损伤胞脉、胎元，或使冲任失调，气血逆乱，不能载胎养胎，而致胎漏、胎动不安。《医学入门》云："孕妇从高坠下，或为重物所压，致动胎元。"

此外，某些药物或手术所伤亦可引起胎漏、胎动不安。

【诊断要点】

1. 病史 有停经史，可有早孕反应。或有孕后房事不节史，或宿有癥瘕，或有堕胎、小产、

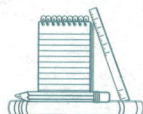

人工流产史，或外伤、负重史等。

2. 临床表现　胎漏主要表现为妊娠后阴道少量出血，时下时止，或淋漓不断，但无腰酸腹痛；胎动不安主要表现为妊娠后出现腰酸腹痛、胎动下坠，或伴阴道少量出血。

3. 检查

（1）妇科检查　子宫颈口未开，胎膜未破，子宫大小与停经月份相符合。

（2）实验室检查　尿妊娠试验阳性。

（3）B超检查　可见宫内完整胎囊，或有胎心搏动、胎动存在。

【鉴别诊断】

1. 妊娠腹痛　两者均有妊娠后轻度腹痛，但妊娠腹痛不伴腰酸、小腹下坠，亦无阴道出血。

2. 异位妊娠　两者均有早孕反应、阴道出血及腹痛。妇科检查、血HCG连续测定和B超可资鉴别。

3. 堕胎、小产　堕胎、小产常由胎漏、胎动不安发展而来，前者阴道出血量增多，等于或超过月经量，腰腹坠痛阵阵加剧。妇科检查可见宫口已开，或见羊水流出，或见胎膜组织堵塞宫口，子宫大小与停经月份相符或略小。B超检查，无胎心搏动及胎动。

4. 葡萄胎　两者均有停经、阴道出血，但葡萄胎为不规则反复阴道出血，有时可大量出血，可在血中发现水泡状组织；多数患者子宫大于停经月份，有时可触及一侧或双侧卵巢囊性增大；B超检查可见明显增大的子宫腔内充满弥漫性分布的光点和小囊样无回声区，或呈落雪状图像，无胎心搏动；血HCG异常增高。

【辨证论治】

（一）辨证要点

主要根据阴道出血的量、色、质，腰酸腹痛的程度、性质，以及全身症状、舌脉等，以辨其寒热虚实。

（二）治疗原则

治疗以补肾固冲安胎为大法，并辅以益气、养血、清热、化瘀等。在诊治过程中，须时时注意母体与胎元的变化。若发现腰酸腹痛加重、阴道出血增多，以致胎堕难留或胎元已殒，应及时去胎益母。

（三）分证论证

1. 肾虚证

主要证候：妊娠期间阴道少量流血，色淡暗，质稀薄，腰酸腹痛，小腹坠痛；头晕耳鸣，两膝酸软，小便频数，或曾有堕胎史；舌淡暗，苔薄白，脉沉细而滑。

证候分析：肾虚冲任不固，胎失所系，故阴道流血、小腹坠痛；腰为肾之外府，肾虚外府失养，故腰酸；肾虚髓海不足，故头晕耳鸣；肾主骨，肾虚则两膝酸软；肾与膀胱相表里，肾虚膀胱失约，故小便频数；肾虚冲任不固，无力系胎，故曾有堕胎；舌脉均为肾虚之征。

治法：补肾益气，养血安胎。

方药：寿胎丸（《医学衷中参西录》）加党参、白术。

菟丝子　桑寄生　续断　阿胶　党参　白术

方中菟丝子补肾益精，固摄冲任；桑寄生、续断补益肝肾、养血安胎；阿胶补血止血。四药合用，共奏补肾养血、固摄安胎之效。加党参、白术健脾益气，是以后天养先天，生化气血以化精，先后天同补，加强安胎之功。

若肾阴虚手足心热，口燥咽干，加熟地黄、山茱萸、枸杞子、女贞子、地骨皮、旱莲草滋阴清热、固冲安胎；肾阳虚畏寒肢冷，加杜仲、补骨脂、益智仁、鹿角霜补肾温阳安胎；气虚小腹坠胀，加炙黄芪、升麻益气升提；腰膝酸软，加杜仲、狗脊补肾壮腰；阴道流血不止，加女贞子、旱莲草、地榆滋阴止血；夜尿频多，加桑螵蛸、覆盆子、益智仁补肾缩小便。

2. 气血虚弱证

主要证候：妊娠期间阴道少量流血，色淡质稀，或腰酸腹痛，小腹空坠；气短懒言，精神倦怠，头晕眼花，心悸失眠，面色㿠白；舌质淡，苔薄白，脉细弱或缓滑。

证候分析：气血不足，冲脉血虚，任脉不固，血不养胎，气不载胎，则阴道少量流血；气虚不化，则血色淡、质稀；胎动欲坠，故腰酸腹痛、小腹空坠；气虚中阳不振，提挈无力，则气短懒言、精神倦怠；血虚不能上荣清窍，则头晕眼花；血不养心，则心悸失眠；血虚不能上荣于面，故面色㿠白；舌脉均为气血虚弱之征。

治法：益气养血，固肾安胎。

方药：胎元饮（《景岳全书》）加川续断、桑寄生。

人参 当归 杜仲 白芍 熟地黄 白术 陈皮 炙甘草 川续断 桑寄生

方中人参、白术、炙甘草甘温益气、健脾调中，使气旺以载胎，以助生化之源；当归、熟地黄、白芍补血养血安胎；杜仲、川续断、桑寄生补肾安胎；陈皮行气健胃。

若阴道流血量多，去当归，加阿胶、海螵蛸、艾叶炭固冲止血；若小腹下坠明显，加黄芪、升麻益气升提、固摄胎元；若腰酸明显，与寿胎丸合用，益气养血、补肾安胎。

3. 血热证

主要证候：妊娠期间阴道下血，血色紫红或鲜红，质稠，或腰酸腹痛，胎动下坠；心烦少寐，渴喜冷饮，溲赤便秘；舌红，苔黄，脉滑数。

证候分析：热伤冲任，迫血妄行，损伤胎气，而致阴道下血，血色紫红或鲜红，腰酸腹痛，胎动下坠；热扰心神，故心烦少寐；热伤津液，故渴喜冷饮、溲赤便秘；舌脉为血热之征。

治法：清热凉血，固冲安胎。

方药：保阴煎（方见月经过多）。

若下血较多，加阿胶、旱莲草、仙鹤草、地榆炭养阴凉血止血；腰痛甚者，加菟丝子、桑寄生、杜仲补肾安胎；阴虚内热者，去黄柏，加女贞子、旱莲草、山茱萸养阴清热安胎。

4. 血瘀证

（1）跌仆外伤证

主要证候：妊娠期间跌仆闪挫，或劳力过度，继而腰腹疼痛，胎动下坠，或伴阴道流血；精神倦怠；舌淡，脉滑无力。

证候分析：孕后起居不慎，或跌仆闪挫，或为劳力所伤，以致气血紊乱，气乱则胎失所载，血乱则胎失所养，胎元内失摄养而不固，故腰腹疼痛、胎动下坠；气血紊乱，冲任不固，故阴道流血；气耗血伤，则精神倦怠、脉滑无力。

治法：益气养血，固肾安胎。

方药：加味圣愈汤（《医宗金鉴》）。

当归 白芍 川芎 熟地黄 人参 黄芪 杜仲 续断 砂仁

方中四物汤补血养血安胎；人参、黄芪益气升提安胎；杜仲、续断补肾安胎；砂仁理气安胎。

若阴道流血量多，去当归、川芎之辛窜动血，加阿胶、艾叶炭止血安胎；腰痛者，加桑寄生补肾安胎。

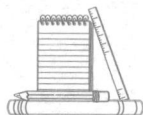

（2）癥瘕伤胎证

主要证候：宿有癥瘕，孕后阴道不时少量下血，色暗红，胸腹胀满，少腹拘急，甚则腰酸，胎动下坠；皮肤粗糙，口干不欲饮；舌暗红或边尖有瘀斑，苔白，脉沉弦或沉涩。

证候分析：妇人宿有癥疾，瘀血阻滞胞脉，孕后新血不得下归血海以养胎元，反离经而走，故阴道不时少量下血、色暗红；瘀血内阻，气机不畅，故胸腹胀满、少腹拘急；瘀血阻滞胞脉，气血运行不畅，胎失载养，则腰酸、胎动下坠；瘀血内阻，肌肤失荣，故皮肤粗糙；瘀血内阻，津液不得上承，故口干不欲饮；舌脉为瘀血之征。

治法：祛瘀消癥，固肾安胎。

方药：桂枝茯苓丸（《金匮要略》）加续断、杜仲。

桂枝　茯苓　赤芍　牡丹皮　桃仁　续断　杜仲

方中桂枝温经通阳，以促血脉运行而散瘀；赤芍、桃仁、牡丹皮活血化瘀消癥；茯苓健脾益气、宁心安神，与桂枝同用，通阳开结、伐邪安胎；加续断、杜仲补肾安胎。诸药合用，共奏活血化瘀、消癥散结、补肾安胎之效，攻补兼施，邪去胎安。

若少腹胀痛者，加柴胡、香附、木香行气止痛；出血多者，加茜草、蒲黄活血止血。

【其他疗法】

中成药

（1）滋肾育胎丸，1日3次，1次5g，淡盐水或蜂蜜水送服。适用于脾肾两虚者。

（2）孕康口服液，1日3次，1次20mL，口服。适用于肾气虚证和气血虚弱者。

【转归预后】

胎漏、胎动不安若胚胎发育正常，经过积极有效的治疗，诸症可缓解，多能继续妊娠，预后良好。若失治、误治，或病情进展，阴道流血量增多，腰腹疼痛逐渐加重，则为胎堕难留，甚则胎堕、小产，急当下胎益母。若为遗传基因缺陷或胚胎基因缺陷所致则非药物或手术所能奏效。

【预防调摄】

1. 重视婚前、孕前检查　及时发现生殖器官发育异常，或遗传性疾病；对传染性疾病、生殖器官炎症性疾病、内分泌性疾病、自身免疫性疾病、心肾功能不全等应积极治疗，待病情改善后再怀孕。

2. 做好孕前调摄　戒烟忌酒，避免接触有害物质。劳逸有度，心情愉悦。

3. 注重孕期保健　慎起居，适劳逸，避风寒，防外感，调饮食，重营养，和情志，心情悦，外阴洁，节房事，避外伤，勿负重。

4. 做好病后调护

（1）静心调养　应卧床休息，避免精神紧张，焦虑不安。

（2）大便通畅　多吃蔬菜、水果，保持大便通畅。

（3）观察病情　结合B超检查和妇科检查，了解胚胎或胎儿发育情况。

项目五　堕胎、小产

凡妊娠12周内，胚胎自然殒堕者，称堕胎；妊娠12~28周，胎儿已成形而自然殒堕者，称为小产，又称"半产""半生"。

堕胎之名首见于《脉经·平妊娠胎动血分水分吐下腹痛证》："怀孕者，不可灸刺其经，必

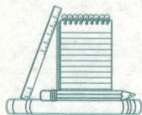

堕胎。"明代虞抟《医学正传》有"小产"病名。《医宗金鉴·妇科心法要诀》则提出了堕胎和小产的异同："五月成形名小产，未成形象堕胎言。"至《诸病源候论》有"妊娠堕胎后血出不止候"等专论，已认识到堕胎后流血不止的危重性。

西医学的早期流产、晚期流产，可参照本病辨证治疗。堕胎、小产为自然流产，人工流产不在本节讨论范围。

【病因病机】

主要病机为冲任损伤，胎元受损或胎结不实而致胚胎、胎儿自然殒堕。

1. 肾气虚弱 先天禀赋不足，肾气不足，冲任不固，无力系胎；或房事不节，精气耗伤，不能养胎固胎；或父母之精不健，成胎不实，以致堕胎、小产。

2. 气血不足 素体气血不足，或因病气血受损，或素体脾胃虚弱，或饮食劳倦伤脾胃，气血两虚，无以载胎养胎，而发堕胎、小产。

3. 热病伤胎 素体阳盛或阴虚，体内蕴热，孕期感受时疫邪毒，或七情过极，肝郁化火，或过食温热食物，或误服暖补之药物，热扰冲任血海，损伤胎元，以致堕胎、小产。

4. 跌仆伤胎 孕期不慎，跌仆闪挫，致气血紊乱，胎元损伤；或劳累过度，气衰而无力载胎，发生堕胎、小产。

【诊断要点】

1. 病史 患者有停经史，可有胎漏、胎动不安病史，或有妊娠期热病史、外伤史及有毒物质接触史。

2. 临床表现 妊娠28周内，或先出现阴道流血继而小腹疼痛，或先小腹疼痛继而阴道流血，且出血量及腹痛逐渐加重；或胎儿自然殒堕。

3. 检查

（1）妇科检查 子宫大小与停经月份相符或略小，宫口已开，有时可见胚胎组织堵塞于宫口或胎膜囊膨出于宫口，可有羊水流出，此属胎殒难留，相当于西医学的难免流产；子宫小于停经月份，宫口已开，部分妊娠物排出，有鲜红色血液流出，此属胎堕不全，相当于西医学的不全流产；子宫接近正常大小，宫口已闭，妊娠物完全排出，腹痛消失，阴道流血逐渐停止，此属堕胎、小产完全，相当于西医学的完全流产。

（2）辅助检查

1）B超检查 可见胎囊变形或位置下移，胎动、胎心搏动消失，或未见妊娠囊，或蜕膜残留。

2）实验室检查 尿妊娠试验阳性或阴性；大量失血后，血常规检查可见血红蛋白及红细胞减少。

【鉴别诊断】

本病主要与异位妊娠、胎动不安和葡萄胎相鉴别。

1. 异位妊娠 两者均有腹痛和出血。但异位妊娠患者以腹腔内出血为主，往往阴道出血不多，且不会有胎块排出，B超检查常见宫腔内空虚，一侧附件有包块。堕胎和小产系宫内妊娠流产，阴道出血较多，B超检查宫腔内有妊娠物残留，妇科检查见子宫颈口已开，或有胎囊膨出。

2. 胎动不安 两者均为宫内妊娠，皆有腹痛和阴道出血。但胎动不安者腹痛较轻，出血较少，胚胎存活，子宫颈口闭合，子宫大小与孕周相符合。堕胎和小产者腹痛剧烈，阴道出血较多，或有胚胎组织排出或堵塞于子宫颈口，子宫颈口已开，子宫大小多小于孕周，妇科检查、B超检查及血HCG连续测定有助于鉴别。

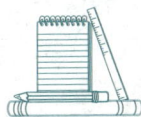

3. 葡萄胎　两者均为宫内妊娠，皆有腹痛和阴道出血。但葡萄胎患者可有水泡状胎块排出，子宫明显大于孕周，血 HCG 异常增高，B 超检查无胎儿结构和胎心，呈落雪状回声。

【辨证论治】

（一）辨证要点

主要是根据阴道流血、腹痛、全身症状及舌脉辨气血虚实，并结合妇科检查、超声等辨证论治。

（二）治疗原则

以下胎益母为主。

（三）分证论治

1. 胎殒难留证

主要证候：多由胎漏、胎动不安发展而来，阴道流血量逐渐增多，腹痛，或会阴坠胀，或羊水溢出；舌质正常或紫暗，舌边尖有瘀点，苔薄，脉滑或涩。

证候分析：孕后因故伤胎，殒胎阻滞，"不通则痛"，则小腹疼痛；新血不能循其经，故阴道流血增多；胎堕而欲下，则会阴坠胀；胎气下迫，胎膜破损，则羊水外溢；舌脉乃胎殒难留，瘀血内阻之象。

治法：祛瘀下胎。

方药：脱花煎（《景岳全书》）加益母草。

当归　川芎　红花　肉桂　川牛膝　车前子　益母草

方中当归、川芎、红花、川牛膝、益母草活血祛瘀、催生下胎；肉桂温通血脉；车前子滑利泄降。

若神疲气短，加党参、黄芪补中益气；若腹痛加剧、血多有块，加炒蒲黄、五灵脂、枳壳，以祛瘀下胎、止痛止血。

2. 胎堕不全证

主要证候：胎殒之后，尚有部分妊娠组织残留于宫腔，腹痛阵阵，阴道下血持续不止，甚至大量出血；心悸气短，头晕目眩，面色苍白；舌淡紫，苔薄白，脉沉细无力。

证候分析：胎殒已堕，堕而未尽，瘀阻胞宫，新血不得归经，故阴道流血持续不止，甚至大量出血；胎堕不全，留而为瘀，瘀阻胞中，"不通则痛"，块物排出，腹痛稍减，故腹痛阵作；血虚失于濡养，则心悸气短、头晕目眩、面色苍白；舌脉为气虚血瘀之征。

治法：益气祛瘀。

方药：脱花煎（方见胎殒难留证）加人参、益母草、炒蒲黄。

若胎堕不全、出血过多，或暴下不止、面色苍白、头晕眼花、甚则晕厥、不省人事、手足厥冷、唇舌淡白、脉芤或微细无力，为气随血脱之危候，宜补气固脱、回阳救逆，可用独参汤（《十药神书》）或参附汤（方见崩漏）。同时，行补液、输血、抗休克治疗，及时采用清宫术、钳刮术清除宫腔残留组织。

若堕胎不全，伴有发热、腹痛、阴道流血紫暗如败酱，气味臭秽，舌红苔黄腻，脉弦数，则为感染邪毒。应祛瘀下胎，佐予清热解毒，可用脱花煎加益母草、红藤、蒲公英、紫花地丁、牡丹皮等，同时行抗感染治疗，并尽快施行清宫术。

【其他疗法】

1. 益母草颗粒　每次 6g，每日 3 次，口服，适用于胎堕不全者。

2. 生化丸　每次 1 丸，每日 3 次，口服，适用于胎堕不全、胎殒瘀阻或胎殒难留者。

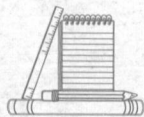

3. 针灸　取穴合谷、中极、关元、三阴交等。适用于堕胎或小产瘀血阻滞者。

【转归预后】

本病多由胎漏、胎动不安发展而来。若胚胎或胎儿完全排出、出血量逐渐减少，则预后良好。若胚胎和胎儿排出不全、出血量多，甚或阴血暴亡，出现阴阳离决者，则急需"速去其胎，以救其母"；若处理不当，可危及生命。

【预防调摄】

1. 应卧床休息，积极治疗。
2. 保持外阴清洁，避免感染。
3. 密切观察腹痛、阴道流血情况，必要时尽快施行清宫术。

项目六　滑　胎

📖 案例导入

　　患者女，26岁，教师，已婚，2023年7月5日就诊。患者结婚4年余无子，连续6次孕40多天自然流产，每次均用黄体酮等西药安胎，无效，现要求中药调理备孕。通过相关检查排除生殖系统病变、染色体异常、甲状腺功能异常、黄体功能不足、封闭抗体不足、血栓前状态、病原微生物引起宫内感染、免疫因素及男方因素。月经史：14岁初潮，平素月经后期，43~60天一行，持续5~7天净，量中，色淡红，月经第1~2天轻度腹痛，得温痛减，经行腰酸，末次月经2023年6月23日。刻下：较常人畏寒，不耐空调冷风，手足欠温，胃纳一般，寐浅易醒，精神萎靡，腰膝酸软，小便清长；舌质淡，苔白润，脉沉细稍弱。

　　思考：诊断为何病？辨证为何证型？中医如何治疗？

　　凡堕胎、小产连续发生3次或3次以上者，称为滑胎，亦称"数堕胎"。本病以连续自然发生堕胎、小产，即"屡孕屡堕"为特点。

　　本病始见于《诸病源候论》，其云："妊娠数堕胎候……血气虚损者，子脏为风冷所居，则血气不足，故不能养胎，所以致胎数堕，候其妊娠而恒腰痛者，喜堕胎也。"滑胎病名始于清代，《医宗金鉴·妇科心法要诀》曰："数数堕胎，则谓之滑胎。"但有些古代医者所言滑胎是指临产催生的方法，不是滑胎之病证，故不属本节讨论范围。

　　西医学的复发性流产可参照本病治疗。

【病因病机】

主要机理是冲任损伤，胎元不固；或胎元不健，不能成形，故屡孕屡堕。

1. 肾气亏损　父母先天禀赋不足，肾气未充，致胎不成实，或因孕后房事不节，或大病久病，以致肾气亏虚，冲任不固，胎失所系，屡孕屡堕，遂为滑胎。

2. 气血两虚　素体虚弱，气血不足，或饮食、劳倦伤脾，气血生化无源，或大病久病，耗气伤血，致气血两虚，冲任失养，气虚不能载胎，血虚不能养胎，屡孕屡堕，而为滑胎。

3. 血瘀　素有癥疾，瘀滞于内，损伤冲任，或瘀滞日久伤肾，气血失和，胎失载养，屡孕屡堕，发为滑胎。

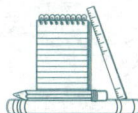

【诊断要点】

1. 病史 堕胎或小产连续发生 3 次或 3 次以上，且多数发生在同一妊娠月份。应注意其连续性、自然性和应期而下的发病特点。

2. 临床表现 可无明显症状，或有腰酸腹痛，或阴道少量流血等胎漏、胎动不安的症状。子宫颈内口松弛的中晚期流产者，多无自觉症状，突发腹痛，胎儿随之排出。

3. 检查

（1）体格检查 检查全身情况，测血压。

（2）妇科检查 有助于诊断子宫畸形、子宫肌瘤、子宫腺肌病、子宫颈内口松弛及宫颈重度裂伤等。

（3）辅助检查

1）实验室检查 卵巢功能检查了解黄体功能等，甲状腺功能检查，垂体功能检查，夫妇双方染色体、血型检查，男方精子检查，免疫功能检查，以及风疹病毒、巨细胞病毒、弓形虫等病原体等相关检查可辅助诊断。

2）B 超检查 超声检查子宫形态、大小、有无畸形及病变，子宫颈形态学及胚胎状况监测。

3）子宫输卵管造影、宫腔镜 可了解生殖道畸形、黏膜下肌瘤、宫腔粘连等情况。

（4）子宫颈功能不全的诊断 有较大月份小产史者应该特别注意是否存在子宫颈功能不全，以下检查有助诊断。①非孕期妇科检查：若发现子宫颈外口松弛明显，可用 8 号宫颈扩张器探查子宫颈管，若能顺利通过子宫颈内口则有助于诊断。②妊娠期 B 超检查：测量子宫颈内口宽度和子宫颈长度，若宽度 > 15mm，妊娠 24 周前子宫颈长度 ≤25mm 有助于诊断。

【辨证论治】

（一）辨证要点

本病主要以伴随的全身证候、舌脉为辨证要点。根据相关检查，排除男方因素或女方非药物所能奏效的因素，针对病因辨证论治。

（二）治疗原则

滑胎多属虚证，"虚则补之"，并应掌握"预防为主、防治结合"的原则。未孕时以补肾健脾、益气养血、调固冲任为主，预培其损。经不调者，当先调经；若因他病而致滑胎者，当先治他病。若再次受孕应距上次殒堕 1 年左右，以利于恢复健康。一旦确诊妊娠或有怀孕可能，应给予安胎。治疗期限应延至以往滑胎月份之后，且无胎漏、胎动不安征象时，方可停药观察。

（三）分证论治

1. 肾气亏损证

主要证候：屡孕屡堕，甚或应期而堕；头晕耳鸣，精神萎靡，目眶暗黑，或面色晦暗，夜尿频多，腰酸膝软；舌淡，苔白，脉沉弱。

证候分析：肾气亏虚，冲任不固，胎失系载，故屡孕屡堕；肾虚髓海不足，空窍失养，故头晕耳鸣；肾虚命火不足，阳气不能外达，则精神萎靡，目眶暗黑或面色晦暗；肾虚膀胱失约，则小便频数、夜尿尤多；腰为肾之外府，肾主骨，肾虚则腰酸膝软；舌脉为肾虚之征。

治法：补肾益气，固冲安胎。

方药：补肾固冲丸（《中医学新编》）。

菟丝子 续断 巴戟天 杜仲 当归 熟地黄 鹿角霜 枸杞子 阿胶 党参 白术 大枣 砂仁

方中菟丝子、续断、巴戟天、杜仲、鹿角霜补肾益精、固冲安胎；当归、熟地黄、枸杞子、

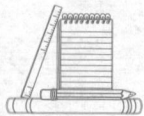

阿胶滋肾填精、养血安胎；党参、白术、大枣健脾益气以资化源；砂仁理气安胎、补而不滞。

若月经初潮晚，子宫发育不良，加紫河车、鹿角胶补益肾气。

若偏于阳虚，兼见畏寒肢冷，小便清长，大便溏薄，舌质淡，苔薄，脉沉迟或弱，治宜温补肾阳，固冲安胎，方可用肾气丸加菟丝子、杜仲、白术；若偏于阴虚，兼见心烦少寐，便结溲黄，形体消瘦，舌质红，苔薄黄，脉细滑而数，治宜养血清热固冲，方用保阴煎加菟丝子、桑寄生、杜仲。

2. 气血两虚证

主要证候：屡孕屡堕；头晕眼花，神倦乏力，心悸气短，面色苍白；舌淡，苔薄，脉细弱。

证候分析：气血两虚，冲任不足，不能养胎载胎，故屡孕屡堕；气血两虚，上不荣清窍，则头晕眼花；外不荣肌肤，则面色苍白，内不荣脏腑，则神倦乏力、心悸气短；舌脉为气血两虚之征。

治疗：益气养血，固冲安胎。

方药：泰山磐石散（《景岳全书》）。

人参　黄芪　当归　续断　黄芩　川芎　白芍　熟地黄　白术　炙甘草　砂仁　糯米

人参、黄芪、白术、炙甘草补气载胎；当归、白芍、川芎、熟地黄补血养血安胎；砂仁、糯米调养脾胃以助气血生化；续断补肾安胎；白术、黄芩为安胎要药。

腰酸膝软，加桑寄生、杜仲补肾壮腰；若小腹空坠不适，宜重用人参、黄芪，加升麻、柴胡升阳举陷。

3. 血瘀证

主要证候：素有癥瘕之疾，孕后屡孕屡堕；时有少腹隐痛或胀痛，肌肤无华；舌质紫暗或有瘀斑，苔薄，脉细弦或涩。

证候分析：素有癥疾，瘀血阻滞，冲任损伤，胎失所养，则屡孕屡堕；瘀血阻滞，冲任气血不畅，故时有少腹隐痛或胀痛；血瘀肌肤失荣，则肌肤无华；舌脉均为血瘀之征。

治法：祛瘀消癥固冲。

方药：桂枝茯苓丸（方见胎漏、胎动不安）。

【转归预后】

如非器质性因素引起，经过系统治疗，预后良好。如宫颈功能不全引起，可在孕前或孕后行宫颈内口环扎术，同时配合补肾健脾、益气固冲治疗；对于全身性疾病所致者，应审证求因，对症治疗。

【预防调摄】

1. 提倡婚前检查　尽早发现男女双方生殖器官的异常、畸形及其他影响生育的因素，采取措施，积极治疗。

2. 强化保胎意识　在确诊妊娠时给予安胎，以健固胎元。

3. 注意间隔时间　滑胎后应采取有效的避孕方法，1 年内不宜再孕。

4. 积极查找病因　滑胎病因复杂，夫妇双方应行全面检查，积极查找滑胎原因进行对症治疗。

项目七　胎萎不长

妊娠腹形与宫体明显小于相应妊娠月份、胎儿存活而生长迟缓者，称为胎萎不长，亦称"胎不长""妊娠胎萎燥"。

本病始见于《诸病源候论·妊娠胎萎燥候》："胎之在胞，血气资养，若血气虚损，胞脏冷者，胎则翳燥，萎伏不长。其状，儿在胎都不转动，日月虽满，亦不能生，是其候也。而胎在内

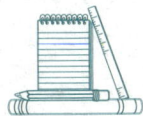

萎燥，其胎多死。"

西医学的胎儿生长受限可参照本病治疗。

【病因病机】

胎萎不长的主要病机为父母先天禀赋虚弱，或孕后将养失宜，以致胞脏虚损，胎养不足，而生长迟缓。

1. 脾肾阳虚 素体脾肾阳虚，或孕后过食生冷，损及阳气，致精血化源不足，胞脉失养，可致胎萎不长。

2. 气血虚弱 素体气血不足，或孕后恶阻较重，气血化源不足，或胎漏下血日久耗伤气血，冲任气血不足，胎失所养，以致胎萎不长。

3. 血热 素体阳盛或阴虚内热，或久病失血伤阴；或孕后过服辛辣食物及辛热暖宫药物；或感受热邪，以致邪热灼伤阴血，胎为邪热所伤，又失阴血濡养，因而发生胎萎不长。

4. 血瘀 瘀滞于内，冲任损伤，气血不调，且瘀滞日久伤肾，胎元失养，遂致胎萎不长。

知识链接

胎儿生长受限因素

目前认为，胎儿生长受限病因复杂，有些仍不明确，常见的有胎儿染色体异常、妊娠期高血压、妊娠期糖尿病、妊娠期甲状腺功能减退症、贫血等。

【诊断要点】

1. 病史 有停经史，可伴有胎漏、胎动不安史，或妊娠恶阻、贫血或营养不良病史等。

2. 临床表现 妊娠中晚期，孕妇腹形和宫底明显小于相应妊娠月份。

3. 检查

（1）产科检查 宫底高度、腹围明显小于妊娠月份；孕妇体重增长缓慢或停滞，妊娠晚期孕妇每周体重增长 <0.5kg；胎儿发育指数 < -3。

（2）辅助检查

1）超声检查 B超测量胎儿头围与腹围比值（HC/AC）小于正常同孕周平均值的第10百分位数，胎儿双顶径增长缓慢、羊水过少、胎盘老化。彩色多普勒超声检查脐动脉舒张期末波缺失或倒置。

2）生化检查 母血胎盘生乳素、脐血染色体核型分析有助于诊断。

【鉴别诊断】

1. 胎死不下 两者均有宫体小于妊娠月份的特点。但胎死不下主要表现为妊娠中晚期，孕妇自觉胎动停止，B超检查无胎动、胎心音；胎萎不长则有胎动、胎心音。B超有助鉴别。

2. 羊水过少 两者均表现为腹围及宫高小于正常孕月。但羊水过少B超检查胎儿肢体发育正常，羊水暗区在3cm以下，与胎萎不长的肢体发育偏小不同。

【辨证论治】

（一）辨证要点

辨证主要依据全身证候、舌脉象等。

（二）治疗原则

本病以虚证为多。治疗重在养精血，益胎元；补脾胃，滋化源。同时在治疗过程中，若发现畸胎、死胎情况时，则应下胎益母。

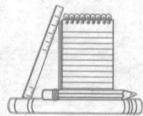

（三）分证论治

1. 脾肾阳虚证

主要证候：妊娠腹形小于妊娠月份，胎儿存活；头晕耳鸣，腰部冷痛，倦怠无力，形寒畏冷，手足不温；舌淡，苔白，脉沉细。

证候分析：脾肾阳虚，精血乏源，胞脉失养，故胎不长养；肾虚髓海不足，清窍失养，故头晕耳鸣；肾阳虚衰，外府失于温煦，故腰部冷痛；脾虚中气不足，则倦怠无力；脾肾阳虚，不能温养肢体，故形寒畏冷、手足不温；舌脉为脾肾阳虚之征。

治法：健脾温肾养胎。

方药：温土毓麟汤（《傅青主女科》）去神曲。

巴戟天　覆盆子　白术　人参　山药

方中巴戟天、覆盆子温肾暖胞固胎；白术、人参、山药健脾益气养胎；神曲消食导滞，恐伤胎元，故去之。

2. 气血虚弱证

主要证候：妊娠腹形小于妊娠月份，胎儿存活；身体羸弱，头晕心悸，少气懒言，面色苍白；舌淡，苔少，脉细弱。

证候分析：孕后血虚气弱，胎失濡养而生长迟缓，故孕母腹形小于妊娠月份；气血亏虚，机体失于充养，故身体羸弱；血虚心脑失养，故头晕心悸；气虚阳气不布，故少气懒言；血虚气弱，肌肤失荣，故面色苍白；舌脉为气血虚弱之征。

治法：补气养血，填精育胎。

方药：胎元饮（方见胎漏、胎动不安）。

若腰膝酸软者，或有堕胎、滑胎史，可合寿胎丸补肾安胎；若大便秘结者，加玄参、肉苁蓉润肠通便。

3. 血热证

主要证候：妊娠腹形小于妊娠月份，胎儿存活；口干喜饮，心烦不安，或颧赤唇红，手足心热，便结溺黄；舌质红，苔黄，脉滑数或细数。

证候分析：血热伤胎，胎失濡养，故胎萎不长，腹形小于妊娠月份；热伤阴液或阴虚血热，津液不足，故口干喜饮；热扰心神，则心烦不安；虚热上浮，故颧赤唇红；阴虚内热，则手足心热，便结溺黄。舌质红、苔黄、脉数均为血热之征。

治法：滋阴清热，养血育胎。

方药：保阴煎（方见月经过多）。

若阴虚内热重者，可用两地汤加枸杞子、桑椹滋阴壮水以平抑虚火。

4. 血瘀证

主要证候：素有癥瘕，或孕时不慎跌仆闪挫，或手术创伤，妊娠中晚期腹形小于妊娠月份，胎儿存活，时有下腹隐痛或坠痛，肌肤无华；舌质暗红或有瘀斑，脉弦滑或沉弦。

证候分析：子宫宿有癥瘕或孕时不慎跌仆闪挫，或手术创伤，瘀血阻滞，气血运行受阻，胎元失养，胎儿生长发育受限，故妊娠腹形小于妊娠月份；癥积、瘀血阻滞胞宫，故时有下腹隐痛或坠痛；瘀血阻滞，不能荣于肌肤，故肌肤无华。舌质暗红或有瘀斑、脉弦为血瘀之征。

治法：祛瘀消癥，固冲育胎。

方药：桂枝茯苓丸（方见胎漏、胎动不安）合寿胎丸（方见胎漏、胎动不安）。

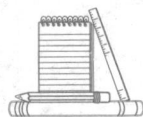

【转归预后】

胎萎不长经过调治，胎儿可以继续顺利正常生长发育；若失治、误治，则会影响胎儿的生长发育，导致过期不产，甚至胎死腹中。

【预防调摄】

1. 及时治疗妊娠恶阻、胎漏、胎动不安、贫血等。

2. 避免接触影响胎儿生长发育的有害物质。

3. 定期产检，了解胎儿宫内发育情况，早诊断、早治疗以利于优生优育。

4. 加强营养，增强体质，调畅情志。

5. 如确诊胎儿畸形或染色体异常，应终止妊娠。

项目八　子　满

妊娠5~6个月后出现胎水过多、腹大异常、胸膈胀满，甚或全身浮肿、喘不得卧者，称为子满，亦称"胎水肿满"。本病常与胎儿畸形、多胎妊娠、巨大胎儿、妊娠合并症等因素有关。

本病始见于《诸病源候论·妊娠胎间水气子满体肿候》："胎间水气，子满体肿者，此由脾胃虚弱，脏腑之间有停水，而夹以妊娠故也……水气流溢于肌，故令体肿；水渍于胞，则令胎坏。"

西医学的羊水过多可参照本病治疗。

【病因病机】

主要病机为脾虚水停，气滞湿郁，水渍胞中。

1. **脾气虚弱**　素体脾虚，孕后饮食失调；或劳倦忧思伤脾，土不制水，湿渗胞中，发为子满。

2. **气滞湿郁**　素多抑郁，孕后胎儿渐大，阻塞气机，气机不畅，气滞湿郁，蓄积于胞，以致子满。

【诊断要点】

1. **病史**　有早孕史，或有糖尿病、病毒感染史，或有胎儿畸形、多胎妊娠史，或有母儿血型不合等病史。

2. **临床表现**　腹大异常，胸膈胀满，腹部胀痛，甚或喘不得卧，紫绀，甚或下肢、外阴浮肿及静脉曲张。

3. **检查**

（1）**产科检查**　腹形明显大于正常妊娠月份，皮肤张力大，有液体震颤感，胎位不清，胎心音遥远或听不清。

（2）**辅助检查**

1）实验室检查　羊水生化检查中，羊水甲胎蛋白（AFP）平均值超过同期正常妊娠平均值3个标准差以上，有助于诊断胎儿畸形；羊水中胎儿血型检查可预测胎儿有无溶血性疾病；还可以测定孕妇血糖、血型等。

2）超声检查　羊水最大暗区垂直深度（AFV）≥8cm诊断为羊水过多，其中8~11cm为轻度，12~15cm为中度，>15cm为重度；羊水指数（AFI）≥25cm诊断为羊水过多，其中25~35cm为轻度，36~45cm为中度，>45cm为重度。B超对于诊断无脑儿、脑积水、脊柱裂等胎儿畸形和多胎妊娠有重要意义。

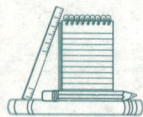

【鉴别诊断】

本病应主要与双胎妊娠、巨大胎儿相鉴别，主要根据病史、产科检查、B超检查等以明确诊断。

【辨证论治】

（一）辨证要点

本病辨证重在分辨虚实，辨证中注意肢体和腹部皮肤肿胀特征，如皮薄光亮、按之有凹陷为脾虚；皮色不变、按之压痕不显为气滞。另外，还需结合全身症状、舌象、脉象综合分析进行诊断。

（二）治疗原则

标本兼治，治病与安胎并举，治疗以利水除湿为主，佐以益气行气，消水而不伤胎。若伴有胎儿畸形应及时终止妊娠下胎益母。

（三）分证论治

1. 脾气虚弱证

主要证候：孕期胎水过多，腹大异常，腹部皮肤发亮，下肢及阴部水肿，严重时全身浮肿；食少腹胀，神疲肢软，面色淡黄；舌淡，苔白，脉沉缓。

证候分析：脾虚失运，水湿留聚，浸淫胞中，发为胎水过多，腹大异常，腹部皮肤发亮；水湿泛溢肌肤，故下肢及阴部水肿，严重者则遍身浮肿；脾虚中阳不振，则食少腹胀、神疲肢软；面色淡黄，舌脉均为脾气虚弱之征。

治法：健脾渗湿，养血安胎。

方药：鲤鱼汤（《备急千金要方》）或当归芍药散（《金匮要略》）去川芎。

鲤鱼汤：鲤鱼 白术 白芍 当归 茯苓 生姜

当归芍药汤：当归 白芍 川芎 茯苓 白术 泽泻

方中鲤鱼善行胞中之水而消肿；白术、茯苓、生姜健脾益气渗湿以行水；当归、白芍养血安胎，使水行而不伤胎。

若阳虚兼畏寒肢冷者，加黄芪、桂枝温阳化气行水；腰痛者，加杜仲、续断、菟丝子固肾安胎；若水肿甚者，加五加皮、大腹皮、黄芪健脾利水；若尿量少者，加车前子利水消肿；若喘息不得卧者，加杏仁、苏叶宣肺平喘。

2. 气滞湿郁证

主要证候：孕期胎水过多，腹大异常，胸膈胀满，甚则喘不得卧，肢体肿胀，皮色不变，按之压痕不显；苔薄腻，脉弦滑。

证候分析：气机郁滞，水湿停聚，蓄积胞中，故胎水过多，腹大异常；湿浊上迫心肺，则胸膈胀满，甚则喘不得卧；气滞湿郁，泛溢肌肤，故肢体肿胀、皮色不变、按之压痕不显；苔薄腻，脉弦滑，为气滞湿郁之征。

治法：理气行滞，利水除湿。

方药：茯苓导水汤（《医宗金鉴》）去槟榔。

茯苓 猪苓 砂仁 木香 陈皮 泽泻 白术 木瓜 大腹皮 桑白皮 紫苏叶

方中茯苓、猪苓、泽泻、白术健脾行水；砂仁、木香、紫苏叶醒脾理气；大腹皮、桑白皮、陈皮消胀行气；木瓜行气除湿。

若腹胀甚者，加枳壳理气消胀；若喘甚不得卧者，加葶苈子泻肺行水、下气定喘；若下肢肿甚者，加防己除湿消肿。

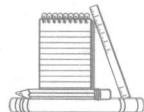

知识链接

羊水过多的西医治疗

1. 羊水过多合并胎儿畸形　处理原则为及时终止妊娠。

2. 羊水过多合并正常胎儿　根据羊水过多的程度和胎龄决定处理方式。

（1）症状严重、孕妇无法忍受（胎龄不足37周）　应穿刺放羊水。

（2）前列腺素抑制剂治疗　吲哚美辛有抑制利尿的作用，可抑制胎儿排尿以治疗羊水过多。鉴于吲哚美辛有使动脉导管闭合的不良反应，故不宜广泛应用。

（3）人工破膜　妊娠已近37周者，在确定胎儿已成熟的情况下，行人工破膜，终止妊娠。

（4）观察与调护　症状较轻者可以继续妊娠，注意休息，低盐饮食，酌情用镇静药，严密观察羊水量的变化。

【其他疗法】

1. 中成药治疗

（1）胃苓丸　每次6g，每日1~2次，口服，适用于胸腹胀满、小便短少者。

（2）大温中丸　每次6g，每日2次，口服，适用于脾虚湿阻之气滞腹胀者。

（3）五皮丸　每次9g，每日2次，口服，适用于气滞湿阻证。

2. 灸法　取脾俞、水分，肾阳虚加肾俞，用艾条重灸，每日1次。

【转归预后】

症状较轻者，经治疗多能维持妊娠足月；症状严重，或有妊娠合并症者，易出现胎盘早剥、胎膜早破及产后出血、早产及围生儿病死率增高；羊水过多合并胎儿畸形者，应及时终止妊娠。

【预防调摄】

1. 宜低盐饮食，减少饮水量，多食蔬菜、水果，保持大便通畅。

2. 卧床休息，多取左侧卧位，改善子宫胎盘循环；羊水过多且压迫症状明显者，可取半卧位。

3. 密切观察孕妇及胎儿情况，预防早产、胎盘早剥、产后出血。

4. 出现胎儿畸形者，应及时终止妊娠。

项目九　子肿、子晕、子痫

案例导入

患者，女，36岁。

主诉：孕38周，头痛、抽搐、昏迷3小时。

现病史：患者妊娠约8周时出现恶心、呕吐，常有厌食。妊娠约28周时出现双下肢水肿，自双足逐渐蔓延至大腿，时有头晕头痛，血压160/95mmHg，未予治疗。妊娠约34周时进食明显减少，常出现健忘，但未就医治疗。3小时前突然出现头部剧烈胀痛，约10分钟后意识丧失，伴有反复四肢抽搐、口吐白沫、牙关紧闭、两目上视、腰背反张，共发作3次，每次持续约5分钟，舌红、苔黄腻、脉弦滑数。

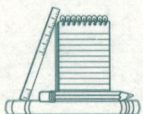

经带胎产史：平素月经（4~5）天/30天，量中；白带无异常；孕1产0。既往史：无高血压病史，否认肝炎、结核等病史。

体格检查：体温36.5℃，呼吸22次/分，脉搏125次/分，血压175/120mmHg。双下肢水肿（＋＋），皮薄光亮，按之凹陷难起，中度昏迷状态。实验室检查：尿蛋白（＋＋）。

思考：

1. 该患者中医和西医诊断分别是什么？

2. 引起该病的病因病机是什么？

3. 该病应与哪些疾病相鉴别？还需进行哪些辅助检查？

4. 该病如何进行中西医治疗？

子肿是以妊娠中晚期肢体、面目发生肿胀为主要表现的产科病证，亦称"妊娠肿胀"。若出现头晕目眩，状若眩冒，甚者眩晕欲厥者，称为子晕，亦称"妊娠眩晕""子眩"。若妊娠晚期、临产时或新产后，突然发生眩晕头痛、昏不知人、两目上视、牙关紧闭、四肢抽搐、全身强直，须臾醒，醒后复发，甚或昏迷不醒者，称为子痫，亦称"妊娠痫证""子冒"。子肿、子晕、子痫虽为不同病证，但三者在疾病演变上具有内在的联系，故归属同一类疾病论述。

西医学的妊娠期高血压疾病可参照本病论治。

知识链接

妊娠期高血压疾病分类标准

目前国内外对于妊娠期高血压疾病的分类及诊断已有明确并被广泛接受的标准。按发病基础、脏器损害程度，妊娠期高血压疾病可分为五类，即妊娠期高血压、子痫前期、子痫、妊娠合并慢性高血压、慢性高血压并发子痫前期（表9-1）。

表9-1　妊娠期高血压疾病分类与临床表现

分类	临床表现
妊娠期高血压	妊娠20周后出现高血压，收缩压≥140mmHg和（或）舒张压≥90mmHg，于产后12周内恢复正常；尿蛋白（－）；产后方可确诊
子痫前期	妊娠20周后出现收缩压≥140mmHg和（或）舒张压≥90mmHg，伴有随机尿蛋白（＋＋），或尿蛋白/肌酐≥0.3，或尿蛋白≥0.3g/24h，或虽无蛋白尿，但合并下列任何1项者： 血小板减少（血小板<100×10^9/L） 肝功能损害（血清转氨酶水平为正常值2倍以上） 肾功能损害（血肌酐水平大于1.1mg/dL或为正常值2倍以上） 肺水肿 新发头痛（药物治疗不能缓解且不能用其他疾病解释） 视觉障碍
子痫	子痫前期基础上发生不能用其他原因解释的抽搐
慢性高血压并发子痫前期	慢性高血压女性妊娠前无蛋白尿，妊娠20周后出现蛋白尿；或妊娠前有蛋白尿，妊娠后蛋白尿明显增加；或血压进一步升高；或出现血小板减少<100×10^9/L；或出现其他肝肾功能损害、肺水肿、新发头痛或视觉障碍等严重表现
妊娠合并慢性高血压	妊娠20周前收缩压≥140mmHg和（或）舒张压≥90mmHg（除外滋养细胞疾病），妊娠期无明显加重；或妊娠20周后首次诊断高血压并持续到产后12周以后

注：①普遍认为<34周发病者为早发型子痫前期。②大量蛋白尿（24小时蛋白尿≥5g）既不作为评判子痫前期严重程度的标准，亦不作为终止妊娠的指征，但需严密监测。

一、子肿

妊娠中晚期，孕妇肢体面目发生肿胀者，称为"子肿"，亦称"妊娠肿胀"。最早在《金匮要略·妇人妊娠病脉证并治》篇就有："妊娠有水气，身重，小便不利"用葵子茯苓散治之的记载。《医学入门》提出"子肿"的病名沿用至今。《医宗金鉴·妇科心法要诀》中依据肿胀部位、性质及程度不同，有膝以下肿者为"子气"，腹胀伴喘者为"子满"，两脚肿而肤厚者为"皱脚"、薄者为"脆脚"等名称。如若妊娠七八个月后，仅脚部浮肿，休息后自消，且无其他不适，为妊娠晚期常见现象，可不进行治疗。

子肿可见于现代医学中妊娠期高血压疾病，也可见于低蛋白血症、营养不良、重度贫血等。针对妊娠期高血压疾病出现的水肿，可参照本病辨证治疗。

【病因病机】

子肿主要机理不外虚实两个方面：虚者脾肾阳虚，水湿内停；实者气滞湿郁，泛溢肌肤，以致肿胀。

1. 脾虚　脾气素虚；或劳倦思虑伤脾；或孕后过食生冷，内伤脾阳，脾虚运化失职，水湿停滞，泛滥肌肤，遂为肿胀。

2. 肾虚　素体肾虚，孕后阴血下聚养胎，有碍肾阳敷布，不能化气行水，且肾为胃之关，肾阳不布，则关门不利，聚水而从其类，以致水湿泛溢肌肤而为肿胀。

3. 气滞　素多忧郁，气机不畅，孕后胎体渐长，更碍气机升降，两因相感，不能通调水道，气滞湿郁，泛溢肌肤，遂发肿胀。

【诊断要点】

1. 病史　有严重贫血、原发性高血压、慢性肾炎、糖尿病、心脏病、营养不良等合并妊娠，高龄初孕，多胎妊娠，羊水过多史等。

2. 临床表现　妊娠 20 周后出现水肿，多由踝部开始，渐延至小腿、大腿、外阴部、腹壁，甚至全身水肿或有腹水。少数孕妇水肿虽不明显，但体重每周增加 500g 以上，也是临床表现之一。若仅见踝部浮肿，无其他不适，不作病论。

3. 检查

（1）体格检查

1）伴或不伴血压升高，即同一手臂非同日至少测量 2 次，收缩压≥140mmHg 和（或）舒张压≥90mmHg。若血压较基础血压升高 30/15mmHg，但低于 140/90mmHg 时，须严密观察。

2）面部与肢体有不同程度水肿，根据水肿部位，确定水肿的严重程度（表9-2）。

3）体重增加过快。若每周体重增加≥0.9kg，或每 4 周体重增加≥2.7kg，是子痫前期的信号。

表 9-2　水肿分度

分度	临床表现
一度（+）	水肿局限于膝以下
二度（++）	水肿延及大腿
三度（+++）	外阴腹壁水肿
四度（++++）	全身水肿或伴有腹水

（2）辅助检查　注意血常规、尿蛋白、肝肾功能、血脂、凝血功能检查。24 小时尿蛋白定量≥0.3g 或随机尿蛋白定性（+）或尿蛋白/肌酐≥0.3 为蛋白尿，还可增加眼底检查明确小动

脉痉挛情况。B超检查胎儿、胎盘、羊水等，及时发现子肿原因。

【鉴别诊断】

1. 妊娠合并慢性肾炎　孕前有肾炎史，孕20周前发病，水肿始于眼睑。尿常规检查除蛋白阳性外，可见红细胞或管型。

2. 营养不良性水肿　为低蛋白血症引起的水肿，常伴有贫血、消瘦、乏力、头晕心悸、多尿等症状。血浆蛋白总量测定及白蛋白浓度测定有助鉴别。

【辨证论治】

（一）辨证要点

子肿辨证时需注意肿胀的特点和程度，辨明水病和气病。病在有形之水，皮薄、色白而光亮、按之凹陷，即时难起；病在无形之气，皮厚而色不变，随按随起。还可根据兼症及舌脉象辨清水肿在脾、在肾的关系。病在脾者，四肢面目浮肿，皮薄而光亮，伴脾虚证；病在肾者，面浮肢肿，下肢尤甚，伴肾虚证。

（二）治疗原则

根据"治病与安胎并举"的原则，以运化水湿为主，脾虚者健脾利水，肾虚者温肾利水，气滞者理气化湿，并随证加入养血安胎之品。慎用温燥、寒凉、滑利之药，以免伤胎。若水肿明显，需适当休息，必要时需要住院治疗，并按要求进低盐饮食。

（三）分证论治

1. 脾虚证

主要证候：妊娠数月，面浮肢肿，甚则遍身俱肿，皮薄光亮，按之凹陷；脘腹胀满，气短懒言，口淡无味，食欲不振，小便短少，大便溏薄；舌体胖嫩，边有齿痕，苔白润，脉沉缓。

证候分析：脾主肌肉、四肢，脾虚不运，水湿停聚，泛溢肌肤四肢，故面浮肢肿，甚则遍身俱肿；水溢皮下，故皮薄光亮、按之凹陷；脾虚中阳不振，故脘腹胀满、气短懒言；脾虚不运，水湿内停，故口淡无味、食欲不振；脾虚肺气不足，水道不利，则小便短少；水湿流走肠间，故大便溏薄；舌脉为脾虚湿盛之征。

治法：健脾除湿，行水消肿。

方药：白术散（《全生指迷方》）。

白术　茯苓　大腹皮　生姜皮　陈皮

方中白术、茯苓健脾除湿行水；生姜皮温中理气化饮；大腹皮下气宽中行水；陈皮理气和中。

若肿势明显、小便短少者，加猪苓、泽泻、防己利水消肿；胸闷而喘者，加葶苈子、杏仁、厚朴宽中行气、降逆平喘；食少便溏严重者，加山药、薏苡仁、扁豆、芡实健脾利湿。

2. 肾虚证

主要证候：妊娠数月，面浮肢肿，下肢尤甚，按之没指；头晕耳鸣，腰酸无力，心悸气短，下肢逆冷，小便不利，面色晦暗；舌淡，苔白滑，脉沉迟。

证候分析：肾阳不足，不能化气行水，水湿内停，泛溢于肌肤，故面浮肢肿、按之没指；湿性重着趋下，故下肢肿甚；肾虚髓海不足，外府失荣，故头晕耳鸣、腰酸无力；水气上凌心肺，则心悸气短；命火虚衰，不能温煦下元，故下肢逆冷；肾阳不足，膀胱气化失司，则小便不利；面色晦暗，舌脉为肾阳不足之征。

治法：补肾温阳，化气行水。

方药：济生肾气丸（《济生方》）。

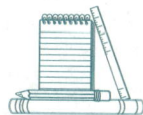

牛膝　熟地黄　山药　山茱萸　牡丹皮　茯苓　泽泻　桂枝　附子　车前子

方中桂枝、附子补火助阳；牛膝善补肝肾、强腰膝，兼引水下行；山药、熟地黄、山茱萸三者补脾肺肾，阴中求阳；车前子、茯苓、泽泻利水渗湿；牡丹皮清泻肝火，消血中之滞。

若腰痛甚者，加杜仲、续断、桑寄生固肾强腰安胎；若心悸气短，加葶苈子、远志降气宁心安神；若便溏者，加扁豆、莲肉健脾利水。

3. 气滞证

主要证候：妊娠数月，肢体肿胀，始肿两足，渐及于腿，皮色不变，压痕不显；头晕胀痛，胸胁胀满，不欲饮食；舌暗红，苔薄腻，脉弦滑。

证候分析：气机郁滞，升降失司，清阳不升，浊阴下滞，故始肿两足，渐及于腿；因气滞而湿气内停，故皮色不变、压痕不显；清阳不升，浊阴上扰，故头晕胀痛；气滞不宣，横侮中土，故胸胁胀满、饮食减少；舌脉为气滞湿气内停之征。

治法：理气行滞，化湿消肿。

方药：正气天香散加减（《证治准绳》）。

香附　陈皮　乌药　甘草　干姜　紫苏

方中香附理气行滞，解郁止痛；乌药开下焦之郁滞而止痛；陈皮理气解郁；干姜温中行气；紫苏宣上焦之滞；甘草调和诸药。

若口苦咽干者，加黄芩清肝热；若胸胁胀痛者，加柴胡、佛手疏肝理气。

【其他疗法】

1. 中成药

（1）五苓散　每次1袋，每日3次，口服。适用于脾虚证。

（2）济生肾气丸　每次1丸，每日2~3次，口服。适用于肾阳虚证。

2. 针灸

取足三里、阴陵泉，适用于脾肾亏虚之子肿；取脾俞、水分，用艾条熏灸，适用于各种子肿。

3. 耳穴贴压

取神门、降压沟、心、肝、肾穴为主穴，配穴为皮质下、交感穴，分别给予中等刺激。每天按压穴位2次，一次为2~3分钟。每3~5天更换一次。

二、子晕

妊娠期出现以头晕目眩，状若眩冒为主证，甚或眩晕欲厥，称"子晕"。病名见于《叶氏女科证治·子晕》卷二，亦名"儿晕""子眩""妊娠眩晕"。轻者，除血压升高外无明显自觉症状。重者，头晕目眩伴血压升高、面浮肢肿等症。

西医学的妊娠期高血压疾病等引起的眩晕，可参照本病辨证治疗。

【病因病机】

子晕的主要机理是阴虚阳亢，上扰清窍；亦可因气郁痰滞、清阳不升而引起眩晕。

1. 阴虚肝旺

素体阴虚，孕后血聚养胎，愈感阴血不足，肝失滋养，阴不潜阳，肝阳愈亢，上扰清窍，而致子晕。

2. 脾虚肝旺

素体脾虚，化源不足，孕后愈虚，运化失司，水湿停聚；又因脾虚血少，肝失濡养，肝阳上亢，而致子晕；孕后胎体渐大，影响气机升降，痰湿中阻，清阳不升，故为眩晕。

【诊断要点】

1. 病史

多发生在妊娠中晚期，初产妇多见；有严重贫血、原发性高血压、慢性肾炎、糖

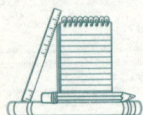

尿病、营养不良、双胎妊娠、羊水过多及葡萄胎等病史。

2. 症状　以头晕目眩为主证，重症多发生在妊娠中晚期，常伴有头痛、耳鸣、视物模糊，甚至失明，兼全身浮肿、胸闷、心烦、呕恶、小便短少等症。如头晕眼花，头痛剧烈，往往是子痫的先兆症状，应引起重视。

3. 检查

（1）**体格检查**　①中晚期妊娠腹形。②可伴有不同程度的血压升高（≥140/90mmHg）。③可伴不同程度的水肿。

（2）**辅助检查**　①常规检查，尿常规（可见蛋白尿）、血常规、肝肾功能、心电图、超声检查，了解孕妇与胎儿状况。②对可疑子痫前期孕妇应测24小时尿蛋白定量。③病情需要时，可增加眼底、凝血功能、电解质及影像学等检查。

【鉴别诊断】

子晕应与妊娠贫血、妊娠合并脑血管疾病相鉴别。

1. 妊娠贫血　妊娠中晚期出现头晕、乏力、心悸、气短，甚至下肢、面目浮肿，但不伴有高血压、蛋白尿，血、尿常规等检查可鉴别。

2. 妊娠合并脑血管疾病　妊娠期出现反复头晕、恶心呕吐、视物模糊，严重者可突然晕倒、不省人事，伴口角歪斜、语言不利、半身不遂，或仅以肢体运动及感觉障碍为临床主症的疾病，亦称中风。体格检查可引出脑膜刺激征及巴宾斯基征等病理体征阳性。血脂、脑电图、脑血管造影、头颅 CT 及 MRI 等检查可助鉴别。

【辨证论治】

（一）**辨证要点**

子晕以眩晕为特征，属本虚标实之证，辨证时应根据眩晕的特点、舌脉等辨别阴虚肝旺或脾虚肝旺。阴虚肝旺者以头晕目眩为主；脾虚肝旺者头晕而重，伴肢肿、胸闷泛呕。还应注意检测水肿、蛋白尿、高血压异常程度，估计病情轻重。妊娠眩晕进一步发展常致子痫。

（二）**治疗原则**

针对其肝阳上亢，易于化火生风的病机特点，治疗以平肝潜阳为首要，或佐以滋肾养阴、健脾利湿等法，控制和预防子痫的发作，必要时需配合西医治疗，以防其传变。

（三）**分证论治**

1. 阴虚肝旺证

主要证候：妊娠中晚期，头晕目眩，视物模糊；颧赤唇红，口燥咽干，手足心热，心中烦闷，甚或猝然昏倒，顷刻即醒；舌红，苔少，脉弦细数。

证候分析：素体阴虚，肝阳上扰，则头晕目眩、视物模糊；阴虚内热，则颧赤唇红、口燥咽干、手足心热；热扰神明，则心中烦闷，甚或猝然昏倒，顷刻即醒；舌脉为肝肾阴虚之征。

治法：滋阴补肾，平肝潜阳。

方药：杞菊地黄丸（《医级》）加龟甲、牡蛎、石决明。

熟地黄　山茱萸　山药　泽泻　茯苓　牡丹皮　枸杞子　菊花　龟甲　牡蛎　石决明

方中六味地黄丸滋肾养肝；枸杞子、菊花养血平肝明目；加龟甲、牡蛎、石决明滋阴平肝潜阳。

若热象明显者，加知母、黄柏滋阴泻火；眩晕昏仆者，加钩藤、天麻镇肝息风；头晕目眩甚者，加天麻、夏枯草平肝止眩。

2. 脾虚肝旺证

主要证候：妊娠中晚期，头晕目眩，甚则视物昏花，不能站立；胸闷欲呕，两胁胀满，时吐

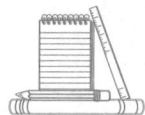

痰涎，面浮肢肿，纳差便溏；舌红，苔白腻，脉弦滑。

证候分析：脾虚水湿内停，聚湿成痰，复因孕后血聚养胎，阴血不足，肝失濡养，体阴不足而阳偏亢，夹痰浊上扰清窍，故头晕目眩，甚则视物昏花、不能站立；水湿泛溢，则面浮肢肿；脾虚肝旺，则见胸闷欲呕，两胁胀满，纳差便溏；舌脉为脾虚痰滞肝旺之征。

治法：健脾化湿，平肝潜阳。

方药：半夏白术天麻汤（《医学心悟》）。

半夏　白术　天麻　茯苓　陈皮　甘草　生姜　大枣　蔓荆子

方中半夏燥湿化痰、降逆止呕；天麻平肝息风止眩；白术、茯苓健脾祛湿；陈皮理气化痰；蔓荆子清利头目；生姜、大枣调和脾胃；甘草调和诸药。

若头痛甚者，加僵蚕祛风止痛；若胸闷呕恶者，加旋覆花降逆止呕；若头晕头重者，加珍珠母、生牡蛎平肝潜阳。

【其他疗法】

1. 中成药

（1）杞菊地黄丸，每次 4.5 克，每日 2 次，口服。适用于阴虚肝旺者。

（2）天麻片，每次 5~6 片，每日 3 次，口服。适用于脾虚肝旺或肝郁痰滞者。

2. 针灸　取百会、风池、太阳、悬钟。阴虚阳亢者加肝俞、肾俞、太溪，脾虚夹痰者加内关、丰隆、脾俞。毫针刺，补虚泻实，虚者可加艾灸。

三、子痫

若妊娠晚期、临产时，或新产后，突然发生眩晕倒仆，昏不知人，两目上视，牙关紧闭，四肢抽搐，全身强直，须臾醒，醒后复发，甚或昏迷不醒者，称为"子痫"，亦称"妊娠痫证"。子痫始见于《诸病源候论·妇人妊娠病诸候》，其云："体虚受风，而伤太阳之经，停滞经络，后复遇寒湿相搏，发则口噤背强，名之为痉。妊娠而发者，闷冒不识人，须臾醒，醒复发，亦是风伤太阳之经作痉也。亦名子痫，亦名子冒也。"本病若发生在妊娠晚期或临产前，称"产前子痫"；若发生在新产后，称"产后子痫"。临床以产前子痫多见。子痫是产科的危、急、重症，严重威胁母婴生命安全。

西医学妊娠高血压疾病中的子痫可参照本病辨证治疗。

【病因病机】

子痫的主要机理是肝阳上亢，肝风内动，或痰火上扰，蒙蔽清窍。

1. 肝风内动　素体阴虚，孕后精血养胎，肾精益亏，肝血愈虚，血不荣筋，肝风内动，精不养神，心火偏亢，风火相煽，神志昏冒，遂发子痫。

2. 痰火上扰　孕妇素体阴虚，孕后阴血下聚养胎，阴虚尤甚，虚热内炽，灼其津液，炼液成痰，痰热互结；或肝阳偏亢，气郁痰滞，蕴而化火，痰火交炽；或孕妇脾虚湿盛，聚液成痰，郁久化热，以致痰火上蒙清窍，神志昏冒，发为子痫。

【诊断要点】

1. 病史　妊娠中晚期有高血压、水肿或蛋白尿史。

2. 症状　妊娠晚期，或临产时及新产后，突然眩晕倒仆，昏不知人，两目上视，牙关紧闭，四肢抽搐，腰背反张，须臾醒，醒复发，甚或昏迷不醒。

3. 检查　子痫发作前血压可明显升高，≥160/110mmHg，尿常规、血液生化、眼底等相关检查，可见蛋白尿≥5g/24h，或有血小板减少、血清转氨酶升高、凝血障碍等。

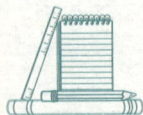

【鉴别诊断】

子痫主要与妊娠合并癫痫发作、癔病相鉴别。

1. 妊娠合并癫痫发作　癫痫患者既往有发作史；一般无高血压、水肿、蛋白尿等症状和体征；发作时突然出现意识丧失，抽搐开始即出现全身肌肉持续性收缩。而子痫患者有高血压、水肿、蛋白尿；抽搐前有先兆，抽搐时初为面部等局部肌肉，以后波及全身，伴面部青紫，呼吸暂停 1～2 分钟。

2. 妊娠合并癔病　癔病发作缓慢，抽搐不典型，无紫绀，呼吸正常，且患者既往有言语错乱、精神抑郁等发作史，平素无高血压、蛋白尿或浮肿。

【辨证论治】

（一）辨证要点

要充分注意昏迷与抽搐发作程度和频率，结合兼症和舌脉，确定证型与治法。

（二）治疗原则

治疗以清肝息风、豁痰开窍为主。由于病情危重，严重危及母胎安全，故应中西医结合进行救治。

（三）分证论治

1. 肝风内动证

主要证候：妊娠晚期，或临产时及新产后，头痛眩晕，两目上吊，牙关紧闭，四肢抽搐，腰背反张，甚至昏仆不知人，手足心热，颧赤，息粗；舌红或绛，苔无或花剥，脉弦细而数或弦劲有力。

证候分析：素体肝肾阴虚，孕后血聚养胎，阴血更虚，肝阳益亢，故头痛眩晕；肝风内动，筋脉拘急，以致两目上吊，牙关紧闭，四肢抽搐，腰背反张，息粗；风火相煽，扰犯神明，以致昏仆不知人；阴虚内热，则手足心热、颧赤；舌脉为阴虚阳亢，肝风内动之征。

治法：养阴清热，平肝息风。

方药：羚角钩藤汤（《重订通俗伤寒论》）。

羚羊角　桑叶　川贝母　生地黄　钩藤　菊花　茯神　白芍　生甘草　鲜竹茹

方中羚羊角、钩藤清热平肝、息风镇痉；桑叶、菊花清热平肝息风；生地黄、白芍滋阴增液、柔肝舒筋；川贝母、鲜竹茹清热化痰；茯神宁心安神；生甘草调和诸药。

若心肝火甚者，加黄连、夏枯草清热泻火；若昏迷痰多者，加天竺黄、陈胆星利窍豁痰；下肢浮肿、小便短少者，加猪苓、茯苓、泽泻、防己利水消肿。

2. 痰火上扰证

主要证候：妊娠晚期，或临产时及新产后，头痛胸闷，突然昏仆不知人，两目上吊，牙关紧闭，四肢抽搐，腰背反张，口流涎沫，息粗痰鸣，面浮肢肿；舌红，苔黄腻，脉弦滑而数。

证候分析：痰火内蕴，则胸闷；痰火上蒙清窍，则头痛、昏仆不知人；肝阳偏亢，火盛风动，则两目上吊、牙关紧闭、四肢抽搐、腰背反张；痰湿内盛，则口流涎沫、息粗痰鸣；湿浊泛溢肌肤，则面浮肢肿；舌脉为痰火内盛之征。

治法：清热开窍，豁痰息风。

方药：半夏白术天麻汤（方见子晕）送服安宫牛黄丸（《温病条辨》）。

安宫牛黄丸：牛黄　郁金　水牛角　黄连　黄芩　栀子　朱砂　雄黄　冰片　麝香　珍珠　金箔衣　蜂蜜

方中牛黄、麝香、水牛角清心解毒、豁痰开窍；黄连、黄芩、栀子清热泻火解毒；冰片、郁

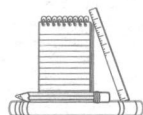

金芳香辟秽、通窍；朱砂镇心安神；珍珠清心安神；雄黄豁痰解毒；蜂蜜和胃调中；金箔为衣，取其重镇安神之效。本方清心泻火、凉血解毒、芳香开窍。

知识链接

子痫的西医治疗

子痫是妊娠期高血压疾病最严重的阶段，通常产前子痫较多，产后48小时发生的子痫约占25%，子痫也是妊娠期高血压疾病所致母儿死亡的最主要原因，应积极处理。处理原则为控制抽搐、纠正缺氧和酸中毒、控制血压，抽搐控制后需终止妊娠。

1. 一般急诊处理　子痫发作时需保持气道通畅，维持呼吸、循环功能稳定，密切观察生命体征、尿量（应留置尿管监测）等；避免声、光等刺激；预防坠地外伤、唇舌咬伤。

2. 控制抽搐　硫酸镁是治疗子痫、预防发作及复发的首选药物。当患者存在硫酸镁应用禁忌或硫酸镁治疗无效时，可考虑应用地西泮、苯妥英钠或冬眠合剂控制抽搐。子痫患者产后需继续应用硫酸镁24～48小时，至少住院密切观察4日。

3. 降低颅压　可以20%甘露醇250mL快速静脉滴注以降低颅压。

4. 控制血压　脑血管意外是子痫患者死亡的最常见原因。当收缩压持续≥160mmHg、舒张压≥110mmHg时要积极降压以预防心脑血管并发症。

5. 纠正缺氧和酸中毒　面罩和气囊吸氧，根据动脉血气pH、二氧化碳分压、碳酸氢根浓度等，给予适量4%碳酸氢钠纠正酸中毒。

6. 适时终止妊娠　一般抽搐控制后即可考虑终止妊娠。

【其他疗法】

1. 中成药

（1）羚羊角粉　3g，以竹沥汁送服，适用于痰火上扰证。

（2）安宫牛黄丸　每次1丸，每日1次。适用于痰火上扰证。

2. 体针　取百会、风池、太冲、阳陵泉、内关、三阴交等穴为主。昏迷者，加水沟、涌泉穴；抽搐不止者，加阴陵泉、曲泉穴；牙关紧闭者，加下关、颊车穴；喉中痰鸣者，加丰隆、天突穴。

3. 耳针　取肝、肾、皮质下、神门等穴，行中等刺激。

【转归预后】

子肿、子晕、子痫可视为同一疾病的不同阶段。单纯性子肿，预后良好；若肿胀严重并伴有高血压、蛋白尿，则可发展为子晕或子痫。子肿、子晕为中医治疗的有效阶段，且子晕的治疗是预防子痫的重要环节。若治疗及时，大多预后良好。若发生子痫，需中西医结合抢救，治疗恰当者可控制抽搐，以保孕产妇和胎儿平安；若抽搐反复发作、抽搐时间长，往往预后不良，可危及孕产妇和胎儿生命。

【预防调摄】

1. 重视产检　做好孕前和孕后相关检查，测量体重、血压，注意体重、水肿情况、尿蛋白情况、血压的变化，筛查高危人群，发现问题及时治疗。

2. 合理饮食　宜食用高蛋白、高维生素及富含钙和铁等营养物质的食物，低盐饮食，控制

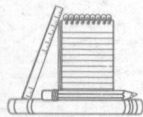

饮水量。

3. 规范生活作息　保持心情舒畅，避免精神刺激；适度锻炼，合理安排休息；卧床休息时宜左侧卧位，或抬高双下肢；注意保暖。

4. 控制疾病进展　抽搐发作时，控制抽搐，谨防受伤；保持呼吸道通畅；防止胎盘早剥、胎儿窘迫等。

项目十　妊娠小便淋痛

妊娠期间出现尿频、尿急、淋沥涩痛者，称为妊娠小便淋痛，亦称"子淋"。

本病首见于《金匮要略·妇人妊娠病脉证并治》："妊娠小便难，饮食如故，归母苦参丸主之。"《医宗金鉴·妇科心法要诀》："孕妇小便频数窘涩，点滴疼痛，名曰子淋。"

西医学的妊娠合并尿道炎、膀胱炎、肾盂肾炎等泌尿系统感染疾病均可参照本病治疗。

【病因病机】

主要病机是膀胱郁热，气化失司，水道不利。病因以热为主，有虚实之分：虚者阴虚精亏；实者心火偏亢，湿热下注所致。

1. 阴虚津亏　素体阴虚，孕后阴血愈亏，阴虚火旺，下移膀胱，灼伤津液，则小便淋沥涩痛。

2. 心火偏亢　素体阳盛，或孕后嗜食辛辣，或感受热邪，热蕴于内，引动心火，心火偏亢，移热小肠，传入膀胱，灼伤津液，则小便淋沥涩痛。

3. 湿热下注　孕期摄生不慎，感受湿热之邪，湿热蕴结，下注膀胱，灼伤津液，发为小便淋沥涩痛。

【诊断要点】

1. 病史　孕前可有尿频、尿急、淋沥涩痛病史或孕期不洁性生活史。

2. 临床表现　妊娠期间出现尿频、尿急、淋沥涩痛，甚则点滴而下，小腹坠胀疼痛，或有腰痛。

3. 检查

（1）血常规检查　白细胞可增多，中性粒细胞百分比或增高。

（2）尿常规检查　可见红细胞、白细胞、尿蛋白。

（3）尿细菌检查　晨尿沉渣检测，平均每高倍视野有 1 个以上细菌为阳性；一次清洁中段晨尿培养菌落数 $> 10^5/mL$，有诊断意义。

【鉴别诊断】

1. 妊娠小便不通　以妊娠期间小腹拘急、尿液潴留为特征，无灼热疼痛。尿常规基本正常，B超显示有尿液潴留。

2. 妊娠遗尿　妊娠期间小便不能控制而自行排出，无尿急、尿痛。尿常规基本正常。

3. 妊娠合并淋病　妊娠合并淋病也可有尿频、尿急、尿痛的尿道炎症状，但其主要表现为阴道分泌物增多呈脓性、外阴瘙痒或灼热、偶有下腹痛。可通过分泌物涂片检查和淋菌培养予以鉴别。

【辨证论治】

（一）辨证要点

根据尿频、尿急、尿痛及兼症、舌脉的特点，结合病程的长短、反复发作的情况以辨其

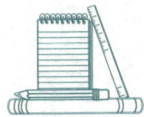

虚实。

（二）治疗原则

治疗以清润为主，不宜过于通利，中病即止，以免损伤胎元。必予通利者，应佐以固肾安胎之品。

（三）分证论治

1. 阴虚津亏证

主要证候：妊娠期间，小便频数，淋沥涩痛，量少色黄；午后潮热，手足心热，颧赤唇红，大便干结；舌红，苔少或无苔，脉细滑而数。

证候分析：阴虚内热，津液亏耗，膀胱气化不利，故小便频数、淋沥涩痛、量少色黄；阴虚内热，故午后潮热、手足心热；虚热上浮，则颧赤唇红；阴虚津液不足，则大便干结；舌脉为阴虚津亏之征。

治法：滋阴清热，润燥通淋。

方药：知柏地黄丸（方见带下过多）。

若潮热盗汗甚者，加麦冬、五味子、地骨皮、牡蛎粉滋阴清热敛汗；小便带血者，加女贞子、旱莲草、小蓟养阴清热、凉血止血。

2. 心火偏亢证

主要证候：妊娠期间，小便频数，淋沥涩痛，尿少色黄；面赤心烦，甚者口舌生疮；舌红，苔薄黄，脉细滑数。

证候分析：心火偏亢，移热小肠，传入膀胱，气化不利，故小便频数、淋沥涩痛；热结膀胱，灼伤津液，故尿少色黄；心火上炎，灼伤苗窍，则面赤心烦、口舌生疮；舌脉为心火偏旺之征。

治法：清心泻火，润燥通淋。

方药：导赤散（《小儿药证直诀》）加玄参、麦冬。

生地黄　甘草梢　木通　淡竹叶　玄参　麦冬

方中生地黄清热养阴生津；玄参、麦冬养阴生津、降心火；木通清心火、通利小便；淡竹叶清心除烦、引热下行；甘草梢清热止淋，直达病所。

小便热痛甚者，加栀子、黄芩清热解毒；小便带血者，加炒地榆、藕节、大小蓟凉血止血。

3. 湿热下注证

主要证候：妊娠期间，突感小便频急，尿色黄赤，艰涩不利，灼热刺痛，甚或腰痛，面色黄垢，口苦咽干，渴喜冷饮，胸闷食少；舌红，苔黄腻，脉滑数。

证候分析：湿与热搏，蕴结膀胱，气化不行，水道不利，故小便频急、尿色黄赤、艰涩不利、灼热刺痛；湿热伤肾，则致腰痛；湿热熏蒸于上，故口苦咽干、面色黄垢；湿困脾胃，则胸闷食少；热灼津液，则渴喜冷饮；舌红，苔黄腻，脉滑数，为湿热内盛之征。

治法：清热利湿，润燥通淋。

方药：加味五淋散（《医宗金鉴》）。

黑栀子　赤茯苓　当归　白芍　黄芩　甘草梢　生地黄　泽泻　车前子　木通　滑石

方中黑栀子、黄芩、木通、滑石清热泻火通淋；赤茯苓、泽泻、车前子利湿通淋；白芍、甘草梢养阴清热、缓急止痛；当归、生地黄养血安胎。

若高热寒战者，加金银花、连翘、蒲公英清热解毒；小便带血者，加大小蓟、侧柏叶、炒地榆凉血止血。

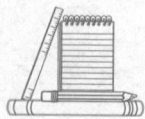

【其他疗法】

1. 金钱草颗粒　每次 5g，每日 3 次，口服，适用于湿热下注子淋。

2. 地肤子饮　每次 15g，每日 3 次，口服，适用于子淋。

【转归预后】

本病为常见的妊娠并发症，及时正确治疗多预后较好。治疗不及时或不彻底，易反复发作，可发展为慢性肾盂肾炎；严重者出现高热、寒战，甚至引起流产、早产。

【预防调摄】

1. 注意孕前检查，泌尿系统感染应彻底治愈再孕。

2. 注意孕期卫生，节制性生活。

3. 饮食宜清淡，劳逸结合，调畅情志，多饮水、多排尿。

项目十一　妊娠贫血

妊娠期间出现面色苍白或萎黄、倦怠乏力、头晕目眩、心悸气短、浮肿、食欲不振等，检查呈现血红蛋白或红细胞计数降低，称为妊娠贫血。

中医古籍中未见妊娠贫血的记载，但有妊娠血虚的论述，如《竹林女科·安胎门》云："妊娠通身酸懒，面色青黄，不思饮食，精神困倦，形容枯槁，此血少无以养胎也。"其症状描述与妊娠贫血相似。

西医学妊娠期合并贫血的治疗可参照本病。

【病因病机】

妊娠贫血主要病机为先天禀赋不足或孕后调养失宜，冲任血虚，母胎失养。

1. 气血两虚　素体气血虚弱，或脾虚化源不足，或孕后饮食失调，或孕期剧烈呕吐，或久病大病失养，营阴暗耗，气血不足，母胎失养，而致妊娠贫血。

2. 心脾两虚　孕后思虑过度，损伤心脾，营血暗耗，心脾血虚，母胎失养，而致妊娠贫血。

3. 肝肾不足　素体肝肾不足，或孕后不节房事，损伤肝肾，精血不足，冲任血虚，母胎失养，而致妊娠贫血。

知识链接

妊娠贫血的原因

妊娠贫血的原因主要包括妊娠期铁的需求量增加、铁质吸收障碍、食物中营养不足、急性或慢性失血、患有肠道寄生虫病及生育过多等。

【诊断要点】

1. 病史　可有孕前失血性疾病史，如月经过多、便血、血尿等；或有妊娠恶阻较重、贫血或营养不良等病史。

2. 临床表现　早期症状为疲倦、乏力，加重可出现头晕、心悸、纳呆、低热等，甚至下肢、面目浮肿，并可见面色苍白或萎黄、爪甲不荣、舌质淡、脉细无力等。

3. 检查

（1）体格检查　注意观察身高、体重、第二性征发育、体毛分布、黏膜等。

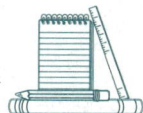

（2）产科检查　宫底高度、腹围与孕期符合或略小。

（3）血常规检查　外周血红蛋白 < 100g/L，红细胞计数 < 3.5×10^{12}/L 或血细胞比容 < 0.3，即可确诊，通过血液涂片等检查可以确定贫血类型。

【辨证论治】

（一）辨证要点

妊娠贫血宜辨病与辨证相结合。在明确病因诊断的基础上，结合全身症状及舌脉等综合分析。

（二）治疗原则

治疗应以"预防为主，防治结合"。加强孕前检查，发现疾病，积极治疗，愈后再受孕；孕后以调理脏腑、益气养血为主；重度妊娠贫血对母婴造成严重影响时，则应下胎益母。

（三）分证论治

1. 气血两虚证

主要证候：妊娠期间，面色无华，四肢无力，少气懒言，腹胀纳少；舌质淡，苔白，脉虚缓无力。

证候分析：素体血虚气弱，孕后血聚养胎，气血更显不足，无以荣养肌肤、筋脉、脏腑，则面色无华、四肢无力、少气懒言；脾虚气弱，运化失司，故腹胀纳少；舌脉均为气血虚弱之征。

治法：健脾和胃，益气养血。

方药：八珍汤（方见经行头痛）。

若胎动不安，加续断、桑寄生、菟丝子、枸杞子补肾安胎。

2. 心脾两虚证

主要证候：妊娠期间，面色萎黄，脘腹闷痛，四肢困倦，纳食不振，心悸怔忡，失眠多梦，健忘；舌质淡，苔白，脉细。

证候分析：素体脾虚血少，孕后血聚养胎更显不足，血虚面部失于濡养，则面色萎黄；脾虚不能运化水湿，内湿内停，故脘腹闷痛、四肢困倦、纳食不振；心血不足，心失所养，则心悸怔忡、失眠多梦、健忘；舌脉均为心脾两虚之征。

治法：健脾养心，益气补血。

方药：归脾汤（《济生方》）。

人参　黄芪　当归　白术　茯神　龙眼肉　远志　酸枣仁　木香　甘草　生姜　大枣

若心神不宁，加夜交藤、生龙齿镇静安神；若便溏，加入山药、炒扁豆、砂仁健脾祛湿。

3. 肝肾不足证

主要证候：妊娠期间，面色晦暗或面部出现暗斑，腰酸腿软，头晕耳鸣，两目干涩，四肢麻木，爪甲不荣；舌质红，苔薄白，脉弦细。

证候分析：先天禀赋不足，孕后阴血养胎，肝木失养，肾精失藏，肝肾经血不足，故面色晦暗或面部出现暗斑；肾主骨生髓，脑为髓海，腰为肾之外府，肾虚则腰酸腿软、头晕耳鸣；肝血亏虚，不能荣筋养目，则两目干涩、四肢麻木、爪甲不荣；舌脉均为肝肾不足之征。

治法：滋补肝肾，补益气血。

方药：大补元煎（方见月经后期）加远志、酸枣仁。

【其他疗法】

1. 复方阿胶浆　每次 20mL，每天 3 次，口服。适用于妊娠贫血气血两虚证。

2. 人参归脾丸（蜜丸）　每次 1 粒，每天 2 次，咀嚼后温开水送服。适用于妊娠贫血心脾

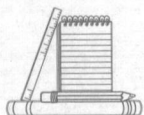

两虚证。

3. 健脾生血颗粒 15g/次，每天3次，口服，4周为一疗程，适用于妊娠贫血脾胃虚弱者。

4. 硫酸亚铁片 0.3g/次，每天3次，口服，3~4周为1个疗程，适用于妊娠缺铁性贫血。

5. 复方硫酸亚铁叶酸片 150mg/次，同时加用维生素C 0.1g，每天2次，口服，4周为1个疗程，适用于妊娠缺铁性贫血。

6. 高浓缩血红细胞输入 可纠正贫血，治疗妊娠合并再生障碍性贫血。

【转归预后】

贫血是妊娠期妇女较为常见的一种合并症，其中尤以缺铁性贫血最为常见，极易对母婴的正常生理状态造成影响。轻度贫血者，通过饮食调护、补充铁剂、中医辨证论治等处理，多预后良好；严重贫血者可引起胎萎不长，甚至胎死不下等。

【预防调摄】

1. 孕前积极治疗出血性疾病，增加铁的储备量。

2. 定期产前检查，加强围产期保健。定期进行血红蛋白、红细胞计数、血清铁蛋白的测定，以便及早发现，积极治疗。

3. 注意营养，合理膳食。多食高蛋白、高维生素、含叶酸及铁丰富的食物，如动物肝脏、蛋白、葡萄干、胡萝卜、奶类等。

4. 适当补充铁、叶酸、维生素C、维生素B_{12}等。

复习思考

1. 试述妊娠病的发病机理和治疗原则。
2. 何谓妊娠恶阻？试述妊娠恶阻的辨证论治。
3. 何谓胎漏、胎动不安？试述胎漏、胎动不安的辨证论治。
4. 何谓妊娠腹痛？如何鉴别妊娠腹痛与异位妊娠？
5. 何谓滑胎？试述滑胎的辨证论治。

扫一扫，查阅复习思考题答案

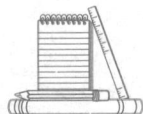

模块十　产后病

产妇分娩后，在产褥期内发生的与分娩或产褥有关的疾病，称为产后病。

常见的产后病有产后血晕、产后发热、产后腹痛、产后恶露不绝、产后身痛、产后大便难、产后汗证、产后缺乳、产后乳汁自出、产后抑郁等。产后诸病，多发生在新产后。临床上将产后7日以内称为新产后。历代医家将产后常见病和急危重症概括为"三病""三冲""三急"。"三病"即《金匮要略·妇人产后病脉证治》云："新产妇人有三病，一者病痉，二者病郁冒，三者大便难。"这三种病的病名、症状虽各不相同，但其皆由于亡血伤津所致。"三冲"如《张氏医通·妇人门》云："败血上冲有三，或歌舞谈笑，或怒骂坐卧，甚者逾墙上屋，口咬拳打，山腔野调，号佛名神，此败血冲心，多死……若饱闷呕恶，腹满胀痛者曰冲胃……若面赤呕逆欲死曰冲肺……大抵冲心者，十难救一；冲胃者，五死五生；冲肺者，十全一二。"其所谓产后"三冲"，与西医学羊水栓塞有相似之处，应为产时危急重症。该书又提出产后"三急"："产后诸病，唯呕吐、盗汗、泄泻为急，三者并见必危。"

产后病的病因病机，可归纳为三个方面：一是亡血伤津。由于分娩用力、出汗、产创和出血，而使阴血骤虚，虚阳浮散，变生他病；二是瘀血内阻。产后元气亏虚，运血无力，或余血浊液停留，或胞衣残留，或感染邪毒，均可导致瘀血内阻；三是外感六淫或饮食或房劳及劳倦所伤。产后百节空虚，生活稍有不慎或调摄失当，均可致气血失和，营卫失调，脏腑功能失常，变生产后诸疾。由于产后病是在气血津液虚损的基础上发生的，正虚邪盛，故形成了产后多虚多瘀的特点。

产后病的诊断，在运用四诊的基础上，还须根据新产的特点，注意"三审"：先审小腹痛与不痛，以辨有无恶露停滞；次审大便通与不通，以验津液之盛衰；再审乳汁行与不行和饮食多少，以察胃气的强弱。同时参以脉证及产妇体质，必要时结合产科检查及相应的实验室等辅助检查，运用八纲进行综合分析，方能做出正确诊断。

产后病的治疗，根据产后亡血伤津、瘀血内阻、多虚多瘀的特点，本着"勿拘于产后，亦勿忘于产后"的原则，结合病情进行辨证论治。张介宾言："产后气血俱去，诚多虚证。然有虚者，有不虚者，有全实者，凡此三者，但当随证随人，辨其虚实，以常法治疗，不得执有成心，概行大补，以致助邪。"即产后多虚当大补气血为主，但其用药须防滞邪、助邪之弊；产后多瘀

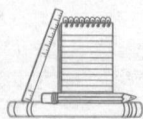

应活血化瘀为宜，然又须佐以养血，使化瘀不伤血。具体选方用药需照顾气血，注意行气勿过于耗散、化瘀勿过于攻逐、祛寒勿过用温燥、清热勿过用苦寒，时时固护胃气，消导必兼扶脾，因人因证，灵活掌握。同时，应注意产后用药"三禁"：禁大汗，以防亡阳；禁峻下，以防亡阴；禁通利小便，以防亡津液。对产后危急重症，如产后血晕、产后发热等，需及时明确诊断，必要时行中西医结合救治。

产后病应注意预防与调摄，衣着需厚薄适中，防止外邪入侵；居室宜寒温适宜，空气流通，阳光充足；饮食宜富营养，清淡易消化，勿过食生冷辛辣及肥腻煎炒之品；宜劳逸结合，避免过早操劳；保持心情舒畅，避免情志刺激；尤应注意保持外阴清洁，有产伤应及时修复，禁止房事及盆浴。因急产或滞产疑有产道感染者，必要时应行预防性治疗，以免邪毒为患。

产后为女性较为特殊的阶段，该阶段气血亏虚、瘀血并见，很容易导致情绪及行为上的异常，因此作为医务人员应对产妇加以重视，安抚其不良情绪，对产妇家属进行指导，以个性化、人性化的方式，从不同角度对产妇进行人文关怀，帮助产妇健康、顺利地度过产后阶段。

项目一　产后血晕

📖 案例导入

患者，女，27岁。其禀赋怯弱，冬季分娩后出血颇多，头晕目眩，胸闷心悸，泛泛欲吐，一度昏厥，不省人事，家人以醋烧沸使气熏两鼻，始缓缓苏醒，前来门诊。见面色㿠白，声音低微，感畏寒，全身酸软无力，头目昏暗，耳鸣作响，指头发麻，手指微微抖动如落叶状，恶露量少色淡；舌淡少苔，脉虚细无力（摘录自《朱小南妇科经验选》）。

思考：患者所患何病？引起该病的病因病机是什么？还需进一步做哪些检查？中西医如何治疗？

产妇分娩后，突然头晕眼花，不能起坐，或心胸满闷、恶心呕吐，或痰涌气急，甚则神昏口噤、不省人事，称为产后血晕，亦称"产后血运"。

本病始见于《诸病源候论》卷之四十三，云："产后血运闷候：运闷之状，心烦气欲绝是也。亦有去血过多，亦有下血极少，皆令运。"之后《经效产宝》《妇人大全良方》等对本病的病因病机、辨证论治均有论述。

产后血晕多发生在产后数小时内，属急危重症之一，若救治不及时，往往危及产妇生命。

西医学产后出血引起的虚脱、休克、产后心衰、羊水栓塞等出现本病证候者，可参照本病辨证治疗。

【病因病机】

导致产后血晕的病机有虚实两端。虚者，多由阴血暴亡，心神失养而发；实者，多因瘀血上攻，扰乱心神所致。

1. 血虚气脱　产妇素体气血虚弱，复因产时失血过多，以致营阴下夺，气随血脱，心神失养，而见血晕。

2. 瘀阻气闭　产后胞脉空虚，寒邪乘虚而入，血为寒凝，瘀滞不行，或情志不遂，气滞血瘀，以致恶露涩少，血瘀气逆，扰乱心神，而致血晕。

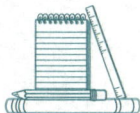

本病虽有虚实之分，但以产后失血过多，心神失养之虚证多见。

【诊断要点】

1. 病史 患者多有多胎妊娠、羊水过多、滞产、产时失血过多、妊娠合并心脏病、妊娠期高血压等病史。

2. 症状 以产妇产后数小时内，突然出现头晕目眩，不能起坐，或晕厥，甚则昏迷不省人事为主要特点，同时伴见面色苍白、手撒肢冷、冷汗淋漓，或心下满闷、恶心呕吐、痰涌气急，或面色青紫、唇舌紫暗。

3. 检查

（1）产科检查 注意胎盘、胎膜是否完整，子宫收缩情况，有无产伤，观察阴道流血量及恶露的量、色、质。

（2）辅助检查 可行血常规、血小板计数、凝血酶原时间、纤维蛋白原定量等有关凝血功能的实验室检查。血压测量、B超、心电图、心脏功能检测等可辅助诊断。

知识链接

产后出血

胎儿娩出后24小时之内失血量超过500mL，称为产后出血，为分娩期严重并发症，其发病率占分娩总数的2%～3%，多发生在产后2小时内。产后出血的病因病理主要有子宫收缩乏力、胎盘因素、软产道损伤及凝血功能障碍四方面。主要临床表现为阴道流血过多、失血性休克、贫血等。胎儿娩出后立即发生阴道流血，多考虑软产道损伤；胎儿娩出数分钟后出现阴道流血，常与胎盘因素有关，如胎盘滞留、胎盘粘连或植入；胎盘娩出后的出血，多为子宫收缩乏力或胎盘胎膜残留；持续性的阴道流血、血液不凝、止血困难，多为凝血功能障碍。

【鉴别诊断】

1. 产后中暑 二者均可出现头晕，甚则昏不知人，但产后中暑有明显的季节性，多盛夏酷暑季节发生，产妇除突然晕闷或昏不知人外，还出现体温升高、多汗等中暑症状，但恶露多无异常改变。

2. 产后痉证 二者均可出现口噤不开，但产后痉证多由产时创伤、感染邪毒或产后亡血伤津，筋脉失养所致，其发病时间较产后血晕缓慢，以四肢抽搐，项背强直，角弓反张为主。

3. 产后子痫 二者均发生于新产之际，都可见神昏口噤，但产后子痫有典型的抽搐症状，产前多有肢体面目浮肿、头晕目眩、高血压、蛋白尿等病史。

【辨证论治】

（一）辨证要点

产后血晕应根据眩晕的特点及恶露的多少等临床表现辨别虚实。虚者为脱证，实者为闭证，临床上以虚证居多。脱证多见产时、产后大出血，患者面色苍白，冷汗淋漓，心悸愦闷，甚至昏厥，目闭口开，手撒肢冷；闭证多见恶露量少或不下，患者面色紫暗，心腹胀痛，神昏口噤，两手握拳。

（二）治疗原则

本病属"三冲"范围，不论虚实，均需积极救治，救脱开闭，必要时应中西医结合抢救。对神昏者，首当开窍促苏醒，然后再行辨证论治。血虚气脱者，以益气固脱为主；瘀阻气闭者，以行血逐瘀为主。本病无论虚实都属于危急重症，均须及时救治。必要时进行中西医结合抢救，以免延误病情，危及产妇生命。

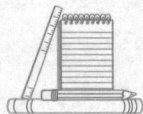

（三）分证论治

1. 血虚气脱证

主要证候：产时或产后失血过多，突然晕眩，面色苍白，心悸愦闷，甚则昏不知人，眼闭口开，手撒肢冷，冷汗淋漓；舌淡，苔少，脉微欲绝或浮大而虚。

证候分析：失血过多，心神失养，故晕眩、心悸愦闷，甚则昏不知人；阴血暴脱，不能上荣，则面色苍白、眼闭；气随血脱，脾阳衰微，故口开、手撒肢冷；营阴暴虚，孤阳外泄，故冷汗淋漓；舌脉为血虚气脱之征。

治法：益气固脱。

方药：参附汤（《校注妇人良方》）。

人参　附子

方中人参大补元气，固脱生津；附子温里散寒，回阳救逆。

阴道下血不止者，加黑芥穗、姜炭收涩止血。

若患者神志昏迷，难以口服药物，可行鼻饲，待心神清醒后大补气血，方用当归补血汤（《内外伤辨惑论》）加减。

2. 瘀阻气闭证

主要证候：产后恶露不下或量少，少腹疼痛拒按，突然头晕眼花，不能起坐，甚则心下满闷，气粗喘促，痰涌气急，恶心呕吐，神昏口噤，不省人事，双手握固，牙关紧闭，面色青紫；唇舌紫暗，脉涩有力。

证候分析：新产感寒，寒凝血瘀，或情志不遂，气滞血瘀，致恶露不下或量少；瘀血内阻，故少腹疼痛拒按；败血停留，气机不畅，逆上攻心、肺、胃。攻心则扰乱神明，清窍闭塞，以致突然头晕眼花、不能起坐、神昏口噤、不省人事；攻肺则清肃失职，故心下满闷、气粗喘促、痰涌气急；攻胃则胃失和降，而见恶心呕吐；瘀血阻滞，经络不畅而拘挛，则双手握固、牙关紧闭；面色青紫、唇舌紫暗、脉涩有力为血瘀气滞之征。

治法：活血逐瘀。

方药：夺命散（《妇人大全良方》）加当归、川芎。

没药　血竭　当归　川芎

方中没药、血竭活血理气、逐瘀止痛；加当归、川芎增强行血逐瘀之力。瘀去则气机调畅，逆气可平，晕厥亦除，则神自清。

若胸满呕哕者，酌加姜半夏、胆南星以降逆化痰；气滞血瘀，胁腹胀痛者，酌加郁金、川楝子以疏肝理气。若阴道下血不止，加黑芥穗、姜炭收涩止血。

【急症处理】

本着"急则治其标，缓则治其本"原则，对于产后血晕神昏不醒者，可采取下列措施以促其复苏。

1. 体位　立即将产妇置于头低脚高的仰卧体位，同时予以保温。

2. 熏鼻

（1）铁器烧红，淬醋中，熏鼻。

（2）米醋煮韭菜，趁热入壶中，以热气熏鼻。

3. 针灸疗法　针刺印堂、水沟、涌泉等穴，强刺激以促苏醒；虚者灸百会穴，以开窍宁神、回阳救逆。

4. 中药输液疗法　丽参注射液、参麦注射液、参附注射液静脉推注或滴注，迅速补充血容量以抗休克。

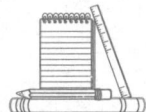

5. 中西医结合疗法　结合西医学产后出血的原因，即子宫收缩乏力、胎盘因素、软产道损伤、凝血功能障碍等，采用中西医结合的方法救治。

【其他疗法】

推拿　按摩小腹，按揉气海、关元、肾俞。气随血脱者，加按揉百会、脾俞、胃俞、足三里，直擦背部督脉，摩腹加揉中脘。瘀阻气闭者，加揉涌泉，按、掐太冲、行间、人中、十宣，斜擦两胁，拿血海、三阴交。

【转归预后】

产后血晕多因出血过多所致，如有延误、抢救不及时，不能迅速止血，阳气暴脱，常可瞬间死亡。即使挽回生命，亦可因血气虚衰而致产后缺乳、闭经等，或继发产褥感染。如病情较轻，及时处理，则多能痊愈。若产时发生羊水栓塞，引起肺栓塞、弥散性血管内凝血（DIC），则病情极其急重，病死率高，预后不良。

【预防调摄】

本病多由产后大出血发展而来，故防治产后大出血是预防产后血晕的主要措施。

1. 加强产前检查，做好孕期保健。对胎盘早剥者，应及早处理，避免发生凝血功能障碍。

2. 正确处理分娩的三个产程，仔细观测出血量，认真检查胎盘胎膜是否完整、有无残留。如发现软产道损伤，应及时处理。

3. 产后2小时内，注意子宫收缩及阴道出血情况，同时观察血压、脉搏及全身情况。

4. 产妇分娩过程中应注意保暖，避免风寒；注意外阴部清洁卫生；避免情绪刺激。

项目二　产后发热

案例导入

患者，女，25岁。

主诉：产后7日，发热3日。

现病史：患者7日前经会阴侧切足月分娩一子，产程顺利。近3日忽觉发热，有时体温高达39℃，恶露淋漓，量忽多忽少，色黑如败酱，有污臭气味，小腹疼痛拒按；口干苦，喜冷饮，面红，小便短赤，大便干结；舌红，苔黄，脉洪数。

检查：体温38.5℃。

妇科检查：外阴侧切处略红肿；阴道内可见暗红色血迹，有臭味，黏膜充血；宫颈光滑，子宫压痛明显，活动受阻；左侧附件增厚，右侧附件正常。

血常规：红细胞3.8×10^{12}/L，白细胞12×10^9/L，中性粒细胞百分比86%，淋巴细胞百分比14%。

思考：患者所患何病？引起该病的病因病机是什么？还需进一步做哪些检查？中西医如何治疗？

产妇于产褥期内出现发热持续不退，或突然高热寒战，并伴有其他症状者，称为产后发热。若产后2日内出现轻微发热，不兼有其他症状者，乃阴血骤虚，营卫暂时失调而致，一般可自行消退，属生理现象。

本病始见于《素问·通评虚实论》："帝曰：乳子而病热，脉悬小者何如？岐伯曰：手足温则生，寒则死。"之后《金匮要略·妇人产后病脉证治》《诸病源候论》《陈素庵妇科补解》等对本病的病因病机、辨证论治均有论述。

本病以产后发热持续不退，且伴有小腹疼痛或恶露异常为特点，严重者常可危及产妇生命，应当引起高度重视。

西医学产褥感染、产褥中暑、产褥期上呼吸道感染等可参照本病辨证治疗。

【病因病机】

引起产后发热的主要病因病机有感染邪毒，入里化热；外邪袭表，营卫不和；阴血亏虚，阳气浮散；败血停滞，营卫不通。

1. 感染邪毒　产后血室正开，胞脉空虚，若产时接生不慎，或产后护理不洁，邪毒乘虚侵入冲任、胞宫，正邪相争可致发热。

2. 外感　产后体虚，腠理不密，卫气不固，外邪乘虚而入，营卫不和可致发热。

3. 血虚　产时、产后失血过多，阴血骤虚，阴不敛阳，阳无所附，虚阳浮越于外可致发热。

4. 血瘀　产后感受寒邪，或情志不遂，瘀阻冲任；恶露排出不畅，余血浊液滞留胞宫而为瘀，瘀血停滞，阻滞气机，营卫不通亦可导致发热。

【诊断要点】

1. 病史　妊娠晚期、产后不禁房事，或产时接生不慎，或滞产、难产，产创护理不当，或当风感寒，冒暑受热，或情志不遂，或失血过多。

2. 症状　产褥期内尤以新产后出现以发热为主，表现为持续发热，或突然高热寒战，或发热恶寒，或低热不退，或乍寒乍热，常伴有恶露异常及小腹疼痛。若感染邪毒，则恶露紫暗臭秽，小腹疼痛拒按，伴高热寒战，心烦口渴，舌红苔黄，脉数有力。若血瘀发热，则恶露量少，色暗有块，小腹疼痛拒按，伴寒热时作，舌紫暗，脉弦涩。若血虚发热，则恶露量少色淡，腹痛绵绵，伴低热不退，头晕心悸，舌淡苔薄白，脉细数。若外感发热，则恶露正常，无下腹痛，或伴恶寒发热，头痛身痛，鼻塞流涕，咳嗽，无汗，舌淡，苔薄白，脉浮紧；或伴微汗或汗出恶风，头痛咳嗽，咽痛口干，口渴，舌红，苔薄黄，脉浮数；或伴身热多汗，口渴心烦，倦怠乏力，舌红少津，脉虚数。

3. 检查

（1）产科检查　感染邪毒者可发现生殖器官局部感染的体征，如外阴、阴道、宫颈红肿，子宫压痛明显，附件增厚有压痛或触及肿块，恶露臭秽。

（2）辅助检查　感染邪毒证的血常规检查可见白细胞计数及中性粒细胞升高；宫腔分泌物或血培养可找到致病菌。B超、CT、MRI等检查可为盆腔炎性包块、盆腔脓肿、盆腔积液、静脉血栓的诊断提供依据。

产后发热的关键是早期诊断，以排除感染邪毒证。此证最急、最重，可危及产妇的生命。

知识链接

产褥感染的概念

产褥感染指分娩及产褥期生殖道受病原体侵袭引起局部或全身的炎性变化。常见的病原体有需氧性链球菌、大肠杆菌属、葡萄球菌、厌氧类杆菌、厌氧性链球菌等，可导致急性外阴、阴道、宫颈炎、子宫内膜炎、子宫肌炎、输卵管炎、盆腔结缔组织炎、血栓性静脉炎等。主要临床表现为发热、腹痛、异常恶露；出现脓毒血症及败血症时，可并发感染性休克，全身中毒症状明显，可危及生命。

【鉴别诊断】

1. 蒸乳发热　产后 3～4 日出现低热、乳汁未下或下亦甚少、乳房胀硬，俗称"蒸乳"。当乳汁通畅后，其热自消，属生理反应。

2. 乳痈发热　发热并伴有乳房局部胀硬、红肿、热痛，甚则破溃化脓。

3. 产后小便淋痛发热　发热并伴有尿频、尿急、尿痛的症状；尿常规检查可见红细胞、白细胞，尿培养可找到致病菌。

4. 产后痢疾发热　发热并伴有大便次数增多、腹痛、利下赤白脓血便、里急后重，或有肛门灼热等症状；大便常规可见红细胞、白细胞或脓细胞。

【辨证论治】

（一）辨证要点

产后发热，证有虚实，应根据发热的特点、恶露的情况及腹痛的性质，结合兼症、舌脉进行辨证。

（二）治疗原则

治疗应在注意产后多虚多瘀的基础上，以调气血、和营卫为主。感染邪毒证，病情危重、变化迅速，必要时宜中西医结合救治。外感风寒者，宜扶正解表，疏风散寒；外感风热者，宜辛凉解表，宣肺清热；外感暑热者，宜清暑益气，养阴生津；血瘀发热者，宜活血化瘀，清热解毒；血虚发热者，宜补血益气，养阴生津。

（三）分证论治

1. 感染邪毒证

主要证候：产后高热寒战，热势不退，小腹疼痛拒按，恶露或多或少，色紫暗，质如败酱，其气臭秽；心烦口渴，小便短赤，大便燥结；舌红，苔黄，脉数有力。

证候分析：新产血室正开，胞脉空虚，邪毒乘虚直犯胞宫，正邪交争急剧，故高热寒战；邪毒稽留体内，则热势不退；邪毒与血相搏，结而成瘀，阻滞胞脉，则小腹疼痛拒按、恶露色紫暗；热迫血行则恶露量多，热与血结则恶露量少；热毒熏蒸，血败肉腐，故恶露质如败酱、其气臭秽；热扰心神，则心烦；热盛伤津则口渴、小便短赤、大便燥结；舌脉为毒热内盛之征。

治法：清热解毒，凉血化瘀。

方药：解毒活血汤（《医林改错》）加金银花、黄芩。

连翘　葛根　柴胡　枳壳　当归　赤芍　生地黄　红花　桃仁　甘草　金银花　黄芩

方中金银花、连翘、黄芩、葛根、柴胡、甘草清热解毒；生地黄、赤芍凉血解毒；当归和血；桃仁、红花活血行瘀；枳壳理气行滞。

高热不退，烦渴引饮，大便燥结，恶露不畅，秽臭如脓，小腹痛疼痛拒按，甚则全腹满痛，神昏谵语，大便不通，舌紫暗、苔黄而燥，或焦老起芒刺，脉滑数，此证为热结在里，应急下存阴，方用大黄牡丹汤（《金匮要略》）。

高热不退，大汗出，烦渴引饮，脉虚大而数，此证为热在气分，热盛津伤之候，治宜清热除烦、益气生津，方选白虎加人参汤（《伤寒论》）。

高热汗出，心烦不安，斑疹隐隐，舌红绛、苔少或花剥，脉弦细数，此证为热入营分证，治宜清营解毒、散瘀泄热，方选清营汤（《温病条辨》）。

壮热不退，神昏谵语，甚或猝然昏倒，不省人事，身热肢厥，牙关紧闭，舌绛脉数者，为邪热逆传心包，热深厥深之象，可用清营汤送服安宫牛黄丸（《温病条辨》）或紫雪丹（《温病条辨》）或至宝丹（《太平惠民和剂局方》）以清心开窍。

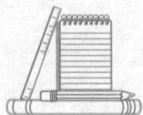

如失治、误治可致阳气暴脱、阴液衰竭，而出现昏迷、汗出、肢冷、脉微欲绝等危候，治宜益气养阴，回阳固脱，用生脉散合参附汤。

此型多为产褥感染，属危急重症。本病初期，热毒不解，邪无出路，变化最速，加之产后多虚，抗病力弱，热入营血，逆传心包，则病笃势危，故治疗务必及时。注意随症用药，必要时应中西医结合救治。

2. 外感证

(1) 外感风寒证

主要证候：产后恶寒发热；头痛身痛，无汗，鼻塞流涕，咳嗽；苔薄白，脉浮紧。

证候分析：产后多虚，卫阳失固，风寒袭表，正邪交争，则见恶寒发热；风寒之邪先入太阳经脉，则见头痛身痛；寒邪闭塞腠理则无汗；风寒袭肺，肺失宣降，则鼻塞流涕、咳嗽；苔薄白、脉浮紧为风寒表实之征。

治法：养血祛风，散寒解表。

方药：荆防四物汤（方见经行感冒）加紫苏叶。

(2) 外感风热证

主要证候：产后发热，微汗或汗出恶风；头痛身痛，咳嗽或有黄痰，咽痛口干，口渴，恶露正常，无下腹痛；舌红，苔薄黄，脉浮数。

证候分析：产后气血俱虚，卫外之阳不固。风热之邪袭表，热郁肌肤，卫表失和，故发热；风性开泄，卫表不固，则微汗或汗出恶风；风热上扰清窍，则头痛；肺失肃降，则咳嗽；风热之邪熏蒸清道，故咽痛口干；热邪伤津，则口渴；邪尚在表，未伤及胞宫气血，故恶露正常，无下腹痛；舌红、苔薄黄、脉浮数为风热侵于肺卫之征。

治法：辛凉解表，疏风清热。

方药：银翘散（《温病条辨》）。

金银花　连翘　竹叶　荆芥穗　牛蒡子　薄荷　桔梗　淡豆豉　甘草　芦根

方中金银花、连翘清热解毒，轻宣透表；荆芥穗、薄荷、淡豆豉辛散表邪，透热外出；牛蒡子、桔梗、甘草合用，解毒利咽散结，宣肺祛痰；竹叶、芦根甘凉轻清，清热生津止渴。全方共奏辛凉解表、疏风清热之功。

若邪入少阳之半表半里，症见往来寒热，胸胁痞满，口苦咽干，时有作呕，脉弦，治宜和解少阳，方用小柴胡汤（《伤寒论》）；若外感暑热，症见身热多汗，口渴心烦，倦怠乏力，舌红少津，脉虚数，治宜清暑益气、养阴生津，方用清暑益气汤（《温热经纬》），并迅速降温通风、改善环境。

3. 血虚证

主要证候：产后低热不退，恶露量或多或少，色淡质稀，小腹绵绵作痛，喜按；头晕眼花，心悸失眠；舌淡红，脉细。

证候分析：产时产后失血伤津，阴血骤虚，阴不敛阳，虚阳外浮，故低热缠绵；气随血耗，冲任不固，故恶露量多，血虚冲任不足则量少，色淡质稀；血虚胞脉失养，则小腹绵绵作痛、喜按；血虚清窍失养，则头晕眼花；血虚心失所养，则心悸失眠；舌脉为血虚之征。

治法：养血益气，和营退热。

方药：八珍汤（方见经行头痛）加黄芪、地骨皮。

若血虚阴亏，症见午后热甚、两颧发红、口渴欲饮、小便短黄、大便干结、舌质红、苔少，脉细数，治宜滋阴养血清热，方用加减一阴煎（方见闭经）加白薇。

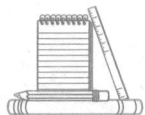

4. 血瘀证

主要证候：产后乍寒乍热，恶露不下或下亦甚少，色紫暗有块，小腹疼痛拒按；舌紫暗或有瘀点，脉弦涩。

证候分析：产后恶露排出不畅，瘀血内阻，营卫不通，阴阳失和，则乍寒乍热；气机不畅，瘀血内停，则恶露不下或下亦甚少，色紫暗有块；胞脉瘀阻不通，则小腹疼痛拒按；舌紫暗或有瘀点、脉弦涩为血瘀之征。

治法：活血祛瘀，和营除热。

方药：生化汤（《傅青主女科》）加丹参、牡丹皮、益母草。

当归　川芎　桃仁　炮姜　炙甘草　丹参　牡丹皮　益母草

方中重用当归补血活血、化瘀生新；川芎活血行气祛风；桃仁活血祛瘀；炮姜温经散寒、缩宫止血；炙甘草和中缓急、调和诸药；加丹参、牡丹皮、益母草加强化瘀清热之功。

【急症处理】

感染邪毒所致的产后发热是产科危急重症，应参照西医学产褥感染，积极进行中西医救治，同时注意加强护理。

1. 支持疗法　加强营养，增强全身抵抗力；纠正水、电解质失调；必要时可多次少量输血。

2. 控制感染　按药敏试验选用广谱高效抗生素，注意根据需氧菌、厌氧菌及耐药菌株选择。中毒症状严重者，可短期加用肾上腺皮质激素以提高机体应激能力。

3. 手术治疗　若形成盆腔脓肿者，可行后穹隆切开引流；若有胎盘胎膜残留者，可抗感染同时行清宫术。

4. 中药输液疗法

（1）清开灵注射液　清开灵注射液 20～40mL 加入 5% 葡萄糖注射液或生理盐水，每日 1 次，静脉滴注；或每次 2～4mL，每日 2 次，肌内注射，适用于高热不退、神昏谵语者。

（2）穿琥宁注射液　穿琥宁注射液 160～240mg 加入 5% 葡萄糖注射液或生理盐水，每日 2 次，静脉滴注，适用于高热持续不降者。

5. 中药灌肠疗法　丹参、鸡血藤各 30g，桃仁、红花、三棱、莪术各 20g，五灵脂、蒲黄各 15g，红藤、金银花、败酱草各 25g，浓煎至 200mL，每日 1 次，保留灌肠。

【其他疗法】

1. 针灸　取合谷、大椎、曲池、风池（泻法）；中脘、足三里、内关、曲池（泻法）。两组穴可交替使用。

2. 中成药

（1）益母草冲剂　每日 3 次，每次 1 包，冲服。用于瘀血发热者。

（2）午时茶　每日 1～2 次，每次 1 袋，冲服。用于外感发热者。

（3）柴胡注射液　每日 1～2 次，每次 2～4 毫升，肌内注射。用于外感发热者。

【转归预后】

产后发热的预后由于病因不同而各异。若属血虚、外感、血瘀发热者，病情较缓，行积极合理有效的治疗可很快痊愈。感染邪毒发热是产后发热中的危急重症，及时抢救和合理治疗可痊愈；若失治、误治，病情传变，以致邪毒内传，热入营血，逆传心包，甚则热深厥脱，可危及生命，预后不良；即使抢救成功亦可造成多器官功能损伤而成产后虚损。

【预防调摄】

1. 加强孕期保健，注意营养均衡。妊娠 7 个月后禁房事、盆浴；尽量避免不必要的阴道

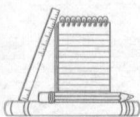

检查。

2. 正确处理分娩，严格无菌操作，尽量避免产道损伤和产后出血，有损伤者应及时仔细缝合。对可能发生感染者，应行预防性治疗。

3. 产后取半卧位有利于恶露的排出。

4. 产褥期应避风寒，慎起居，保持外阴清洁；严禁房事及盆浴。

5. 发热期间应多饮水，流质或半流质饮食，可配合物理降温。

项目三　产后腹痛

案例导入

患者，女，32 岁，已婚。

主诉：产后小腹剧烈疼痛 2 日。

现病史：患者顺产，2 天前与家人争吵后出现小腹剧烈疼痛，恶露量减少。现症见：小腹胀痛，阵发性加剧，恶露量少，色暗有块，胸胁胀痛，心烦郁闷，纳食不佳，大便秘结，无恶寒发热；舌质暗，苔薄白，脉弦涩。

经带胎产史：平素月经（4~5）天/30 天；白带无异常；孕 2 产 2。

既往史：无特殊病史，否认肝炎、结核等病史。

体征：小腹疼痛拒按，无腹肌紧张及反跳痛。

妇科检查：外阴已婚式；阴道通畅，内有血性分泌物、量少、无气味；宫颈中度糜烂，宫口未见组织物；未行双合诊。

辅助检查：血常规检查未见异常；B 超检查示子宫内无胎盘、胎膜残留。

思考：患者所患何病？引起该病的病因病机是什么？如何进行辨证？中医如何治疗？

产妇在产褥期内发生与分娩或产褥有关的小腹疼痛，称为产后腹痛。其中因瘀血引起者，又称"儿枕痛"。本病以经产妇多见，且多发生于新产后。若产妇于产后 1~2 天出现小腹阵阵作痛，哺乳时尤甚，持续 3~5 天自然消失，乃产后子宫缩复所致，属生理现象，一般不需治疗。若小腹疼痛较重，难以忍受，或持续时间较长，影响产妇的康复，则应视为产后腹痛，给予治疗。

本病始见于《金匮要略·妇人产后病脉证治》。西医学人工流产后的腹痛可参照本病辨证治疗。

【病因病机】

本病的主要病机是冲任、胞宫"不荣则痛"及"不通则痛"，其原因主要为血虚和血瘀。

1. 血虚　素体虚弱，气血亏虚，复因产时、产后失血耗气，气虚不足以行血，血虚不足以荣络，冲任、胞宫失于濡养，"不荣则痛"。

2. 血瘀　产后血室正开，元气亏虚，若起居不慎，风寒之邪乘虚而入，血为寒凝；或因伤于情志，气滞而血瘀；或胞衣残留，瘀血内停，阻滞冲任、胞宫，气血运行不畅，"不通则痛"。

【诊断要点】

1. 病史　本病多发于经产妇，常有难产、胎膜早破、产后感寒，或情志不舒等病史。

2. 症状　产妇分娩 1 周后仍有小腹疼痛，多日不解；或分娩虽不足 1 周，但小腹阵发性疼

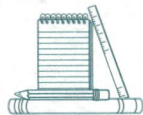

痛明显加剧，常伴有恶露异常。

3. 检查

（1）产科检查　腹部检查时应注意子宫复旧情况。腹痛发作时，可扪及子宫变硬、压痛。

（2）辅助检查

1）血常规检查　可呈轻度贫血，或炎性改变。

2）B超检查　了解宫腔内有无胎盘、胎膜残留。

【鉴别诊断】

1. 产后伤食腹痛　多有伤食史，疼痛部位在脘腹部，伴有胃脘满闷、嗳腐吞酸、呕吐腹泻、大便臭秽等伤食症状，而恶露无改变。

2. 产褥感染邪毒腹痛　小腹疼痛剧烈、拒按，伴有高热寒战，恶露色紫暗、气臭秽。血常规白细胞升高，宫腔分泌物培养、妇科检查、盆腔B超等可助鉴别。

3. 产后痢疾腹痛　多有不洁进食史，起病急，疼痛以脐周部为主，伴有发热、里急后重，大便呈赤白脓血样。大便常规可见大量红细胞、白细胞。

【辨证论治】

（一）辨证要点

本病的辨证以腹痛的性质，恶露的量、色、质、气味的变化为主，结合兼症、舌脉辨其虚实。小腹隐痛、喜按、恶露量少、色淡者，多为血虚；小腹疼痛、拒按，恶露不畅、色暗有块者，多为血瘀。

（二）治疗原则

以调畅气血为主，虚则补而调之，实则通而调之。但应注意，产后多虚多瘀，用药贵在平和，勿过于滋腻，亦勿过于攻逐。若经检查，确定有胎盘、胎膜残留者，可以手术清除宫内残留物。

（三）分证论治

1. 血虚证

主要证候：产后小腹隐隐作痛，多日不解，喜揉喜按，恶露量少、色淡质稀；头晕眼花，心悸怔忡，大便干结；舌淡，苔薄白，脉细弱。

证候分析：素体气血亏虚，复因产时耗伤气血，冲任不足，胞宫失养，不荣而痛，故有小腹隐隐作痛、喜揉喜按；阴血亏虚，冲任血少，则恶露量少、色淡质稀；血不荣清窍，则头晕眼花；血不养心，则心悸怔忡；血虚肠燥，则大便干结；舌脉为血虚之征。

治法：养血益气。

方药：肠宁汤（《傅青主女科》）。

当归　熟地黄　阿胶　人参　山药　续断　麦冬　肉桂　甘草

方中当归补血活血止痛；熟地黄、阿胶滋阴养血止血；人参、山药、甘草补气健脾以资气血生化之源；麦冬滋阴润燥；续断补肾养肝益精血；肉桂温通血脉、散寒止痛。全方合用补益气血、温经散寒止痛。

若血虚兼寒、面色青白、小腹冷痛、得热痛减、形寒肢冷、大便溏薄、舌淡、脉细而迟，治宜养血温中，方用当归建中汤（《千金翼方》）。

2. 血瘀证

主要证候：产后小腹疼痛、拒按，恶露量少不畅，色紫暗有块，块下痛减；面色青白，四肢不温，或胸胁胀痛；舌淡暗，脉沉紧或弦涩。

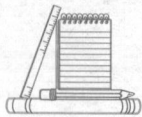

证候分析：产后血室正开，百节空虚，寒邪乘虚而入，血为寒凝，或情志不遂，气滞而血瘀，或胎盘、胎衣残留，瘀阻于冲任、胞宫，气血不通，"不通则痛"，故小腹疼痛拒按、恶露量少不畅、色紫暗有块；血块下后，瘀滞暂时缓解，故块下痛减；因寒致瘀者，阳气不展，故面色青白、四肢不温、脉沉紧；伤于情志者，肝郁气滞血瘀，则见胸胁胀痛、舌暗脉弦涩。

治法：温经活血，祛瘀止痛。

方药：生化汤（方见产后发热）。

若小腹冷痛、绞痛者，酌加吴茱萸、小茴香、肉桂以增强温经散寒之效；若心烦易怒、胸胁胀痛、小腹胀痛之气滞者，酌加郁金、香附以行气止痛；若伴肢体倦怠、气短乏力者，酌加黄芪、党参以益气补虚。

【其他疗法】

1. 外敷

（1）食盐 500g，小茴香 30g，炒热布包，外敷腹部，适用于寒凝血瘀证。

（2）吴茱萸 15g，栀子、桃仁、沉香各 10g，共为细末，以酒调匀，加热外敷小腹，适用于血瘀证。

2. 针灸

（1）取关元、气海、膈俞、三阴交、足三里穴，行补法，适用于血虚证。寒凝者，重灸气海、关元穴。

（2）取中极、归来、地机、膈俞、太冲穴，行泻法，适用于血瘀证。

3. 拔罐　取关元、足三里、归来穴，以及腰骶部两侧压痛点，留罐 10~15 分钟，每日 1 次。

【转归预后】

本病是产后的常见病证，积极正确治疗后预后良好。

【预防调摄】

1. 积极宣传产褥期卫生保健，产时、产后应注意保暖；调摄情志，保持心情舒畅；注意会阴部清洁。

2. 分娩时应仔细检查胎盘、胎膜是否完整，如有缺损，应考虑及时清宫。

3. 产后取半卧位，同时按摩小腹，以利于子宫缩复及恶露排出。

项目四　产后恶露不绝

案例导入

患者，女，28 岁。

主诉：产后恶露淋漓不尽 1 月余。

现病史：患者 1 个月前足月顺产一男婴，产后 10 天恶露量多，之后量减少但淋漓不尽至今。现恶露量少，色淡质稀无臭气，小腹空坠，头晕乏力，纳少便溏；面色无华，唇色淡白，精神倦怠，下肢微肿，息短声低；舌淡胖边有齿痕，苔薄润，脉虚细。

经带胎产史：平素月经规律，量较多；白带无异常；孕 2 产 1。

既往史：孕期轻度贫血，否认肝炎、结核等病史。

体征：面色无华，唇色淡白。

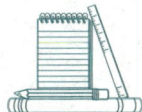

辅助检查：血常规血红蛋白 80g/L，其余均正常；B 超示子宫稍大，内膜均匀，厚约 0.6cm；血 HCG 和人胎盘催乳素正常。

思考：患者所患何病？引起该病的病因病机是什么？如何进行辨证？中医如何治疗？

产后血性恶露持续 2 周以上，仍淋漓不尽者，称为"产后恶露不绝"，又称"产后恶露不尽""产后恶露不止"。本病始见于《金匮要略·妇人产后病脉证治》。

西医学的晚期产后出血、流产后阴道流血淋漓不尽者，可参照本病辨证治疗。

【病因病机】

本病主要病机是冲任失固，气血运行失常。

1. 气虚　素体虚弱，复因产时耗伤气血，或产后操劳过早，损伤中气，气虚则冲任不固，血失统摄，而致恶露不绝。

2. 血热　素体阴虚，复因产时失血伤津，阴液更亏，虚热内生；或产后感受热邪；或过食辛辣之品；或因情志不遂，肝郁化热，热扰冲任，迫血妄行，以致恶露不绝。

3. 血瘀　产后胞宫、胞脉空虚，寒邪乘虚而入，寒凝血瘀；或因七情所伤，气滞而血瘀；或胞衣残留，阻于冲任，血不归经，而恶露不止。

【诊断要点】

1. 病史　素体虚弱，或素有癥瘕；或有流产史等。

2. 症状　产后或流产后，血性恶露持续 2 周以上，可伴有色、质、气味异常；或伴有不同程度腹痛，严重者出血过多，可伴贫血或晕厥。

3. 检查

（1）体格检查　注意是否有贫血、下腹压痛等体征。

（2）妇科检查　了解子宫复旧情况及宫腔内是否有残留组织。子宫复旧不良者，子宫大而软，或有压痛，有时见血块或组织物堵塞在宫颈口。注意有无软产道损伤。

（3）辅助检查

1）实验室检查　行血常规、凝血功能检测等以了解是否有感染、贫血及凝血机制障碍；血 HCG、血人胎盘催乳素（hPL）检测，有助于胎盘残留、胎盘部位滋养细胞肿瘤的诊断。

2）B 超检查　了解是否有胎盘胎膜残留及子宫切口愈合情况等。

3）诊断性刮宫及病检　明确有无胎盘、胎膜残留，有助于胎盘部位滋养细胞肿瘤的诊断。

【鉴别诊断】

1. 产后发热　若为产后邪毒感染发热，恶露可能超过 3 周不净，其量多少不定，形如败酱，气味臭秽，并伴发热寒战、体温升高。

2. 子宫黏膜下肌瘤　产后阴道出血淋漓不尽，B 超检查提示黏膜下肌瘤，宫内无胎盘、胎膜残留，血 HCG 阴性，可予鉴别。

3. 产褥期内外伤出血　有产褥期内外伤或性交出血史，妇科检查可发现阴道或宫颈有裂伤，可与之鉴别。

4. 绒毛膜癌　多继发于足月产或流产 2～3 个月后，除有不规则阴道出血外，有时可见转移症状，如咯血、阴道紫蓝色结节；结合血、尿 HCG 持续阳性，胸片及诊断性刮宫术有助于确诊。

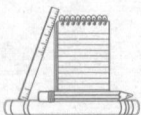

知识链接

晚期产后出血

晚期产后出血是指分娩结束 24 小时后，产褥期内发生的大量子宫出血。多发生在产后 1~2 周。常见病因包括胎盘、胎膜及蜕膜残留，子宫胎盘附着面感染或复旧不全，剖宫产术后子宫伤口裂开，子宫黏膜下肌瘤、子宫滋养细胞肿瘤等疾病影响。

【辨证论治】

（一）辨证要点

本病以辨恶露的量、色、质、气味为主，并结合全身症状辨别寒、热、虚、实。如恶露量多、色淡红、质清稀、无臭气者，多为气虚；恶露量多、色红或紫、质黏稠、臭秽者，多为血热；恶露量时多时少、色紫暗有血块，多为血瘀。

（二）治疗原则

本病以调理气血、固摄冲任为主，遵循"虚者补之，热者清之，瘀者攻之"的原则，分别采用益气、清热、化瘀之法，辨证加用相应的止血药。

（三）分证论治

1. 气虚证

主要证候：产后恶露过期不止，量多、色淡、质稀、无臭气；小腹空坠，面色㿠白，神疲体倦，气短懒言；舌淡，苔薄白，脉缓弱。

证候分析：气虚统摄无权，冲任不固，则恶露过期不止、量多；气虚阳气不振，血失温煦，则恶露色淡、质稀、无臭气；气虚下陷，故小腹空坠；气虚清阳不升，则面色㿠白；气虚中阳不振，则神疲体倦、气短懒言；舌脉为气虚之征。

治法：益气摄血固冲。

方药：补中益气汤（方见月经先期）加阿胶珠、陈棕炭。

若腰膝酸软、头晕耳鸣者，酌加川续断、巴戟天补肝肾、固冲任。

2. 血热证

主要证候：恶露过期不止，量较多、色鲜红、质黏稠、有臭气；面色潮红，口燥咽干，或有腹痛、便秘；舌红，少苔，脉细数。

证候分析：产后阴液亏耗，虚热内生，热扰冲任，迫血妄行，故恶露过期不止、量较多、色鲜红、质黏稠；虚火上炎，则面色潮红；阴液不足，津不上承，则口燥咽干；舌脉为阴虚内热之征。

治法：养阴清热，凉血止血。

方药：保阴煎（方见月经过多）加煅牡蛎、地榆。

若肝郁化热，症见乳房、少腹胀痛，恶露夹块，心烦易怒，口苦咽干，舌红，苔黄，脉弦数；治宜疏肝解郁、清热止血，方用丹栀逍遥散（方见月经先期）。若感受热毒之邪气，症见恶露量多，色紫暗如败酱，舌红苔黄，脉滑数，治宜清热解毒，凉血止血，方用保阴煎去熟地黄，合五味消毒饮加败酱草、地榆、益母草等。

3. 血瘀证

主要证候：恶露过期不止，量时多时少，色暗有块；小腹疼痛拒按，块下痛减；舌紫暗或有瘀点，脉弦涩。

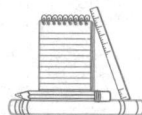

证候分析：瘀血阻滞冲任，新血不得归经，故恶露过期不止、量时多时少、色暗有块；瘀血阻滞，"不通则痛"，故小腹疼痛拒按；块下气血暂通，故痛减；舌紫暗或有瘀点、脉弦涩为瘀血阻滞之征象。

治法：活血化瘀，理血归经。

方药：生化汤（方见产后发热）加益母草、茜草、三七、炒蒲黄。

若气短乏力、小腹空坠者，酌加黄芪、党参以益气化瘀；瘀久化热，恶露臭秽、口干咽燥、舌红、脉数者，酌加马齿苋、蒲公英、地榆以清热止血。

【其他疗法】

1. 手术 对疑有胎盘胎膜残留或滋养细胞肿瘤者，应行清宫术，刮出物送病理检查。

2. 针灸

（1）取关元、中极、足三里、三阴交穴针刺治疗，适用于气虚证。

（2）取血海、太冲、气海、肝俞穴针刺治疗，适用于血热证。

（3）取石门、气海、维胞、地机、三阴交穴针刺治疗，适用于血瘀证。

3. 中成药

（1）加味生化颗粒 每次1袋（10g），每日3次，温水冲服。适用于血瘀者。

（2）葆宫止血颗粒 每次1袋（15g），每日3次，温水冲服。适用于血热者。

【转归预后】

本病为产后常见病，治疗及时得当则预后好；若出血时间长，耗伤气血，可变生他病；尤其恶露淋漓日久不止，应首先排除滋养细胞肿瘤的可能。

【预防调摄】

1. 分娩时应仔细检查胎盘、胎膜是否完整，如发现缺损，应及时清理宫腔。

2. 卧床休息，取半卧位，以利恶露排出。

3. 加强产后护理，注意保暖，保持外阴清洁，调畅情志。

项目五　产后身痛

产妇在产褥期间，出现肢体关节酸楚疼痛、麻木重着，称为产后身痛，亦称"产后遍身疼痛""产后痛风""产后关节痛""产后痹证"，俗称"产后风"。

西医学因风湿、类风湿等引起的产褥期间关节疼痛、产后坐骨神经痛、产后血栓性静脉炎有类似症状者，可参照本病辨证治疗。

【病因病机】

产后身痛的主要病机为产后气血亏虚，风寒湿邪乘虚而入，经脉痹阻，"不通则痛"；或经脉失养，"不荣则痛"。

1. 外感 产后百节空虚，卫表不固，若起居不慎，风寒湿邪乘虚而入，客于经络、关节、肌肉，则气血运行不畅，瘀滞作痛。

2. 血虚 素体血虚，或产时、产后大量失血，阴血愈虚，四肢百骸、筋脉关节失于濡养，而致肢体酸楚、麻木、疼痛。

3. 血瘀 产后余血未净，或产伤血瘀留滞经脉、筋骨，气血运行不畅，发为疼痛。

4. 肾虚 女子腰肾、胞脉所系，若素体肾虚，复因产伤动肾气，耗伤精血，胞脉失养，则

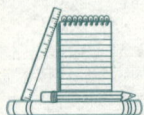

腰身疼痛、足跟作痛。

【诊断要点】

1. 病史　患者多为产时、产后出血多，或产褥期汗出过多，或当风感寒，或居处环境潮湿阴冷，或有痹证病史等。

2. 症状　产褥期出现肢体关节酸楚疼痛或麻木重着，甚至活动不利，关节肿胀；或痛处游走不定，或腰腿疼痛，或关节刺痛。可伴面色不华，神疲乏力，或恶露量少色暗，小腹疼痛拒按，恶风畏寒等。

3. 检查

（1）体格检查　痛处关节活动受限，可有关节肿胀，按之疼痛。

（2）产科检查　无异常发现。

（3）辅助检查　血常规、红细胞沉降率、血钙、抗链球菌溶血素"O"、类风湿因子等检查。

【鉴别诊断】

1. 痹证　产后身痛的外感型与痹证的发病机制、临床表现类似。但产后身痛仅发生于产褥期，而内科痹证则任何时候均可发病。若产褥期以后身痛仍未愈，当以痹证论治。

2. 痿证　产后身痛以肢体关节疼痛、重着、屈伸不利为特点，但无瘫痿症状。痿证则以肢体痿弱不用、肌肉瘦削为特点，肢体关节一般不痛。

【辨证论治】

（一）辨证要点

本病辨证以疼痛的性质和部位为主要依据，结合兼症与舌脉进行辨证。肢体关节酸痛麻木，多属血虚；痛有定处，按之痛甚，多属血瘀；疼痛游走不定，多属风；冷痛而得热痛减，多属寒；重着而痛，多属湿。

（二）治疗原则

治疗以调理气血、通络止痛为主。养血之中应佐理气通络之品，以标本同治；祛邪之时，也应注意养血，不可过于攻伐。

（三）分证论治

1. 外感证

主要证候：产褥期间，遍身疼痛，关节屈伸不利，或痛无定处，或冷痛剧烈，或关节肿胀、重着、麻木，畏寒；舌淡，苔白或白腻，脉浮紧或细弦。

证候分析：产后体虚，腠理不密，风寒湿邪乘虚而入，留滞经络，气血运行不畅，故肢体关节疼痛、屈伸不利；若风邪偏盛，则痛无定处；若寒邪偏盛，则疼痛剧烈；若湿邪偏盛，则关节肿胀、重着麻木；风寒束表，则恶风畏寒；舌脉为外感邪气之征。

治法：养血祛风，散寒除湿。

方药：独活寄生汤（《备急千金要方》）。

独活　桑寄生　秦艽　防风　细辛　当归　川芎　白芍　干地黄　桂心　茯苓　杜仲　人参　怀牛膝　甘草

方中用独活，擅祛下焦与筋骨间之风寒湿邪；桑寄生、怀牛膝、杜仲补益肝肾、强筋壮骨；干地黄、川芎、当归、白芍补血活血；人参、茯苓、甘草益气扶脾，使气血旺盛，有助于祛除风湿；细辛、桂心辛温散寒止痛；秦艽、防风祛风寒湿邪，舒利关节。诸药合用，标本兼顾，扶正祛邪。

若关节疼痛恶风、游走不定者，加羌活祛风通络止痛；重着麻木甚者，加苍术、木瓜除湿；

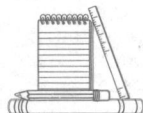

关节疼痛、屈伸不利者，加路路通、伸筋草、青风藤宣络止痛。

2. 血虚证

主要证候：产褥期间，遍身关节疼痛，肢体酸楚、麻木；面色萎黄，头晕心悸；舌淡红，苔薄白，脉细弱。

证候分析：因生产过程中失血多，血虚未复，百骸空虚，四肢关节失于濡养，故遍身疼痛、肢体酸楚麻木；血虚不荣于面，则面色萎黄；不能荣养清窍，则头晕；不能养心，则心悸；舌脉为血虚之征。

治法：补血益气，通络止痛。

方药：黄芪桂枝五物汤（《金匮要略》）加当归、鸡血藤。

若上肢疼痛为主者，加桑枝宣络止痛；下肢疼痛为主者，加怀牛膝补肝肾、强筋骨；若关节疼痛较重兼有外邪者，加威灵仙、羌活、独活疏风活络止痛。

3. 血瘀证

主要证候：产褥期间，遍身疼痛，或关节刺痛、屈伸不利，恶露量少色暗，小腹疼痛、拒按；舌紫暗，苔薄白，脉弦涩。

证候分析：产后多瘀，经络关节气血运行不畅，则产后遍身疼痛、关节刺痛、屈伸不利；瘀血阻滞胞宫，故恶露色紫暗、夹血块、小腹疼痛拒按；舌脉为血瘀之征。

治法：养血活络，化瘀止痛。

方药：身痛逐瘀汤（《医林改错》）。

当归　川芎　桃仁　红花　五灵脂　没药　秦艽　羌活　地龙　牛膝　香附　甘草

方中秦艽、羌活祛风除湿、通络止痛；当归、川芎养血活血；桃仁、红花、没药活血祛瘀止痛；五灵脂、香附行气止痛；牛膝、地龙疏通经络以利关节；甘草调和诸药。

若痛处不温者，加姜黄、桂枝温经散寒止痛；若小腹疼痛拒按，加炮姜、益母草温经化瘀止痛。

4. 肾虚证

主要证候：产褥期间，腰膝酸痛乏力，或足跟痛；头晕耳鸣，夜尿多；舌淡红，苔薄白，脉沉细。

证候分析：腰为肾之府，素体肾虚，产后精血虚，经脉失养，则产后腰膝酸痛乏力或足跟痛；肾虚髓海不充，固摄不足，则头晕耳鸣、夜尿多；舌脉为肾虚之征象。

治法：补肾填精，强腰壮骨。

方药：养荣壮肾汤（《叶氏女科证治》）加秦艽、熟地黄。

桑寄生　续断　杜仲　独活　当归　防风　肉桂　生姜　川芎　秦艽　熟地黄

方中桑寄生、续断、杜仲补肾强腰止痛；独活、防风祛风胜湿止痛；熟地黄、当归、川芎养血活血止痛；秦艽祛风湿、舒筋络；肉桂、生姜温经散寒。

【其他疗法】

1. 中药外敷　香桂活血膏或麝香止痛膏，外贴关节疼痛处。

2. 针灸　上肢取内关、合谷、曲池穴；下肢取环跳、阳陵泉、足三里、三阴交穴。虚证用补法，寒证用温针或加艾灸。

3. 推拿　局部推拿或加理疗以通络止痛。

【转归预后】

本病若及时治疗，多数可以治愈，预后良好；若失治误治，病情迁延至产褥期后，则为痹

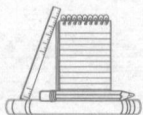

证，日久不愈，关节可能僵硬变形，不易治疗。

【预防调摄】

1. 做好产褥期及产后护理，注意保暖，防止外邪入侵，避免居处寒冷潮湿。
2. 加强营养，适当活动，调畅情志。

项目六 产后大便难

产妇产后饮食如常，大便数日不解，或艰涩难以解出者，称为产后大便难，亦称"产后大便不通""产后便秘"，属新产"三病"之一。本病首见于《金匮要略·妇人产后病脉证治》。

西医学的产后便秘可参照本病辨证治疗。

【病因病机】

本病的主要病机为血虚津亏，肠燥失润；或脾肺气虚，传导无力。

1. 血虚津亏 素体阴血亏虚，加之产时、产后失血出汗伤津，肠道失于濡润，如无水行舟，致大便燥结难解。

2. 阴虚火旺 素体阴虚，产后亡血伤津，无以制火，火灼阴津，津液更亏，大便结于肠腑，致令大便不通。

3. 气虚失运 素体气虚，因产时失血耗气，其气更虚，脾气虚则升降无力，肺气虚则肃降失司，大肠传导无力，而致大便难。

【诊断要点】

1. 病史 难产或滞产，或分娩时出血、出汗多，或素体气血虚弱，大便困难。

2. 症状 新产后或产褥期饮食如常，大便数日不解，或艰涩难下，或大便不坚，努责难出。

3. 检查

（1）体格检查 腹软，无压痛及反跳痛，或可触及肠型，肛门检查正常。

（2）妇科检查 无明显异常。

【鉴别诊断】

1. 肠梗阻 有腹胀、腹痛、呕吐或发热等症状，听诊腹部可闻及肠鸣音亢进，见肠型，与本病单纯之大便艰涩不畅有别。

2. 痔疮、肛裂 孕前即有便秘，孕后及产后加重，检查肛门有相应的体征。

【辨证论治】

（一）辨证要点

根据大便难下的特点，结合全身证候进行辨证。若大便干燥、艰涩难下，兼见面色萎黄、心悸失眠者，多属血虚；若伴颧红咽干、五心烦热者，多为阴虚火旺；若大便不坚、努责难解，伴气短懒言者，多属气虚。

（二）治疗原则

针对产后血虚津亏的特点，治疗以养血润燥为主，用药不可妄投苦寒通下之品，以免伤津耗气。

（三）分证论治

1. 血虚津亏证

主要证候：产后大便干燥，艰涩难解，或数日不解，腹无胀痛；饮食如常，面色萎黄，肌肤

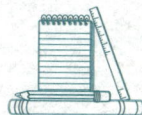

不润,心悸少寐;舌淡,苔薄白,脉细弱。

证候分析:血虚津少,不能下濡肠道,故大便干燥,数日不解;证非里实,故无腹胀痛;血虚失养,故面色萎黄、肌肤不润、心悸少寐;舌脉为血虚津亏之征。

治法:养血滋阴,润肠通便。

方药:四物汤(《太平惠民和剂局方》)加肉苁蓉、柏子仁、火麻仁。

熟地黄　当归　川芎　白芍　肉苁蓉　柏子仁　火麻仁

方中四物汤养血润燥,加肉苁蓉、柏子仁、火麻仁滋阴补血,润肠通便。

若口燥咽干者,加麦冬、玄参、玉竹、石斛养阴生津;若兼见口干,胸满腹胀,舌质红、苔薄黄、脉细数者,宜滋阴清热,润肠通便,方用麻仁丸(《经效产宝》)加麦冬、玄参、生地黄。

2. 阴虚火旺证

主要证候:产后大便干结,数日不解;颧红咽干,五心烦热;舌红、少苔或苔薄黄,脉细数。

证候分析:阴虚火旺,灼伤津液,肠道干涩,故产后大便干结,数日不解;虚火上炎,故颧红咽干;火扰心神,则五心烦热;舌脉为阴虚火旺之征。

治法:滋阴清热,润肠通便。

方药:两地汤(方见月经先期)加火麻仁、柏子仁。

若口燥咽干者,加石斛、玉竹润燥生津;若五心烦热甚者,加龟甲、白薇以滋阴潜阳。

3. 气虚失运证

主要证候:产后大便数日不解,或努责难解;神疲乏力,气短懒言,汗多;舌淡,苔薄白,脉缓弱。

证候分析:产时气随血失,脾肺气虚则大肠传送无力,故产后大便数日不解,努责难解;气虚中阳不振,故神疲乏力;肺气不足,卫外不固,则气短、汗多;舌脉为气虚之征。

治法:益气养血,润肠通便。

方药:圣愈汤(方见痛经)加白术、火麻仁、生首乌。

若大便秘结难解者,重用白术、生何首乌益气润燥通便;若腹部痞满者,加枳实、木香行气宽中除满。

【其他疗法】

1. 中成药　麻仁丸,每日2次,每次5g,吞服。适用于血虚津亏证。

2. 针灸　实秘者,取中脘、足三里、内关等穴,针刺行泻法;虚秘者,取膈俞、肝俞、天枢等穴,针刺行补法。

3. 直肠用药　开塞露每次1～2支,肛门注入。

【转归预后】

本病是新产三病之一,若诊治及时,注意饮食、生活习惯的调养,则预后良好。若控制不佳,可继发肛肠疾病。

【预防调摄】

1. 积极预防产后出血及汗出伤津。

2. 产妇要多食蔬菜及其他含纤维素多的食物,忌食辛辣刺激之品。

3. 产妇应尽早下床适当活动,以促进肠蠕动,养成定时排大便的习惯。

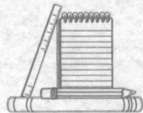

项目七 产后汗证

📖 案例导入

患者,女,34岁,产后半月余,汗出不止,甚则大汗淋漓,精神不振,面色㿠白,气息衰惫,纳食渐减。诊时患者汗出如流,衣被尽湿,口干神疲;舌淡红,光剥无苔,脉细而数。

思考:患者所患何病?引起该病的病因病机是什么?中医如何治疗?

产后汗证包括产后自汗和产后盗汗两种。产妇于产后出现涔涔汗出,持续不止,动则益甚者,称产后自汗;若寐中汗出湿衣,醒来即止者,称产后盗汗。部分产妇产后因腠理不密、气血骤虚而致进食、活动或睡眠时汗出较多,为生理表现。隋代《诸病源候论》首列"产后汗出不止候",指出其发病主要为产时伤血致"阴气虚而阳气加之,里虚表实,阳气独发于外"。

【病因病机】

本病的病机主要是产后气血耗伤,气虚则卫阳不固;或阴虚内热,迫津外出。

1. 气虚 素体虚弱,因产时失血耗气,气虚益甚,卫阳不固,腠理不实,迫津外泄,而致自汗不止。

2. 阴虚 营阴素虚,复因产时失血伤阴,阴血益虚,阴虚内热,寐时阳入于阴,热迫津出,以致盗汗。醒后阳气外护,腠理固密而汗自止。

【诊断要点】

1. 病史 注意询问患者体质情况,有无结核、贫血等病史;询问产时情况,有无出血多、产程长。

2. 症状 以产后出汗量过多或持续时间长为特点。产后自汗者,白昼汗多,动则益甚;产后盗汗者,寐中汗出,醒后即止。

3. 妇科检查 无明显异常。

4. 辅助检查 对盗汗者,应进行肺部 X 线检查,以排除肺结核。

【鉴别诊断】

1. 产后中暑 于炎夏酷暑之季发病,感受暑邪,以骤发高热、汗出、神昏、嗜睡,甚则躁扰抽搐为特征。产后汗证无季节性,无发热及神志改变。

2. 产后发热 也可出现汗出较多,但以高热多汗,汗出热减为特征。产后汗证为汗出过多而无发热。

【辨证论治】

（一）辨证要点

本病为虚证,主要依据出汗发生时间和兼症之不同,以区分气虚自汗和阴虚盗汗。

（二）治疗原则

治疗以补虚敛汗为主。气虚者,治以益气固表、和营止汗;阴虚者,治以益气养阴、生津敛汗。

（三）分证论治

1. 气虚证

主要证候:产后汗出过多,不能自止,动则加剧;时有恶风身冷,气短懒言,面色㿠白,倦

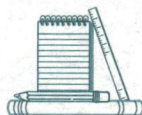

怠乏力；舌淡，苔薄白，脉细弱。

　　证候分析：气虚卫阳不固，肌肤疏松，阴津外泄，故产后汗出过多，不能自止，动则加剧；汗出表虚更甚，故时有恶风身冷；气虚阳衰，阳气不布，故气短懒言，面色㿠白，倦怠乏力；舌脉为气虚之象。

　　治法：益气固表，和营止汗。

　　方药：黄芪汤（《济阴纲目》）。

　　黄芪　白术　防风　熟地黄　煅牡蛎　茯苓　麦冬　大枣　甘草

　　方中黄芪益气固表；白术、茯苓、甘草健脾补气；熟地黄、麦冬、大枣养阴滋血；煅牡蛎固涩敛汗；防风达表。全方补气固表止汗。

　　若恶风者，加桂枝以和营解表；食少便溏者，加党参、山药、薏苡仁益气健脾；身寒肢冷者，加熟附子、干姜以助阳固表。

　　2. 阴虚证

　　主要证候：产后睡中汗出，甚则湿透衣衫，醒后即止；面色潮红，头晕耳鸣，口燥咽干，渴不思饮，或五心烦热，腰膝酸软；舌红，苔少，脉细数。

　　证候分析：阴虚生内热，熟睡时阳入于阴，虚热内蒸，迫津外泄，故产后睡中汗出，甚则湿透衣衫；醒后阳气卫外，故醒来汗止；虚阳上浮，故面色潮红、头晕耳鸣；虚热内盛，伤津扰神，故口燥咽干，渴不思饮，或五心烦热；阴虚损及肝肾，故腰膝酸软；舌脉为阴虚内热之象。

　　治法：益气养阴，生津敛汗。

　　方药：生脉散（方见异位妊娠）加浮小麦、糯稻根、山茱萸、煅牡蛎。

　　人参　麦冬　五味子　浮小麦　糯稻根　山茱萸　煅牡蛎

　　若口燥咽干甚者，加石斛、玉竹以滋阴生津；五心烦热甚者，加白薇、栀子以清热除烦。

　　【其他疗法】

　　1. 外用粉剂

　　（1）牡蛎粉　适量扑身。

　　（2）五倍子粉　每次1.5g，研粉，用温开水调湿，敷脐孔。

　　2. 针灸

　　（1）气虚　取足三里、三阴交、气海、阴郄等穴，用补法并灸，有补气养血、固表止汗作用。

　　（2）阴虚　取鱼际、肺俞、三阴交、复溜、阴郄等穴，用补法，有滋阴、敛汗的作用。

　　3. 穴位贴敷　五倍子1.5g，朱砂0.3g，共研细末，水调敷神阙穴，每日1次，用于产后阴虚盗汗。

　　【转归预后】

　　产后汗证及时正确治疗，可以治愈。如产后汗出不止，持续日久，重伤津液，可变生他疾。对长期盗汗者，应排除结核病变。

　　【预防调摄】

　　1. 平时注意锻炼，增强体质。

　　2. 饮食以补益气血之品为宜，忌食辛辣及生冷寒凉之品。

　　3. 产后生活起居规律，汗多者及时擦干，勤换内衣。

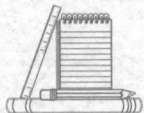

项目八　产后缺乳

案例导入

周某，女，31岁。

主诉：产后乳少15天。

现病史：患者于15天前顺产一男婴，产后乳汁分泌不足，不能满足婴儿需要。曾用偏方治疗，效果不明显，遂来诊治。查乳房柔软，无胀感，触之无包块，乳汁量少，质清稀，神疲乏力，面色少华，倦怠嗜卧，夜寐欠安，纳呆，胃脘胀满。舌质淡，苔薄白，脉细。

专科检查：乳房发育良好，欠饱满，余未见异常。

思考：患者所患何病？该病的辨证与治法是什么？如何处方用药及进行健康指导？

哺乳期内，产妇乳汁甚少，或无乳可下，称为缺乳，亦称"乳汁不行""乳汁不足"。多发生在产后2～3日至半月内，也可发生在整个哺乳期，发病率为20%～30%。

本病首见于《诸病源候论》。其曰："妇人手太阳、少阴之脉，下为月水，上为乳汁……既产则水血俱下，津液暴竭，经血不足者，故无乳汁也。"

西医学产后缺乳、泌乳过少等可参照本病辨证治疗。

【病因病机】

缺乳的主要病机为乳汁化源不足，无乳可下；或乳汁运行受阻，乳不得下。

1. 气血虚弱　素体气血亏虚，或脾胃气弱，气血生化不足，复因分娩失血耗气，或产后操劳过度，耗伤气血，以致气血虚弱，不能化生乳汁，而致缺乳。

2. 肝气郁滞　素性抑郁，加之产时失血，肝失所养，肝郁更甚，或产后情志不遂，肝失条达，气机不畅，致乳络不通，乳汁运行不畅，而致缺乳。

【诊断要点】

1. 病史　素体气血不足，或脾胃虚弱，或素性抑郁，或产后情志不遂，或产时、产后失血过多等。

2. 症状　哺乳期乳汁甚少，不足以喂养婴儿，或乳汁全无；或产后哺乳正常，因突然高热或情志内伤后，乳汁骤减，不足以喂养婴儿。

3. 检查　乳腺发育正常，乳房柔软，不胀不痛，挤出乳汁点滴而下、质稀；或乳房胀痛，挤压乳汁难出、质稠；或有乳腺发育不良。此外，应注意有无乳头凹陷和乳头皲裂，因哺乳困难造成乳汁壅塞不通。

【鉴别诊断】

乳痈　初起常表现为乳汁减少，乳房局部红、肿、热、痛，继之化脓成痈。

【辨证论治】

（一）辨证要点

本病应根据乳房有无胀痛、乳汁清稀或浓稠，及舌脉辨别虚实。如乳汁清稀、乳房柔软，多为气血虚弱；若乳汁浓稠、乳房胀硬疼痛，多为肝郁气滞。

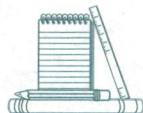

（二）治疗原则

治疗以调理气血、通络下乳为主。虚者补益气血，实者疏肝解郁，均宜佐以通乳之品。

（三）分证论治

1. 气血虚弱证

主要证候：产后乳少，甚或全无，乳汁清稀，乳房柔软，无胀感，面色无华，神疲食少；舌淡，苔薄白，脉细弱。

证候分析：气血虚弱，乳汁化源不足，无乳可下，故乳少或全无，乳汁清稀；乳汁不充，乳腺空虚，故乳房柔软、无胀感；气虚血少，不能上荣头面，故面色无华；阳气不振，脾失健运，故神疲食少；舌脉为气血不足之征。

治法：补气养血，佐以通乳。

方药：通乳丹（《傅青主女科》）。

人参　黄芪　当归　麦冬　木通　桔梗　猪蹄

方中人参、黄芪大补元气；当归、麦冬养血滋阴增乳；猪蹄补血通乳；木通宣络通乳；桔梗载药上行。全方共奏补气养血、宣络通乳之功。

若纳少便溏者，加炒白术、茯苓、山药以健脾渗湿；头晕心悸者，加阿胶、白芍、何首乌养血安神。

2. 肝气郁滞证

主要证候：产后乳少，甚或全无，乳汁浓稠，乳房胀硬疼痛；胸胁胀闷，情志抑郁，食欲不振，或身有微热；舌质正常，苔薄黄，脉弦或弦数。

证候分析：情志不舒，肝气郁结，气机不畅，乳络受阻，则乳汁少或全无；乳汁瘀积，运行受阻，则乳房胀满而痛，乳汁浓稠；肝脉布胁肋，肝气郁滞，失于宣达，则胸胁胀闷；肝气不舒，则情志抑郁；肝气犯胃，脾胃受累，则食欲不振；气滞乳郁，日久发热，则身有微热；舌脉为肝气郁滞或化热之征。

治法：疏肝解郁，通络下乳。

方药：下乳涌泉散（《清太医院配方》）。

当归　川芎　天花粉　白芍　生地黄　柴胡　青皮　漏芦　桔梗　通草　白芷　穿山甲（现用代用品，下同）　王不留行　甘草

方中柴胡、青皮疏肝解郁；四物汤、天花粉养血增液通络；白芷入阳明，气芳香以散风通窍；穿山甲、王不留行、漏芦通络下乳；桔梗、通草理气通络；甘草调和诸药。全方共奏疏肝理气、补血养血、通络下乳之功。

若乳房胀痛甚者，加橘络、丝瓜络、香附以增理气通络、行气止痛之效；若乳房胀硬疼痛，局部有热感，触之有块者，加蒲公英、夏枯草、赤芍、路路通以清热散结通络。

【其他疗法】

1. 中成药

（1）补血生乳颗粒　每次4g，每日2次，温开水冲服。适用于气血虚弱者。

（2）下乳涌泉散　每次1袋（40g），水煎服，分2次口服。适用于肝郁气滞者。

2. 针灸　膻中、乳根、期门、屋翳、复溜、足三里等穴位，每日顺时针揉按1分钟，以皮肤微微发红为度。

【转归预后】

本病无论虚实，若及时治疗，坚持吸吮刺激，预后均较好。若身体虚弱，虽经治疗，乳汁无

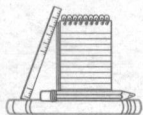

明显增加或先天乳腺发育不良，则预后较差。若乳汁壅滞，经治疗乳汁仍然排出不畅，化热成脓，可发展为乳痈。

【预防调摄】

1. 做好孕期乳房护理，及时纠正乳头凹陷及孕期贫血，预防产后出血。

2. 提倡早期哺乳，采取正确的哺乳方法，多吮吸促进乳汁分泌。

3. 饮食宜清淡，多食富含蛋白质的食物、新鲜蔬菜，摄入充足的汤水。

4. 保证充分的休息和睡眠，心情舒畅，使气血调和。

项目九　产后乳汁自出

哺乳期内，乳汁不经婴儿吸吮而自然流出者，称乳汁自出，亦称"漏乳"。若乳母身体健壮，气血旺盛，乳汁充沛，乳房饱满，由满而溢，或断乳之时乳汁难断而自出者，不属病态。

本病始见于隋代《诸病源候论·产后乳汁溢候》，"经血盛者，则津液有余，故乳汁多而溢出也"。《妇人大全良方》指出产后乳汁自出乃"胃气虚"之故。《校注妇人良方》则提出除"气血俱虚"外，"肝经血热""肝经怒火"亦可引起乳汁自溢。

西医学产后溢乳可参照本病辨证治疗。

【病因病机】

本病主要病机为胃气不固，气虚失摄；或肝经郁热，迫乳外溢。

1. 气虚失摄　因产耗气伤血，中气不足，或因饮食劳倦伤脾，脾胃虚弱，摄纳无权，而致乳汁随化随出。

2. 肝经郁热　产后情志抑郁，郁久化火；或恚怒伤肝，肝火亢盛，火盛则令肝之疏泄太过，迫乳外溢。

【诊断要点】

1. 病史　素体脾胃虚弱，劳倦过度，或素性抑郁，五志过极化火。

2. 症状　产妇在哺乳期中，乳汁不经婴儿吸吮或挤压而自然溢出，渗湿衣衫。

3. 检查

（1）专科检查　双乳头或一侧乳头乳汁点滴而下，乳头无皲裂，乳房柔软或胀硬。

（2）辅助检查　血清催乳素测定可供参考。

【鉴别诊断】

1. 乳泣　二者均为乳汁自然流出，但乳泣发生在孕期，本病则发生在产后。

2. 闭经溢乳综合征　在闭经的同时伴有溢乳，常在挤压乳房时挤出一些乳汁，往往与月经不调、不孕等同时存在，与垂体功能异常有关。

【辨证论治】

（一）辨证要点

本病分虚实两端。应根据乳房有无胀痛、是否柔软及乳汁稀稠进行辨证。乳汁清稀、乳房柔软者为气虚失摄；乳汁浓稠、乳房胀痛者，为肝经郁热。

（二）治疗原则

治疗以敛乳为原则。虚者宜补气摄乳，实者宜清热敛乳。

（三）分证论治

1. 气虚失摄证

主要证候：产后乳汁自出，量少质清稀，乳房柔软无胀感；面色少华，神疲乏力；舌质淡，苔薄白、脉细弱。

证候分析：产后气血虚弱，中气不足，胃气不固，摄纳无权，故乳汁自出；气血不足，乳汁化源匮乏，故乳少，质清稀，乳房柔软，无胀感；气虚血少，不能上荣于面，故面色少华；中气不足，则神疲乏力；舌脉为气血虚弱之象。

治法：补气养血，佐以固摄。

方药：补中益气汤（方见月经先期）加芡实、五味子。

2. 肝经郁热证

主要证候：产后乳汁自出，量多质稠，乳房胀痛；情志抑郁或烦躁易怒，口苦咽干，便秘尿黄；舌质红，苔薄黄，脉弦数。

证候分析：肝郁化热，迫乳外溢，故乳汁自出而量多；热灼乳汁，故质稠；肝郁气机不畅，故乳房胀痛；肝郁化火，热盛伤津扰神，故烦躁易怒、口苦咽干、便秘尿黄；舌脉为肝经郁热之象。

治法：疏肝解郁，清热敛乳。

方药：丹栀逍遥散（方见月经先期）去煨姜，加生地黄、夏枯草、生牡蛎。

【其他疗法】

1. 中成药

（1）补中益气丸　每次9g，每日2～3次，口服。适用于气虚失摄者。

（2）加味逍遥丸　每次9g，每日2次，口服。适用于肝经郁热者。

2. 针灸　取膻中、气海、少泽、乳根、膈俞、行间固摄止乳。

【转归预后】

本病若及时治疗、加强营养，多可痊愈。但若溢出血性液、乳房有结块者，应警惕乳癌。

【预防调摄】

1. 加强产后营养及适当锻炼，促进脾胃健运以补气固摄。

2. 保持精神愉悦，切忌忧思抑郁，以免加重病情。

3. 外溢的乳汁及时用干净毛巾擦干，保持乳头清洁。

项目十　产后抑郁

产后抑郁是以产妇在产褥期出现以情绪低落、精神抑郁为主要症状的病证，一般在产后1～2周开始出现，产后4～6周逐渐明显，平均持续6～8周，甚则长达数年。若不及时诊治，产妇可伤害胎儿或自杀，应当给予重视。

本病在中医古籍中尚无专论，有关病因病机、症状、辨证及治疗等散见于历代医籍"产后癫狂""产后脏躁""产后发狂"及"产后乍见鬼神"的相关论述中。

【病因病机】

本病的主要病机是血不养心，神明失守。此外，过度忧思，损伤心脾；产后多瘀，瘀血阻滞，上攻于心；或情志所伤，肝郁气结，肝血不足，魂失潜藏，亦可致本病。

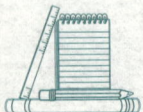

1. 心血不足 产后思虑太过，所思不遂，心血暗耗，脾气受损，气血生化不足，气虚血弱，血不养心，心神失养，故致产后抑郁。素体血虚，或产后失血过多，或产后思虑太过，所愿不遂，心血暗耗，血不养心，心神失养，故产后神志异常。

2. 血瘀 产后元气亏虚，复因劳倦耗气，气虚无力运血，血滞成瘀，或产后胞宫瘀血停滞，败血上攻，闭于心窍，神明失常，致产后抑郁。《万氏女科》曰："产后虚弱，败血停积，闭于心窍，神志不能明了，故多昏困。"

3. 肝气郁结 素性忧郁，七情郁结，胆怯心虚，复因产后情志所伤，或突受惊恐，魂不守舍，而致产后抑郁。

知识链接
产后抑郁症诊断标准

产后2周内出现5条或5条以上下列症状者可诊断产后抑郁症，其中①、②为必备条件：①情绪抑郁。②对多数或者全部活动明显缺乏兴趣或愉悦感。③体重显著增加或下降。④失眠或者睡眠过度。⑤精神运动性兴奋或阻滞。⑥疲劳或者乏力。⑦遇事均感到毫无意义或有自罪感。⑧思维能力减退或者注意力不集中。⑨反复出现死亡的想法。

本病多于产后4周内发病。

【诊断要点】

1. 病史 产时或产后失血过多，产后忧愁思虑，过度劳倦，或素性抑郁，以及既往有精神病史、难产史。

2. 临床表现 情绪低落、精神抑郁、伤心落泪、悲观厌世、失眠多梦、易感疲乏无力；或内疚、焦虑、易怒，或默默不语；严重者处理事情的能力低下、不能照料婴儿甚至伤婴。

3. 妇科检查 无明显异常。

4. 辅助检查 血常规检查正常或有轻度贫血。

【鉴别诊断】

1. 产后抑郁综合征 是产褥早期最常见的精神障碍，其临床表现主要为不明原因的阵发性哭泣和抑郁状态，但不伴有感觉障碍，以产后3日内发病最为常见。起病急、病程短、病情轻，无需药物治疗，但需心理开导。若病情进一步恶化，亦可发展为产后抑郁性精神病。

2. 产后抑郁性精神病 属精神病学范畴，有精神分裂症状，如迫害妄想和幻听、躁狂和抑郁等，是产后抑郁的发展变化。

【辨证论治】

（一）辨证要点

重视产后多虚多瘀及气血变化的特点，根据产后全身症状及舌脉，辨明虚实及在气在血，分而治之。

（二）治疗原则

治疗以调和气血、安神定志为主，同时配合心理治疗。尤其需细心观察早期情志异常的改变，以防病情加重。

（三）分证论治

1. 心血不足证

主要证候：产后忧郁焦虑，心神不宁，常悲伤欲哭，情绪低落，失眠多梦，健忘，精神萎

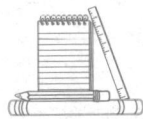

靡，恶露量多，伴面色萎黄或苍白，神疲乏力；舌淡，苔薄白，脉细弱。

证候分析：产后失血耗气，思虑过度，心血暗耗，血不养心，心神失守，故忧郁焦虑，心神不宁，悲伤欲哭，情绪低落，失眠多梦，健忘，精神萎靡；气血虚弱，则面色萎黄或苍白，神疲乏力；舌脉为心血亏虚之象。

治法：养血滋阴，补心安神。

方药：天王补心丹（《校注妇人良方》）。

人参　茯苓　玄参　丹参　桔梗　远志　当归　五味子　麦冬　天冬　柏子仁　酸枣仁　生地黄　朱砂

本方证多由忧愁思虑太过，暗耗阴血，使心肾两亏，阴虚血少，虚火内扰所致。方中重用甘寒之生地黄，入心能养血，入肾能滋阴，故能滋阴养血，壮水以制虚火，为君药。天冬、麦冬滋阴清热，酸枣仁、柏子仁养心安神，当归补血润燥，共助生地黄滋阴补血，并养心安神，俱为臣药。玄参滋阴降火；茯苓、远志养心安神；人参补气以生血，并能安神益智；五味子之酸以敛心气，安心神；丹参清心活血，合补血药使补而不滞，则心血易生；朱砂镇心安神，以治其标，以上共为佐药。桔梗为舟楫，载药上行以使药力缓留于上部心经，为使药。

失眠重者，可酌加龙骨、磁石以重镇安神；心悸怔忡甚者，可酌加龙眼肉、夜交藤以增强养心安神之功；遗精者，可酌加金樱子、煅牡蛎以固肾涩精。

2. 血瘀证

主要证候：产后郁郁寡欢，默默不语，失眠多梦，神志恍惚，记忆力下降；恶露淋漓日久，色紫暗有块，面色晦暗；舌暗有瘀斑，苔白，脉弦或涩。

证候分析：产后胞宫瘀血不下，逆扰清窍，则产后郁郁寡欢、默默不语、失眠多梦、神志恍惚、记忆力下降；瘀血阻滞，血不归经，则恶露淋漓日久、色紫暗有块；面色晦暗、舌脉为瘀血内阻之象。

治法：活血化瘀，镇静安神。

方药：癫狂梦醒汤（《医林改错》）加龙骨、牡蛎、酸枣仁。

桃仁　赤芍　柴胡　香附　青皮　陈皮　大腹皮　桑白皮　苏子　木通　半夏　甘草　龙骨　牡蛎　酸枣仁

方中重用桃仁、赤芍活血化瘀；柴胡、香附理气解郁；青皮、陈皮、大腹皮、桑白皮、苏子行气降气；木通泻火行水，通血脉；半夏、甘草和胃调中；加龙骨、牡蛎、酸枣仁镇静安神。诸药合用，共奏活血化瘀、镇静安神之效。

3. 肝气郁结证

主要证候：产后精神抑郁，心神不安，夜不入寐，或噩梦纷纭，惊恐易醒；恶露量或多或少，色紫暗有块，胸闷纳呆，善太息；舌淡，苔薄白，脉弦细。

证候分析：肝失条达，肝血不足，血不养魂，魂不守舍，故精神抑郁，心神不安，夜不入寐，或噩梦纷纭，惊恐易醒；气滞则血瘀，故恶露量或多或少、色紫暗有块；肝郁气滞，气机失畅，故胸闷、善太息；肝气乘脾，脾虚不运，故纳呆；舌淡，苔薄白，脉弦细，为肝气郁结之象。

治法：疏肝解郁，镇静安神。

方药：逍遥散（方见月经先后不定期）加夜交藤、合欢皮、磁石、柏子仁。

【其他疗法】

1. 中成药

（1）天王补心丹　每次1丸，每日2次，口服。适用于心血不足证。

（2）逍遥丸　每次1丸，每日2次，口服；或水丸，每次6～9g，每日1～2次，口服。适

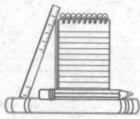

用于肝气郁结证。

2. 针灸

（1）取肝俞、肾俞、关元、气海、三阴交等穴，用补法并加艾灸。适用于心血不足证。

（2）取肝俞、心俞、内关、神门、三阴交等穴，用泻法。适用于肝气郁结证。

3. 心理治疗 建立良好、融洽的家庭氛围，给予患者足够的社会支持和重视。了解患者的心理状态和个性特征，设身处地为患者着想，循循善诱，缓解其精神压力。指导产妇对情绪和生活进行自我调节，养成良好的睡眠习惯，必要时配合使用其他心理治疗方法。

知识链接

产后抑郁症西医治疗

1. 心理治疗 包括支持性心理治疗、人际心理治疗、音乐疗法、焦点转移及行为调整法、自我鼓励法、自我实现法等。

2. 药物治疗 主要选用安全、不良反应相对少的抗抑郁药物，常用药物有氟西汀、帕罗西汀、舍曲林等。

3. 物理治疗 常用的有经颅磁刺激疗法、电休克治疗、穴位按摩、运动疗法、亮光治疗等。

【转归预后】

本病经过药物和心理治疗大多预后良好。若治不及时，产妇可出现自杀或杀婴倾向，影响夫妻关系及家庭和谐。

【预防调摄】

1. 产前检查时应了解孕妇的性格，是否有精神病家族史和抑郁症表现等。

2. 产后访视有助于早期发现产后抑郁症及降低抑郁症发生的危险性，指导家属多与产妇沟通，给予产妇心理上的理解与支持。

复习思考

1. 何谓产后病？何谓产后"三冲""三病""三急""三审"？

2. 何谓产后发热？简述产后发热的辨证论治及感染邪毒证的急症处理。

3. 如何诊断产后腹痛？简述产后腹痛的病因病机及辨证论治。

4. 试述产后身痛的鉴别诊断及辨证论治。

5. 何谓产后恶露不绝？简述产后恶露不绝的辨证要点及分证论治。

扫一扫，查阅
复习思考题答案

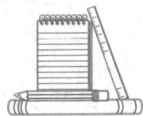

模块十一　妇科杂病

【学习目标】

1. 掌握癥瘕、子宫内膜异位症与子宫腺肌病、不孕症、多囊卵巢综合征、盆腔炎性疾病与盆腔炎性疾病后遗症、阴痒的定义、诊断要点与鉴别诊断，以及常见证型的主要证候、治法及代表方药。

2. 熟悉妇科杂病的定义、范围、病因病机、治疗原则和用药宜忌。

3. 熟悉阴挺的定义、诊断要点与鉴别诊断，以及常见证型的主要证候、治法及代表方药。

4. 熟悉妇科杂病各病证的病因病机、辨证要点和治疗原则。

5. 了解妇科杂病各病证的转归与调摄。

凡不属于经、带、胎、产疾病，而又与妇女解剖、生理、病理特点密切相关的妇科疾病，称为妇科杂病，包括癥瘕、子宫内膜异位症与子宫腺肌病、不孕症、多囊卵巢综合征、盆腔炎性疾病与盆腔炎性疾病后遗症、阴痒和阴挺等。

随着现代医学发展和对疾病研究的深入，一些西医命名的疑难疾病，如子宫内膜异位症与子宫腺肌病、多囊卵巢综合征、盆腔炎性疾病与盆腔炎性疾病后遗症等，中医在诊疗上具有特色和优势，故将其纳入本章介绍。

妇科杂病，临床证候不同，病因病机各异。就病因而论，总结有三：一是起居不慎，感受外邪；二是脏腑气血阴阳失调；三是禀赋不足，或情志、心理、环境因素等导致疾病的产生。以上病因作用于机体可致肾、肝、脾功能失常，气血失调，直接或间接影响冲任、胞宫、胞脉、胞络，引发各种妇科杂病。

妇科杂病主要根据各病的临床表现、体征及相关检查以明确诊断。其治疗要点主要是：癥瘕宜理气散结，破血消癥，但需察正气盛衰，酌用攻补；子宫内膜异位症与子宫腺肌病以活血化瘀为主，兼顾虚实；不孕症宜温养肾气、调理冲任气血为主；多囊卵巢综合征宜补肾治其本，健脾理气化痰、疏解肝郁泻火、活血化瘀调经治其标；阴痒治疗以止痒为主，分清虚实；阴挺治以益气升提、补肾固脱为主。

妇科杂病病因病机复杂，大多病程日久，治疗难图速愈，故必须坚持服药，同时配合心理治疗方能显效。

项目一　癥　瘕

案例导入

某女，40 岁，已婚。

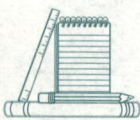

　　患者诉小腹正中疼痛，每至月经来潮，疼痛加重，疼痛位置固定。月经周期提前，经行量多，经色紫暗夹有血块，经前及经期情志不畅、易怒，伴双侧乳房胀痛；带下无异常。查面色晦暗少华，舌质淡，舌边有瘀点，苔薄，脉弦涩。辅助检查：B超提示子宫实性占位，大小约7.1cm×5.6cm×3.2cm，考虑肌瘤，请结合临床。

　　思考：该患者的中医辨病辨证为何？中医如何治疗？本病应与哪些疾病鉴别？

　　妇女下腹部胞中有结块，或痛或胀或满，甚或出血者称为癥瘕。癥者，坚硬不移，推揉不散，痛有定处，病属血分；瘕者，痞满无形，时聚时散，推揉转动，痛无定处，病属气分。癥瘕有良性和恶性之分，本项目仅讲述良性癥瘕。

【病因病机】

　　癥瘕的形成，多与正气虚弱，血气失调有关，常见的有气滞血瘀、痰湿瘀结、湿热瘀阻和肾虚血瘀。

　　1. 气滞血瘀　七情内伤，肝气郁结，血行不畅，滞于胞中，结成癥瘕；或因经期、产后血室正开，风寒乘虚而入，凝滞气血；或房事不节，余血未净，与邪相搏成瘀；或忧思郁怒，血气不和，皆可致瘀，瘀久则成癥。《校注妇人良方》云：腹中瘀血者，有月经闭积，或产后余血未尽，或风寒滞瘀，久而不消，则为积聚癥瘕矣。

　　2. 痰湿瘀结　素体脾虚或饮食不节，脾失健运，水湿不化，聚而成痰，痰滞胞络，与血气相结，积聚不散，日久而成癥瘕。

　　3. 湿热瘀阻　经行产后，血室正开，余血未净，或感染湿热邪毒，或不禁房事，邪毒与余血互结，阻滞冲任胞宫，渐成癥瘕。

　　4. 肾虚血瘀　先天禀赋不足，或房劳多产，伤及于肾，肾气不足，推动无力，血行滞涩；或肾阳虚弱，虚寒内生，寒凝血瘀；或肾阴亏虚，内生虚热，灼耗津血等，均可导致肾虚血瘀，瘀血阻滞冲任胞宫，日久渐成癥瘕。

　　5. 气虚血瘀　素体脾虚或积劳成疾，气虚则血行无力，瘀血内停，阻滞冲任、胞宫，久则成癥瘕。

　　6. 寒凝血瘀　经行产后感受寒邪，过食生冷或久居寒冷之地，寒邪客于冲任、胞宫、胞脉，血脉凝涩不行，瘀血乃生，积而成块，日久则成癥瘕。

　　总之，癥瘕形成后，邪气愈甚，正气愈伤，故本病后期往往虚实夹杂而成痼疾。

【诊断要点】

　　1. 病史　有情志抑郁、经行产后感受外邪、月经不调、带下异常等病史，亦有部分患者无明显病史。

　　2. 症状　胞宫有肿块，兼或胀满，或疼痛，或经期小腹疼痛，妇人可有异常子宫出血，或月经不调，或带下异常，或伴不孕、压迫症状，如尿频尿急、大便改变等。亦有部分患者无明显症状。

　　3. 检查

　　（1）妇科检查　可扪及包块，质地或硬或软，或有压痛，或推之活动，或推之不移。

　　（2）辅助检查　B超、CT、MRI等影像学检查；宫腔镜、腹腔镜检查；病理学检查等有助于明确诊断。

【鉴别诊断】

　　1. 妊娠子宫　有停经史，可有早孕反应，尿HCG阳性，妇科检查宫颈呈紫蓝色，子宫增大与停经月份相符，质软。B超宫内可见孕囊。

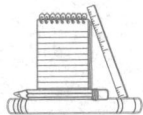

2. 尿潴留 月经正常，有尿道梗阻病史，表现为尿不能排出或不能完全排空，膀胱胀满。导尿有助于鉴别。

【辨证论治】

（一）辨证要点

重在辨气血、善恶、虚实；新病、久病。癥为血分，瘕为气分。病在气血，临床上可出现月经过多或过少、疼痛、闭经、血崩、漏下不止；带下增多，堕胎、小产、不孕等。癥瘕发展缓慢、按之柔软、推之可移、精神如常者，多为善证；若癥瘕迅速增大、疼痛较剧、按之坚硬如石，或五色带下、形体消瘦、面色晦暗者，多为恶证。疾病初期、肿块较小、胀痛明显，多为邪实；中期包块增大、质地较硬、疼痛明显、月经异常、面色欠润者，多为正虚邪实；后期包块继续增大胀痛持续、坚硬如石、体倦乏力、全身羸弱者，多以正虚为主。病程短者，为新病；病程长者，为久病。

（二）治疗原则

治疗遵从"实则泻之，虚则补之"的原则。病在气者，以理气行滞为主；病在血者，以活血化瘀为主。新病者，宜攻宜破；久病者，攻补兼施。

（三）分证论治

1. 气滞血瘀证

主要证候：下腹部胞宫有结块，按之不坚，推之可移，或上或下，下腹或胀满或疼痛，或月经不调；精神抑郁，胸胁胀闷；舌质暗，舌边尖有瘀点、瘀斑，脉沉弦涩。

证候分析：气血瘀结，滞于胞宫冲任，则胞中结块，触之有形，气机紊乱，则下腹胀满或疼痛、月经不调；肝气郁结，气机不畅，瘀血阻滞，则精神抑郁、胸胁胀闷；舌脉为气滞血瘀之征。

治法：活血化瘀，行滞消癥。

方药：香棱丸（《济生方》）。

木香　丁香　小茴香　枳壳　川楝子　青皮　三棱　莪术

方中木香、丁香、小茴香温经理气、疏通络脉气机；青皮、枳壳疏肝解郁、行气消胀；川楝子行气止痛、除下焦郁结；佐三棱破血中之滞；莪术逐气分之血瘀，加强行气导滞之功。全方共奏行气活血、化瘀散结之功。

若月经后期，量少者，加丹参、郁金、香附行气活血；若月经量多，或淋漓不止者合失笑散（方见月经过多）。

2. 痰湿瘀结证

主要证候：下腹部胞宫有结块，按之不坚，或如囊性，固定不移，或下腹疼痛；或月经量多，经行时间长，淋漓不净，或月经推后，量少，甚则停闭不行；或带下量多，色白质黏；胸脘痞闷，泛恶欲吐，纳呆腹胀；舌质紫暗，边有瘀点，舌体胖大，舌苔白厚腻，脉沉细涩。

证候分析：痰湿瘀血互结，气机被阻，积久成癥，故胞中有结块、触之不坚、固定不移；"不通则痛"，则有下腹疼痛；痰瘀阻滞，血不归经，则月经量多、经行时间长、淋漓不净；痰湿阻于冲任，血海不能按时满溢，则月经推后量少，甚或停闭不行；痰湿下注，任带二脉损伤，则带下量多、色白质黏；痰湿滞于中焦，脾胃升降失常，则胸脘痞闷、泛恶欲吐、纳呆腹胀；舌脉为痰湿瘀结之象。

治法：化痰除湿，活血消癥。

方药：苍附导痰丸（方见闭经）合桂枝茯苓丸（方见胎漏、胎动不安）。

若月经后期、量少或闭经者，加三棱、莪术以增强活血化瘀散结之功；若月经量多、经行时间长，或淋漓不净者，加蒲黄、五灵脂、血竭、三七化瘀止血；带下量多者，加白芷、薏苡仁燥

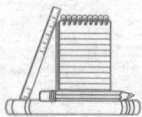

湿止带；腹痛剧烈者，加延胡索、没药行气化瘀止痛。

3. 湿热瘀阻证

主要证候：下腹包块，灼热疼痛，触之痛剧，痛连腰骶；月经量多，经行时间长，甚或暴崩不止，或漏下淋漓；带下量多，色黄或赤白相杂，气味臭秽；面赤，心烦易怒，发热口渴，小便短赤，大便干结；舌质暗红，边有瘀斑、瘀点，舌苔黄腻，脉弦滑数。

证候分析：湿热瘀阻冲任，结而成癥，故下腹有包块，灼热疼痛，触之痛剧；湿热内蕴，迫血妄行，则月经量多、经行时间长，甚或暴崩不止、漏下淋漓；湿热下注，伤及任带，任脉不固，带脉失约，则带下异常；热邪内盛，故面赤、心烦易怒、发热口渴、尿赤便结；舌脉为湿热瘀阻之象。

治法：清热利湿，化瘀消癥。

方药：大黄牡丹汤（《金匮要略》）加红藤、败酱草、茯苓、木通。

大黄　牡丹皮　桃仁　冬瓜仁　芒硝　红藤　败酱草　茯苓　木通

方中大黄泻火逐瘀；芒硝软坚散结，助大黄荡涤实热瘀结；桃仁、牡丹皮凉血清热、活血散瘀；冬瓜仁清利湿热。

若月经量多、淋漓不尽者，加栀子炭、炒地榆清热凉血止血；若带下量多色黄、气味臭秽者，加黄柏、知母清热燥湿止带。

4. 肾虚血瘀证

主要证候：下腹结块，触之痛剧；月经量多或少，经色紫暗，有血块，行经小腹疼痛，或婚久不孕，或屡孕屡堕；面色晦暗，腰膝酸软，头晕耳鸣；舌质暗，苔薄白，脉弦细涩。

证候分析：肾为先天之本，肾虚精亏，气血运行不畅，冲任胞宫瘀阻不通，日久则见下腹结块、月经异常、行经小腹疼痛，甚或婚久不孕；肾虚失养，则面色晦暗、腰膝酸软、头晕耳鸣；舌脉为肾虚血瘀之象。

治法：补肾活血，消癥散结。

方药：肾气丸（《金匮要略》）合桂枝茯苓丸（方见胎漏、胎动不安）。

肾气丸：熟地黄　山药　山茱萸　泽泻　茯苓　牡丹皮　桂枝　附子

方中熟地黄、山茱萸补益肾阴；山药、茯苓健脾渗湿；泽泻泄肾中水邪；牡丹皮清肝胆相火；桂枝、附子温补命门真火，引火归原。诸药合用，共奏温补肾气之效。

若月经量多者，加三七粉、仙鹤草化瘀止血；若包块日久者，加水蛭、穿山甲消癥散结。

5. 气虚血瘀证

主要证候：下腹部结块，下腹空坠，月经量多，或经期延长，经色淡红，有血块，经行或经后下腹痛；面色无华，气短懒言，语声低微，倦怠嗜卧，纳少便溏；舌质暗淡，舌边有瘀斑或瘀斑，苔薄白，脉细涩。

证候分析：气虚运血无力，瘀血结于冲任、胞宫、胞脉，日久积块成癥。气虚冲任不固，经血失于制约，故见月经量多，或经期延长；气虚阳弱不能化血为赤，且血运无力，固见经色淡红，有血块；气虚下陷，故下腹空坠；面色无华，气短懒言，语声低微，倦怠嗜卧，纳少便溏等均为气虚之象。舌暗淡，边有瘀点或瘀斑，脉细涩，均为气虚血瘀之征。

治法：补气活血，化瘀消癥。

方药：理冲汤（《医学衷中参西录》）。

生黄芪　党参　白术　生山药　天花粉　知母　三棱　莪术　生鸡内金

方中生黄芪、党参、白术、生山药健脾益气扶正；三棱、莪术、生鸡内金破瘀散结；配以知母、天花粉等凉润之品以防党参、黄芪等造成虚热浮火内生。全方有益气化瘀消癥之功。

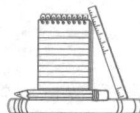

若经量多，经期酌加阿胶、炮姜；若经漏不止，经期酌加三七、炒蒲黄；若积块较坚，可酌加荔枝核、浙贝母、橘核等。

6. 寒凝血瘀证

主要证候：下腹部包块质硬，小腹冷痛，喜温，月经后期，量少，经行腹痛，色暗淡，有血块；面色晦暗，形寒肢冷，手足不温；舌质淡暗，边见瘀点或瘀斑，苔白，脉弦紧。

证候分析：寒凝血瘀，结于冲任、胞宫、胞脉，日久聚以成癥。冲任气血运行不畅，故见月经后期，量少，经行腹痛，经色暗淡，有血块；寒邪内盛，郁遏阳气，故面色晦暗，形寒肢冷，手足不温。舌质淡暗，边见瘀点或瘀斑，苔白，脉弦紧，均为寒凝血瘀之征。

治法：温经散寒，祛瘀消癥。

方药：少腹逐瘀汤（方见痛经）。

若积块较坚者加穿山甲；月经量多者加血余炭、花蕊石；漏下不止者加三七；月经过少或闭经者加泽兰、川牛膝；经行腹部冷痛者加艾叶、吴茱萸等。

【其他疗法】

1. 中成药

（1）桂枝茯苓胶囊　每次3粒，每日3次，饭后口服，适用于痰瘀阻滞者。

（2）大黄蟅虫丸　每次1丸，每日2次，饭后口服，适用于热瘀互结者。

（3）宫瘤消胶囊　每次3~4粒，每日3次，饭后口服，适用于痰瘀阻滞者。

2. 针灸　针刺关元、气海、气冲、足三里、三阴交、合谷、隐白等穴。

【转归预后】

本病若属良性癥瘕，中医治疗可改善症状，控制癥瘕增长，或使癥瘕缩小，预后良好。若为恶病，应积极采用手术和放、化疗等治疗，同时配合中药治疗。

【预防调摄】

1. 保持心情愉悦，注意劳逸结合。

2. 定期复查，积极治疗。

3. 注意外阴清洁，预防感染。

4. 慎食辛辣、生冷及肥甘厚味。

项目二　子宫内膜异位症与子宫腺肌病

案例导入

患者，女，40岁，已婚。

主诉：经行下腹疼痛，呈进行性加重1年余。

现病史：患者1年前行人工流产术，之后每逢月经来潮前1天即出现小腹胀痛，伴肛门坠胀疼痛，经行第1天疼痛剧烈，严重时伴恶心呕吐，疼痛进行性加重；常感头晕心烦，双侧乳房胀痛，且有性交痛，小便短少，大便秘结。舌质暗红，舌苔薄黄，脉弦涩。

经带胎产史：平素月经（6~7）天/（28~31）天，量稍多，色暗红夹血块；白带无异常；1-0-1-1，采用工具避孕。

妇科检查：外阴已婚已产型，阴道通畅，分泌物不多，宫颈光滑，宫体后位，正常

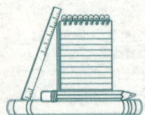

大小，活动受限，左后穹隆可扪及囊性包块大小约 5cm×6cm×4cm，触痛明显。

B 超：左侧卵巢囊性包块，5.1cm×3.8cm，透声好。

实验室检查：血黏度、血浆前列腺素 2α（$PGF_{2\alpha}$）、前列腺素 E_2（PGE_2）均升高。

思考：患者所患何病？引起该病的病因病机是什么？还需进一步做哪些检查？中西医如何治疗？

子宫内膜异位症，简称"内异症"，是指具有生长功能的子宫内膜组织出现在子宫腔被覆内膜及宫体肌层以外的其他部位所引起的一种疾病。卵巢性子宫内膜异位症形成囊肿者，称为卵巢子宫内膜异位囊肿，俗称"巧克力囊肿"。临床以继发性、持续加剧的痛经，甚则不孕等为主要表现。本病 25~45 岁女性多见，是常见的妇科疾病。

子宫腺肌病是指子宫内膜腺体及间质侵入子宫肌层中，伴随周围肌层细胞的代偿性肥大和增生，形成弥漫性病变或局限性病变的一种良性疾病。临床以月经量多及经期延长、进行性加剧的继发性痛经、性欲减退等为主要表现，30~50 岁经产妇女多见。

中医学古籍中虽没有"子宫内膜异位症"及"子宫腺肌病"的病名记载，根据其临床表现，可归属在"痛经""月经过多""经期延长""癥瘕""不孕"等病证中。

【病因病机】

本病多由外邪侵袭、情志内伤，或手术损伤等原因，导致机体脏腑功能失调，气血失和，冲任损伤，使部分经血不循常道而逆行，以致离经之血瘀积，留结于下腹，阻滞冲任、胞宫、胞脉、胞络而发病。

1. 气滞血瘀　平素性情抑郁，或七情太过，恚怒伤肝，结于下腹，瘀阻冲任而致病。

2. 寒凝血瘀　经期、产后感受寒邪，或过食生冷，寒客冲任，与血相搏，气血凝滞不畅可致本病。

3. 湿热瘀阻　宿有湿热内蕴，或经期、产后摄生不慎，感受湿热之邪，与血相搏，流注冲任，蕴结于胞宫，阻滞气血，热壅血瘀，"不通则痛"，瘀热阻于冲任而发病。

4. 气虚血瘀　素体脾虚，或因饮食、劳倦、思虑所伤，或大病久病耗气，气虚运血无力可致本病。

5. 肾虚血瘀　先天不足，或后天损伤，大病久病，房劳多产，损伤肾气，肾阳不足则血失温煦，运行迟滞，或肾阴不足，虚火内生，热灼血瘀，瘀血结于胞宫可致本病。

6. 痰瘀互结　素有痰湿内蕴，或脾阳不振，饮食不节，脾失健运，水湿不化，凝而为痰，痰浊与气血相搏，凝滞气血，痰湿瘀结，积聚不散，壅滞冲任而发病。

知识链接

子宫内膜异位症的病因病理

1. **病因**　西医学对本病的发病机制尚不完全清楚，主要有异位种植学说、淋巴及静脉播散学说、体腔上皮化生学说、诱导学说、遗传因素、免疫与炎症因素等。

2. **病理**　子宫内膜异位症的基本病理变化为异位子宫内膜随卵巢激素变化而发生周期性出血，导致周围纤维组织增生和囊肿、粘连形成，在病变区出现紫褐色斑点或小泡，最终发展为大小不等的紫褐色实质性结节或包块。子宫内膜异位症根据发生部位的不同，可分为不同病理类型。

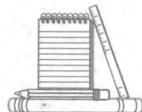

【诊断要点】

1. 子宫内膜异位症

（1）病史 有继发性、进行性加剧的痛经病史，或有不孕史，或有剖宫产、人工流产术等手术史。

（2）症状 痛经、不孕、月经异常（经量增多、经期延长、月经淋漓不尽或经前点滴出血）等为主。

（3）检查

1）妇科检查 子宫多后倾，活动或固定，大小正常或稍大；宫颈后上方、子宫后壁、宫骶韧带或直肠子宫陷凹处可扪及硬性触痛性结节，经前尤为明显；若病变位于宫颈，可见宫颈表面有稍凸出的紫蓝色小点或出血点，质硬光滑有触痛；若病变累及直肠阴道隔，可在阴道后穹隆扪及隆起的小结节或包块。

2）辅助检查 包括血液检查：血清 CA125（癌抗原 125）、CA19 - 9（癌抗原 19 - 9）值测定及抗子宫内膜抗体（EMAb）测定；影像学检查：可行 B 超检查、钡剂灌肠，必要时可行盆腔 CT、MRI 检查，以及腹腔镜检查。

2. 子宫腺肌病

（1）病史 有进行性加剧的痛经病史，或月经量多，或有多次妊娠、反复宫腔操作、分娩时子宫壁创伤、慢性子宫内膜炎史等病史。

（2）症状 主要表现为继发性、进行性加剧的痛经，以及月经量增多和经期延长；或见不明原因的月经中期阴道出血、性欲减退等症状。部分患者可无任何临床症状。

（3）检查

1）妇科检查 可发现子宫呈均匀性增大或有局限性结节隆起，质硬有压痛，经期子宫增大，压痛明显。

2）辅助检查 包括血液检查血清 CA125、CA19 - 9 值测定及抗子宫内膜抗体（EMAb）测定；影像学检查：盆腔超声和 MRI 检查。

【鉴别诊断】

1. 子宫内膜异位症 主要与子宫腺肌病、盆腔炎性包块、卵巢恶性肿瘤和原发性痛经相鉴别。

（1）子宫腺肌病 可合并子宫内膜异位症，但其痛经症状更剧烈。妇科检查子宫呈球形增大、质硬、经期触痛。B 超和腹腔镜检查可助鉴别。

（2）盆腔炎性包块 多有盆腔炎性疾病反复发作史，疼痛无周期性，平时亦有下腹部隐痛，可伴有发热。妇科检查子宫活动度差，附件区可扪及边界不清的包块。

（3）卵巢恶性肿瘤 各年龄段女性均可发生卵巢恶性肿瘤，其位置在盆腔内。早期常无症状，晚期主要症状为腹胀、腹部肿块、腹腔积液及其他消化道症状；部分患者可有消瘦、贫血等恶病质表现。妇科检查可在直肠子宫陷凹处触及质硬结节或肿块，表面凹凸不平、活动差、与子宫分界不清，常伴腹腔积液。B 超、CT 检查可助鉴别。

（4）原发性痛经 常 1 ~ 2 天消失；而子宫内膜异位症的痛经持续时间长、进行性加重，甚至出现非周期性疼痛，经期加重。妇科检查和 B 超检查可助鉴别。

2. 子宫腺肌病 除与子宫内膜异位症鉴别外，还要与子宫肌瘤相鉴别。后者一般无明显痛经，B 超和 MRI 检查有助于鉴别。但部分子宫腺肌病患者可合并子宫肌瘤。

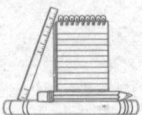

【辨证论治】

（一）辨证要点

本病应根据疼痛发生的时间、性质、部位，月经的情况和结块的大小、部位，以及体质和舌脉辨别寒、热、虚、实。

（二）治疗原则

本病的治疗以活血化瘀为主。因气滞血瘀，治以理气化瘀；因寒凝血瘀，治以散寒化瘀；因热灼血瘀，治以清热化瘀；虚实夹杂者，当攻补兼施。还需结合月经周期不同阶段治疗，一般经前以行气活血止痛为主；经期以理气活血、祛瘀止痛为主；经后则以益气补肾、活血化瘀为主。同时注意辨病与辨证相结合，以痛经为主者重在祛瘀止痛；月经不调或不孕者要配合调经、助孕；癥瘕结块者要散结消癥。

（三）分证论治

1. 气滞血瘀证

主要证候：经前或经期小腹胀痛或刺痛拒按，月经量或多或少，经色暗有血块；经前胸胁乳房胀痛、心烦易怒，甚或伴前后二阴坠胀欲便、口干便结；舌质紫暗，或有瘀斑、瘀点，苔薄，脉弦涩。

证候分析：性情抑郁，肝失疏泄，气血郁滞，冲任二脉不利，导致经血运行不畅，"不通则痛"，故见经前或经期小腹胀痛或刺痛，甚者前后二阴坠胀欲便；瘀血不去，新血不得归经，故月经量多；或瘀滞冲任，经血不畅，故月经量少；肝郁气滞，乳络不畅，故胸胁乳房胀痛；肝郁化火，故心烦易怒、口干便结；经色暗有血块，舌脉均为血瘀之征。

治法：理气活血，化瘀止痛。

方药：血府逐瘀汤（方见闭经）。

若疼痛剧烈，可加乳香、没药、三棱、莪术等活血通络止痛；痛甚伴有恶心呕吐者，加半夏、白芍柔肝和胃止痛；月经量多夹血块者，去桃仁、红花加生蒲黄、三七、益母草化瘀止血；前阴坠胀，加柴胡、川楝子理气行滞；肛门坠胀、便结者，加大黄化瘀通腑。

2. 寒凝血瘀证

主要证候：经前或经期小腹冷痛或绞痛拒按，得热痛减，月经量少，经色紫暗夹有块，或经血淋漓不净，或见月经周期延后；形寒肢冷，四末欠温，大便不实；舌质淡而紫暗，舌苔白腻，脉沉涩。

证候分析：寒邪凝滞于胞宫及冲任，致气血运行受阻，"不通则痛"，故经前或经期小腹冷痛或绞痛且拒按；寒为阴邪，得热则化，"通则不痛"，故得热痛减；寒凝血瘀，冲任不调，故月经周期延后、量少，经色暗有块；瘀血不去，新血不得归经，故经血淋漓不净；寒邪盛于内，阳气被遏，则形寒肢冷、四末欠温、大便不实；舌脉为寒凝血瘀之征。

治法：温经散寒，化瘀止痛。

方药：少腹逐瘀汤（方见痛经）。

若恶心呕吐者，加吴茱萸、半夏温胃止呕；腹泻者，加肉豆蔻、藿香、白术健脾止泻；腹痛甚，肢冷汗出者，加川椒、制川乌温通止痛；阳虚内寒者，加人参、熟附子、淫羊藿温补脾肾。

3. 湿热瘀阻证

主要证候：经前或经期小腹灼热疼痛、拒按、得热痛增，月经量多、色红质稠、有血块，或经血淋漓不净，盆腔有包块或结节，带下量多，色黄质黏，味臭；身热口渴，头身肢体沉重刺痛，或伴腰部胀痛，小便不利，便溏不爽；舌质紫红，苔黄而腻，脉滑数或涩。

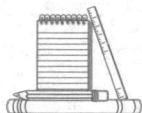

证候分析：湿热之邪，盘踞冲任、胞宫，气血失畅，湿热与血热胶结，故小腹灼热疼痛，经血质稠有块；湿热壅遏下焦，稽留难去，则带下量多色黄，便溏不爽。舌质紫红、苔黄而腻、脉滑数或涩，均为湿热瘀阻之征。

治法：清热除湿，化瘀止痛。

方药：清热调血汤（方见痛经）加败酱草、红藤。

若经行质稠，量多夹块者，加贯众、生蒲黄清热化瘀止血；下腹疼痛，有灼热感，带下黄稠者，加黄柏、土茯苓清热除湿。

4. 气虚血瘀证

主要证候：经期或经前后腹痛，肛门坠胀不适，伴月经量或多或少、经色暗淡、质稀或夹血块；面色无华，精神萎靡，神疲乏力，少气懒言，纳差便溏；舌淡胖，边尖有瘀斑，苔薄白，脉沉涩。

证候分析：素体虚弱或久病耗伤，正气不足，气虚则无力推动血运行，日久瘀血内生，"不通则痛"，故经期或经前后腹痛、肛门坠胀不适；气虚血瘀故月经色暗淡、质稀或夹血块；气虚故见面色无华、精神萎靡、神疲乏力、少气懒言；脾气亏虚，故纳差便溏；舌脉为气虚血瘀之征。

治法：补气活血，化瘀止痛。

方药：举元煎（方见月经过多）合桃红四物汤（方见月经过少）。

若腹冷痛甚者，加艾叶、小茴香、附子、干姜以温经止痛；腰腿酸软者，加续断、桑寄生以补肝肾、强筋骨。

5. 肾虚血瘀证

主要证候：经前或经期腹痛，月经先后不定期，经量或多或少；腰膝酸软，腰背刺痛，面色晦暗，性欲减退，头晕耳鸣，夜尿频多；舌质暗淡，苔白，脉沉细涩。

证候分析：肾气亏虚，无力推动血行，则血行失畅，"不通则痛"，故见经前或经期腹痛；肾虚封藏失职，开阖不利，冲任失调，血海蓄溢失常，故月经先后不定期、经量或多或少；腰为肾之府，肾虚外府失荣，故见腰膝酸软；肾虚瘀血内阻，故腰背刺痛；肾虚则面色晦暗、性欲减退；肾开窍于耳，肾虚故头晕耳鸣；肾虚气化失司，故夜尿频多；舌脉为肾虚血瘀之象。

治法：补肾益气，活血化瘀。

方药：归肾丸（方见月经过少）合桃红四物汤（方见月经过少）。

若经行淋漓不净者，加茜草、海螵蛸化瘀止血；小腹冷痛喜温、畏寒肢冷者，加补骨脂、艾叶、肉桂温肾助阳；若颧红唇赤、手足心热者，加地骨皮、鳖甲养阴清热。

6. 痰瘀互结证

主要证候：经前或经期小腹痛、拒按，盆腔有包块或结节，月经量多，有血块，带下量多，色白质稠；形体肥胖，头晕，肢体沉重，胸闷纳呆，呕恶痰多；舌紫暗，或边尖有瘀斑，苔腻，脉弦滑或涩。

证候分析：痰瘀结于下腹，气血运行不畅，则腹痛拒按，经行有血块；痰湿下注，故带下量多质稠；气机不利，故胸闷纳呆。舌紫暗，或边尖有瘀斑，苔腻，脉弦滑或涩，均为痰瘀互结之征。

治法：化痰散结，活血化瘀。

方药：苍附导痰丸（方见月经后期）加三棱、莪术。

若脾胃虚弱，正气不足者，加党参、黄芪、白术健脾益气；胸脘痞闷食少者，加山楂、神曲、鸡内金消积导滞；腰痛者，加续断、桑寄生补肾强腰。

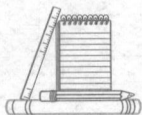

知识链接

子宫内膜异位症与子宫腺肌病的西医治疗

1. 药物治疗包括口服避孕药、孕激素、达那唑、孕三烯酮、促性腺激素释放激素激动剂和孕激素受体拮抗剂。

2. 腹腔镜手术是治疗本病的首选手术方法。

3. 其他治疗还包括介入治疗及辅助生育等。

【其他疗法】

1. 中成药

（1）散结镇痛软胶囊　每次4粒，每日3次，口服。适用于痰瘀互结兼气滞证。

（2）桂枝茯苓胶囊　每次3粒，每日3次，口服。适用于瘀血阻滞。

（3）丹鳖胶囊　每次5粒，每日3次，口服。适用于气滞血瘀证。

（4）少腹逐瘀胶囊　每次3粒，每日3次，口服。适用于寒凝血瘀证。

2. 针灸　取中极、关元、足三里、三阴交、大横、天枢等穴，治之宜平补平泻法。

【转归预后】

此病为良性疾病，但有恶性侵袭行为，少数病例会发生恶变；多数患者经过治疗病情可得到控制，如长期不治疗或病程迁延日久可致不孕。此外，本病术后极易复发，仍需随访及治疗。

【预防调摄】

1. 避免早婚及晚育，提倡适龄婚育。

2. 做好计划生育，避免人工流产。

3. 保持心情愉悦，注意劳逸结合。

4. 饮食忌辛辣、生冷及肥甘厚味。

5. 坚持治疗，定期复查。

项目三　不孕症

案例导入

患者，女，28岁。

主诉：未避孕未孕4年余。

现病史：患者4年前行人工流产术，之后未避孕至今未孕，配偶生殖功能检查正常，常感腰膝酸软，少腹隐痛，精神忧郁，烦躁、眠差；舌红，苔薄白，脉弦。

经带胎产史：平素月经（4~5）天/27天，量中，经行第1天腰腹隐痛不适；白带无异常；0-0-1-0。

既往史：无特殊病史，否认肝炎、结核等病史。

妇科检查：外阴已婚未产型；阴道通畅，分泌物不多，色白无异味；宫颈光滑，宫体前位、大小正常、质软、活动度好；双侧附件无异常。

B超：子宫附件未见异常。子宫输卵管碘油造影：左侧输卵管不通，右侧输卵管通

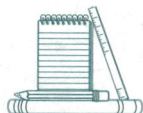

而不畅。

思考：该患者的中医辨病辨证为何？中医如何治疗？本病应与哪些疾病鉴别？

女子未避孕，性生活正常，与配偶同居 1 年而未孕者；或曾有过妊娠，未避孕而又 1 年未受孕者，称为不孕症。前者为原发性不孕，后者为继发性不孕。《备急千金要方》称前者为"全不产"，后者为"断绪"。夫妇一方有先天性或后天性解剖上或功能上的缺陷，因无法矫正而不能受孕者，称为绝对不孕；经过适当治疗仍可受孕者，称为相对不孕。

不孕之名，首载于《周易·九五爻辞》："妇三岁不孕。"《素问·骨空论》指出"督脉者……此生病……其女子不孕"，阐述不孕症的发病机理。《诸病源候论》设"无子候"，详细阐述"月水不利无子""月水不通无子""子脏冷无子""带下无子""结积无子"等。《广嗣纪要·择配》提及"五不女"（螺、纹、鼓、角、脉），认识到女子先天生理缺陷和生殖器官畸形而致不孕。

西医学不孕症可由女方排卵障碍，以及输卵管、子宫、阴道、外阴及免疫等因素所致，可参照本病治疗。

【病因病机】

本病主要病机为肾气不足，冲任气血失调。《医宗金鉴》云："女子不孕之故，由伤其任冲也。"

1. 肾虚　先天禀赋不足，肾气不充，或房劳多产，久病大病，损伤肾气，或年逾五七，肾气渐虚，冲任耗损，难于成孕。若肾气不足，冲任虚衰，不能成孕。若肾阳不足，命门火衰，冲任虚寒，胞宫失煦，致令不孕。若肾阴不足，冲任血海空虚，胞宫失养，或阴虚内热，热扰冲任，乃致不孕。

2. 肝气郁结　素性抑郁，情怀不畅，或盼子心切，肝郁气滞，疏泄失常，气血失调，冲任失和，以致不孕。

3. 痰湿内阻　素体肥胖，或恣食肥甘，躯脂满溢，痰湿内盛，胞脉受阻，以致不孕；或思虑劳倦，肝木乘脾，伤及脾阳，运化失职，水湿下注，湿聚成痰，壅滞冲任，不能成孕。

4. 瘀滞胞宫　经行产后感邪，摄生不慎，邪入胞宫致瘀，或寒凝血瘀，或热灼血瘀，或气虚运血无力致瘀，瘀滞冲任、胞宫，可致不孕。

知识链接

女性不孕因素

1. 排卵障碍　常见下丘脑－垂体－卵巢轴功能紊乱、卵巢病变、肾上腺及甲状腺功能异常，如无排卵性功能失调性子宫出血、多囊卵巢综合征、卵巢早衰和卵巢功能减退、先天性性腺发育不良、高催乳素血症、黄素化卵泡不破裂综合征等。

2. 输卵管因素　输卵管阻塞，或积水，或通而不畅。

3. 子宫因素　子宫畸形、子宫内膜炎症、内膜结核、内膜息肉、宫腔粘连、子宫黏膜下肌瘤或子宫内膜分泌反应不良等。

4. 宫颈因素　宫颈炎症、宫颈黏液功能异常及宫颈免疫学功能异常等。

5. 阴道因素　外阴阴道发育异常、外阴阴道炎症及外阴阴道瘢痕等。

6. 其他因素　免疫因素对女性身体的影响亦可导致不孕。

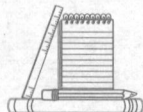

【诊断要点】

导致不孕的原因众多，夫妇双方全面检查、寻找病因是诊断不孕症的关键。

1. 病史　在排除男方因素后，注意询问患者年龄、婚史、性生活情况，有无月经失调、带下病、异常胎产史，有无结核、甲状腺疾病、糖尿病及盆腹腔手术史等；另外，还要注意询问家族史等。

2. 症状　未避孕，性生活正常，同居1年或曾孕育后未避孕1年而未孕。

3. 检查

（1）体格检查　注意观察身高、体重、第二性征发育、体毛分布、乳房有无溢乳及甲状腺有无肿大等。

（2）妇科检查　注意内外生殖器官发育、有无畸形、炎症及包块等。

（3）辅助检查

1）卵巢功能检查　了解排卵及黄体功能状态，包括基础体温测定、超声监测排卵、子宫颈黏液结晶检查、子宫内膜活检、血清生殖内分泌激素测定等。

2）输卵管通畅试验　常用子宫输卵管碘液造影术、子宫输卵管超声造影术及核磁共振子宫输卵管影像术。

3）免疫因素检查　包括生殖相关抗体，如抗精子抗体、抗子宫内膜抗体等。

4）宫腔镜检查　了解宫腔情况，诊断宫腔粘连、黏膜下肌瘤、内膜息肉、子宫畸形等。

5）腹腔镜检查　用于盆腔情况的诊断，直接观察子宫、输卵管、卵巢有无病变或粘连，直视下可行输卵管亚甲蓝通液，了解输卵管通畅度，且检查与治疗可同时进行。

【辨证论治】

（一）辨证要点

不孕症宜辨病与辨证相结合。在明确病因诊断的基础上，根据月经、带下、全身症状及舌脉等综合分析，审脏腑、冲任、胞宫之病变，辨气血、寒热、虚实之变化。

（二）治疗原则

以温养肾气、调理气血为主。同时要注意调情志、择"的候"、合阴阳，以利受孕。

（三）分证论治

1. 肾虚证

（1）肾气虚证

主要证候：婚久不孕，初潮延迟，月经不调或停闭，量多或少，色淡暗、质稀；腰酸腿软，头晕耳鸣，神疲肢倦，小便清长；舌淡暗，苔薄白，脉沉弱。

证候分析：肾气不足，冲任虚衰，不能摄精成孕，故婚久不孕；肾气虚，天癸迟至，故初潮延迟；肾气虚冲任不调，血海失司，故月经不调或停闭，量多或少；腰为肾之外府，肾主骨生髓，脑为髓海，肾气虚则腰酸腿软、头晕耳鸣、神疲肢倦；肾气虚气化失常，故小便清长；经色淡暗、质稀，舌脉均为肾气虚之征。

治法：补肾益气，温养冲任。

方药：毓麟珠（《景岳全书》）。

当归　熟地黄　白芍　川芎　人参　白术　茯苓　炙甘草　菟丝子　杜仲　鹿角霜　川椒

方中四物汤补血；四君子汤补气；菟丝子、杜仲、鹿角霜温养肝肾；川椒补肾温督脉。诸药合用，既温养先天肾气以生精，又培补后天脾胃以生血，精血充足，胎孕乃成。

若腰酸腿软甚者，加续断、补骨脂补肾强腰；头晕耳鸣甚者，加枸杞子、女贞子补肾益精

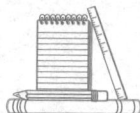

血；小便清长、夜尿多者，加益智仁、桑螵蛸补肾缩小便；若心烦少寐者，加夜交藤、炒枣仁养心安神；经来量多者，加阿胶、炒艾叶固冲止血；经来量少不畅者，加丹参、泽兰活血调经。

（2）肾阳虚证

主要证候：婚久不孕，初潮延迟，月经推后，量少，色淡质稀，甚至闭经，带下量多，清稀如水；面色晦暗，腰膝酸冷，性欲淡漠，大便溏薄，小便清长；舌淡，苔白，脉沉细或沉迟。

证候分析：肾阳不足，冲任虚寒，胞宫失煦，故婚久不孕；阳虚内寒，天癸不充，冲任血海空虚，故初潮延迟、月经推后、量少色淡，甚至闭经；阳虚水泛，水湿下注任、带，故带下量多、清稀如水；腰为肾之府，肾虚则腰膝酸软，火衰则性欲淡漠；火不暖土，脾阳不振，则大便溏薄；膀胱失约，则小便清长；面色晦暗，舌脉均为肾阳不足之征。

治法：温肾助阳，调补冲任。

方药：温胞饮（《傅青主女科》）。

附子　肉桂　巴戟天　菟丝子　补骨脂　杜仲　人参　白术　山药　芡实

若畏寒肢冷、腰痛如折、性欲淡漠，加紫石英、淫羊藿、肉苁蓉温肾助阳；头晕耳鸣、失眠健忘，加枸杞子、炒枣仁养血安神；经色暗，加川芎、赤芍、丹参活血调经；此外，适时加入紫河车、龟甲、鹿茸等血肉有情之品，调补肾之阴阳、通补奇经以助孕。

（3）肾阴虚证

主要证候：婚久不孕，月经提前，量少，色红质稠，甚或闭经，或带下量少，阴中干涩；腰酸腿软，头晕耳鸣，失眠多梦，形体消瘦，五心烦热；舌淡或舌红，少苔，脉细或细数。

证候分析：肾阴亏虚，天癸乏源，血海空虚，胞宫失养，故婚久不孕；阴虚火旺，热扰冲任，迫血妄行，故月经提前；阴虚血亏，则经量少，甚或闭经；血少精亏，任带失养，阴窍失濡，故带下量少、阴中干涩；腰为肾之府，肾虚则腰膝酸软；精亏血少，清窍失荣，血不养心，故头晕耳鸣、失眠多梦；阴虚火旺，故形体消瘦、五心烦热、经色红质稠；舌脉为肾阴虚之征。

治法：滋肾养阴，调补冲任。

方药：养精种玉汤（《傅青主女科》）。

熟地黄　山茱萸　白芍　当归

方中熟地黄补益肾精；山茱萸滋肾养肝；当归、白芍补血养血柔肝。诸药合用，滋肾养血、填精助孕。

若五心烦热、午后潮热，加地骨皮、牡丹皮、龟甲、知母滋阴清热；面色萎黄、皮肤不润、头晕眼花，加鹿角胶、紫河车以填精养血；头晕耳鸣、心烦少寐，为心肾不交，加枸杞子、炒枣仁滋肾养血、交通心肾。

2. 肝气郁结证

主要证候：婚久不孕，月经周期先后不定，量或多或少，经色暗，有血块，经行腹痛，经前胸胁、乳房胀痛；精神抑郁，或烦躁易怒；舌淡红，苔薄白，脉弦。

证候分析：情怀不畅，肝气郁结，疏泄失常，冲任失和，故婚久不孕；肝失条达，血海蓄溢失常，故月经周期先后不定、量或多或少；气郁血滞，则经色暗、有血块；肝脉循少腹布胁肋，肝失条达，经脉不利，故经行腹痛、经前胸胁及乳房胀痛；肝郁不舒，则精神抑郁；肝郁日久化火，则烦躁易怒；舌脉为肝气郁结之征。

治法：疏肝解郁，理血调经。

方药：开郁种玉汤（《傅青主女科》）。

当归　白芍　牡丹皮　香附　白术　茯苓　天花粉

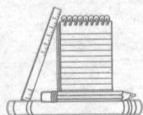

方中当归、白芍补血养血柔肝；白术、茯苓健脾利湿；牡丹皮凉血活血；香附理气解郁；天花粉清热生津。诸药合用，共奏疏肝健脾、开郁种子之功。

若经量多，色红质稠，烦躁易怒，去当归，加栀子、夏枯草以清泻肝热凉血；经量少，加川芎、赤芍、丹参活血调经；经行腹痛较重，加延胡索、生蒲黄、五灵脂祛瘀止痛；胸胁胀满疼痛甚者，加柴胡、青皮、玫瑰花以理气行滞。

3. 痰湿内阻证

主要证候：婚久不孕，月经推后，甚或闭经，带下量多，质黏稠；形体肥胖，头晕心悸，胸闷泛恶；舌淡胖，苔白腻，脉滑。

证候分析：肥胖之人多痰湿，或脾阳不振，湿聚成痰，壅滞冲任，故婚久不孕；痰阻冲任胞宫，气机不畅，则月经推后，甚或闭经；湿浊下注，则带下量多、质黏稠；痰湿中阻，清阳不升，则头晕心悸、胸闷泛恶；舌脉为痰湿内阻之征。

治法：燥湿化痰，理气调经。

方药：苍附导痰丸（方见月经后期）。

若腰膝冷痛者，加杜仲、菟丝子、续断温肾助阳；食欲不振、带下量多者，加怀山药、扁豆健脾燥湿；胸闷气短，加瓜蒌、石菖蒲宽胸利气；月经推后，甚或闭经，为痰瘀互结，加桃仁、红花、丹参、泽兰活血通经。

4. 瘀滞胞宫证

主要证候：婚久不孕，月经推后，量或多或少，色紫黑，有血块，或经行腹痛；平素小腹或少腹疼痛，或肛门坠胀不适；舌质紫暗，边有瘀点，脉弦涩。

证候分析：瘀血内停，冲任、胞宫阻滞，故婚久不孕、月经推后；瘀血阻滞，血行不畅，故量少、色紫黑、有血块；瘀血阻滞，血不归经，故量多；血瘀气滞，"不通则痛"，故经行腹痛，或小腹、少腹疼痛，或肛门坠胀不适；舌脉为血瘀之征。

治法：活血化瘀，止痛调经。

方药：少腹逐瘀汤（方见痛经）。

若小腹结块者，加夏枯草、炮山甲散结消癥；经血量少，色紫黑，有血块，加丹参、桃仁、红花活血通经；经血量多，色紫黑，有血块，加血余炭、三七粉、益母草化瘀止血。

知识链接

不孕症的西医治疗

1. 病因治疗　输卵管慢性炎症及阻塞、卵巢肿瘤、子宫病变、阴道炎、子宫内膜异位症、生殖系统结核等引起的不孕症应针对病因进行治疗。

2. 诱发排卵　用于无排卵而致不孕者，具体药物包括氯米芬、绒促性素、尿促性素、卵泡刺激素、促性腺激素释放激素、溴隐亭等。

3. 改善黄体分泌功能

4. 其他疗法　包括改善宫颈黏液、治疗免疫性不孕，以及人工授精、体外受精－胚胎移植及其衍生技术等方法。

【其他疗法】

1. 中成药

（1）滋肾育胎丸　每次5g，每日3次，口服，适用于脾肾两虚者。

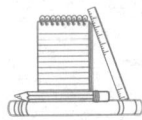

（2）右归丸　每次1丸，每日3次，口服，适用于肾阳虚证。

（3）定坤丹　每次3.5~7g，每日2次，口服。适用于气血不足、气滞血瘀者。

（4）坤泰胶囊　每次6g，每日2次，口服，适用于心肾不交者。

（5）逍遥丸　每次9g，每日2次，口服，适用于肝气郁结证。

（6）少腹逐瘀丸　每次1丸，每日2次，口服，适用于瘀滞胞宫证。

2. 针灸　对排卵障碍所致的不孕症可应用针刺促进卵泡发育及排卵。体针取关元、中极、三阴交、气海为主穴，随症加减；灸法取神阙、关元为主穴，随症加减。

3. 物理疗法　对于输卵管性不孕，可应用中药肛门导入、外敷热熨、穴位离子导入、导管介入配合中药灌注治疗。

4. 心理治疗　情怀不畅，冲任不充，胎孕不受，古有"嫉妒不孕"之说。针对不孕症的病因，应辅以心理咨询及心理治疗，以身心并治。

【转归预后】

不孕症的预后与患者年龄、病因及病程关系最为密切。一般来说，年龄小、病因单一、病程短者疗效较好；年龄偏大，病因复杂、病程长者疗效欠佳。

【预防调摄】

1. 提倡婚前检查，尽早发现男女双方生殖器官的异常、畸形及其他影响受孕的因素，应尽早采取措施，进行治疗。

2. 注意经期、产后卫生，预防感染；积极调治妇科疾病及全身慢性疾病。

3. 做好计划生育，尽量避免流产、引产等引发的继发不孕。

4. 加强营养，增强体质，调畅情志。

项目四　多囊卵巢综合征

📚 案例导入

　　患者，女，21岁，未婚。

　　患者自13岁初潮起，月经周期每每延后，常50~60天一行。近2年来，月经3~5个月来潮一次，曾采用西医人工周期调经治疗。现欲寻求中医治疗，自述月经周期延后，常3~5个月一行，量少不畅，色淡质稀，头晕耳鸣，腰膝酸软，乏力畏寒，大便溏薄，带下量少，阴中干涩。查面色无华，舌质淡，苔薄，脉沉细。B超：双侧卵巢偏大，可见囊性结构。

　　思考：患者所患何病？引起该病的病因病机是什么？还需进一步做哪些检查？中西医如何治疗？

多囊卵巢综合征（polycystic ovary syndrome，PCOS）是青春期及育龄期妇女常见的一种复杂的内分泌及代谢异常所致的疾病，以生殖功能障碍（如高雄激素的临床表现及高雄激素血症、排卵障碍、多囊卵巢、促性腺激素异常等）和代谢异常（胰岛素抵抗、高胰岛素血症、血糖增高、肥胖、脂质代谢紊乱等）并存为特征。临床表现为月经紊乱、稀发或闭经、多毛、痤疮、黑棘皮、肥胖、不孕、双侧卵巢多囊样改变（PCOM）等，是导致女性不孕的主要原因之一，妊娠后自然流产的风

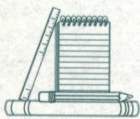

险也增加。其远期并发症包括子宫内膜癌、乳腺癌、糖尿病、高血压、心血管疾病等。

根据其临床表现，本病常见于中医学月经后期、月经过少、闭经、崩漏、癥瘕、不孕症等病证中。

【病因病机】

本病的病因病机主要为肾 - 天癸 - 冲任 - 胞宫轴功能失调，与肾、肝、脾三脏功能失常密切相关，而肾虚脾虚又是主要因素。肾虚则天癸迟至；脾虚内生痰湿，阻塞冲任；肝失疏泄，气机不畅，血行瘀滞。肝郁日久化火，热扰冲任，气血失和，虚、痰、瘀、热互结，虚实错杂，冲任不能相资，胞宫藏泻失职，可致月经停闭或不能摄精成孕而发为本病。

1. 肾虚 先天禀赋不足，肾气不充，天癸迟至，或年少多病，或房劳多产，肾气受损，天癸乏源，冲任不盛，血海空虚，致月经后期，甚至经闭不行而难以受孕。

2. 脾虚痰湿 素体脾虚，运化失职，水湿停滞，酿成痰饮，或饮食劳倦，或忧思过度，损伤脾气，脾失健运，痰湿内生，或素体肥胖，脂膜壅塞，阻滞冲任，胞脉不通，经血不行，甚至不孕。

3. 气滞血瘀 情志不畅，肝气郁结，气滞则血瘀，或经行、产后调摄不慎，房事所伤，邪气与瘀血相结，瘀阻冲任，闭阻胞脉，经血不能下达，而致月经后期，甚至停闭不行、不孕。

4. 肝郁化火 情志抑郁，或郁怒伤肝，日久化火，热扰冲任，冲任不调，气血失和，而致面部痤疮、月经紊乱、不孕。

知识链接

多囊卵巢综合征的西医诊断标准

多囊卵巢综合征的诊断为排除性诊断。目前较多采用的诊断标准是欧洲生殖和胚胎医学会与美国生殖医学会 2003 年提出的鹿特丹标准：①稀发排卵或无排卵。②高雄激素的临床表现和（或）高雄激素血症。③卵巢多囊改变。超声提示一侧或双侧卵巢直径 2~9mm 的卵泡≥12 个，和（或）卵巢体积≥10mL。3 项中符合 2 项并排除其他高雄激素病因，如先天肾上腺皮质增生、库欣综合征、分泌雄激素的肿瘤，即可诊断多囊卵巢综合征。

2011 年卫生部颁布了适用于我国患者特点的《多囊卵巢综合征诊断》行业标准，具体内容如下。

（1）月经稀发、闭经或不规则子宫出血是诊断的必需条件。

（2）同时符合下列 2 项中的 1 项：①高雄激素的临床表现或高雄激素血症。②超声表现为卵巢多囊改变（PCOM），并排除其他可能引起高雄激素和排卵异常的疾病，即可诊断为 PCOS。

青春期女性的 PCOS 诊断，国内外"指南"及"共识"均强调必须同时具备排卵障碍和高雄激素，避免过度诊断。

【诊断要点】

1. 病史 多病起于青春期，初潮后月经稀发或稀少，甚或闭经；或月经频发，淋漓不净、不孕等；月经初潮前后即有多毛现象，或体重超重。

2. 症状

（1）月经失调 为最主要的症状，多表现为月经稀发、经量过少，甚至闭经。

（2）不孕 生育期妇女由于长期不排卵，患者多合并不孕症。

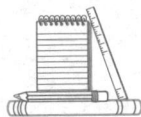

（3）多毛　是高雄激素血症最常见的表现。患者出现不同程度多毛，以性毛为主，阴毛浓密且呈男性型倾向，延及肛周、腹股沟或腹中线，也有上唇细须或乳晕周围有长毛出现。

（4）痤疮　为高雄激素血症最常见的表现，油脂性皮肤及皮脂分泌过多出现痤疮。

（5）肥胖　多始于青春期前后，其脂肪分布及体态并无特异性，常见腹部肥胖（腰围/臀围≥0.8），体重指数 BMI≥25。

（6）黑棘皮病　阴唇、颈背部、腋下、乳房和腹股沟等处皮肤皱褶部位出现灰褐色色素沉着，呈对称性、皮肤增厚、质地柔软。

3. 检查

（1）全身检查　常有多毛、痤疮、黑棘皮、肥胖等症。

（2）妇科检查　外阴阴毛较长而浓密，分布及肛门、腹股沟及腹中线；阴道通畅；子宫体大小正常或略小；双侧或单侧卵巢增大，较正常卵巢大 1～3 倍，呈圆形或椭圆形，但质坚韧。也有少数患者卵巢并不增大。

（3）辅助检查　根据病史及临床表现疑似多囊卵巢综合征者，可行下列检查。

1）基础体温（BBT）测定　不排卵患者表现为单相型。

2）超声检查　可见双侧卵巢均匀性增大，包膜回声增强，轮廓较光滑，间质内部回声增强。一侧或双侧卵巢各可见 12 个以上直径为 2～9mm 无回声区围绕卵巢边缘，呈车轮状排列，称为"项链征"。连续监测未见优势卵泡发育和排卵迹象。

3）内分泌测定　①血清雄激素：睾酮水平通常不超过正常范围上限 2 倍（如果睾酮水平高于正常范围上限 2 倍，要排除卵巢和肾上腺肿瘤的可能）。雄烯二酮浓度升高，脱氢表雄酮（DHEA）、硫酸脱氢表雄酮（DHEAS）浓度正常或者轻度升高。性激素结合球蛋白（SHBG）低于正常值提示患者血清中睾酮水平增加。②血清 FSH、LH：卵泡早期血清 FSH 值偏低或者正常而 LH 值升高，LH/FSH 比值≥2。③抗米勒管激素（anti-müllerian hormone，AMH）：血清 AMH 多为同龄女性 2～4 倍。目前尚不建议单用 AMH 诊断 PCOS。④血清催乳素（PRL）：20%～35% 的患者可出现血清 PRL 水平轻度增高。⑤葡萄糖耐量试验（OGTT）：测定空腹胰岛素水平及葡萄糖负荷后血清胰岛素最高浓度。注意结合糖尿病家族史。

4）诊断性刮宫　月经前或者月经来潮 6 小时内行诊断性刮宫，子宫内膜呈增生期或增生过长，无分泌期变化。对超声提示子宫内膜增厚的患者或者年龄 >35 岁的患者应进行诊断性刮宫，以除外子宫内膜不典型增生或子宫内膜癌。

5）腹腔镜检查　镜下可见卵巢增大，包膜增厚，表面光滑，呈灰白色，有新生血管，包膜下显露多个卵泡，但无排卵征象（排卵孔、血体或黄体）。腹腔镜下取卵巢组织送病理检查即可诊断。在诊断的同时可进行腹腔镜下打孔治疗。

【鉴别诊断】

1. 卵巢雄激素肿瘤　卵巢睾丸母细胞瘤、门细胞瘤、肾上腺残迹肿瘤等均可产生大量雄性激素，但多为单侧、实性、进行性增大明显，可通过 B 超、CT 或 MRI 协助鉴别。

2. 卵泡膜细胞增殖症　肥胖及男性化症状更明显，血清睾酮可高达 5.2～6.9nmol/L，而血清脱氢表雄酮正常，LH/FSH 比值可正常。卵巢活检，镜下可见卵巢皮质黄素化的卵泡膜细胞群，皮质下无类似多囊卵巢综合征的多个小卵泡。

3. 肾上腺皮质增生或肿瘤　DHEAS 值超过正常范围上限 2 倍时，应与肾上腺皮质增生或肿瘤相鉴别。肾上腺皮质增生患者的血 17α - 羟孕酮明显增高，促肾上腺皮质激素（ACTH）兴奋实验反应亢进，地塞米松抑制试验抑制率≤0.7。肾上腺皮质肿瘤患者对上述两项实验均无明显反应。

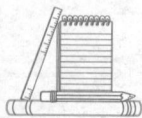

【辨证论治】

（一）辨证要点

本病以肾、肝、脾三脏功能失调为本，以痰湿、瘀血阻滞为标，且二者互为因果作用于机体而致病，故临床以虚实夹杂或本虚标实多见。辨证主要根据临床症状、体征与舌脉，分清虚实；虚证见于肾虚和脾虚，实证见于肝郁和血瘀。同时，辨治分青春期和育龄期，青春期重在调经，育龄期助孕为要。

（二）治疗原则

治疗遵从虚则补之，实则泻之。以补肾治其本，健脾理气化痰、疏肝解郁泻火、活血化瘀调经治其标，临床常配以涤痰、软坚、化瘀、消癥之品治之。

（三）分证论治

1. 肾虚证

（1）肾阴虚

主要证候：月经初潮迟至，月经后期，量少，色淡质稀，渐至闭经，或月经延长，崩漏不止；婚久不孕，形体瘦小，面额痤疮，唇周细须显现，头晕耳鸣，腰膝酸软，手足心热，便秘溲黄；舌质红，少苔或无苔，脉细数。

证候分析：肾阴亏虚，精血不足，冲任亏虚，则天癸延迟不至，月经后期或量少，甚则闭经，不能凝精成孕；肾阴虚精亏血少，不能上荣清窍则头晕耳鸣，腰府失荣则腰膝酸软；阴虚生内热，则见手足心热、便秘溲黄。舌质红，少苔或无苔，脉细数，均为肾阴亏虚之征。

治法：滋肾填精，调经助孕。

方药：左归丸（方见崩漏）。

若胁胀痛者加柴胡、香附、白芍疏肝解郁柔肝；若咽干、眩晕者，加玄参、夏枯草养阴平肝清热；若心烦、失眠者，加五味子、柏子仁、夜交藤养心安神。

（2）肾阳虚

主要证候：月经初潮延后，或月经后期、量少，色淡质稀，渐至停闭，或月经周期紊乱，经量多或淋漓不尽；面色无华，形体较胖，头晕耳鸣，腰膝酸软，乏力畏寒，大便溏薄或五更泻，性欲减退，婚久不孕；舌质淡，苔薄白，脉沉弱。

证候分析：肾阳虚，精血不足，则天癸延迟不至或至而不盛，冲任不调，月经至期不行或量少，甚则停闭，或月经紊乱，亦不能摄精成孕；肾阳虚精血不荣，则面色无华、头晕耳鸣、腰膝酸软；肾阳不足，无以温煦，则乏力畏寒、大便溏薄或五更泻、性欲减退；舌脉为肾阳虚之征。

治法：温肾助阳，调经助孕。

方药：右归丸（方见崩漏）。

若阴精不足，阴阳两虚，去肉桂、附子，加阿胶养血益精；兼有月经不行或延后，为痰湿阻滞脉络所致，加半夏、陈皮、贝母、香附理气化痰通络；兼有少腹刺痛不适、月经有血块、块出痛减者，为血滞，加丹参、桃仁、红花活血化瘀行滞。

2. 脾虚痰湿证

主要证候：月经后期、量少、色淡，甚或停闭，带下量多，婚久不孕；形体肥胖，体毛较多，头晕胸闷，喉间多痰，神疲乏力，肢体倦怠，食欲不振；舌体胖大，色淡，苔厚腻，脉沉滑。

证候分析：脾虚运化无力，水湿停滞，聚湿成痰，痰湿阻滞于冲任，气血运行受阻，血海不能按时满盈，故月经后期、量少，甚或停闭；脾虚痰湿不化，下注冲任，带脉失约，故带下量多；痰湿内阻胞宫，故不能摄精成孕；痰湿溢于肌肤，故形体肥胖；痰湿内困，清阳不升，浊阴

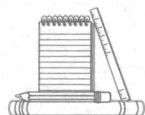

不降，故头晕胸闷、喉间多痰、食欲不振；痰滞于经髓，使阳气不能外达，故神疲乏力、肢体倦怠；舌脉为痰湿内盛之象。

治法：化痰除湿，通络调经。

方药：苍附导痰丸（方见月经后期）。

若月经不行，为顽痰闭阻，加浙贝母、海藻、石菖蒲软坚散结、化痰开窍；痰湿已化，血滞不行，加丹参、川芎、当归活血化瘀通络；脾虚痰湿不化，加白术、党参健脾祛湿；胸膈满闷，加郁金、薤白、瓜蒌壳行气解郁。

3. 气滞血瘀证

主要证候：月经后期，量少色暗，有血块，甚或经闭不孕；精神抑郁，心烦易怒，小腹疼痛拒按，或胸胁、乳房胀痛；舌质暗有瘀点、瘀斑，脉弦涩。

证候分析：情志内伤，或外邪内侵，气机郁结，冲任瘀阻，故月经后期、量少色暗、有血块，甚或经闭不孕；情志伤肝，肝失条达，肝气郁结，故精神抑郁、心烦易怒，以及胸胁、乳房胀痛；瘀滞冲任，"不通则痛"，故小腹疼痛拒按；舌脉均为气滞血瘀之象。

治法：疏肝理气，化瘀调经。

方药：膈下逐瘀汤（方见痛经）。

若经血不行，可加牛膝、卷柏、泽兰行血通经；若寒凝血瘀，见小腹冰凉、四肢欠温，可加肉桂、小茴香、干姜等温通经脉。

4. 肝郁化火证

主要证候：月经紊乱，或先或后，或月经稀发、量少，甚或停闭不行，或崩中淋漓；带下量多，外阴时痒；毛发浓密，面部痤疮，经前胸胁乳房胀痛，肢体肿胀，尿黄便结；舌质红，苔黄厚，脉沉弦或弦数。

证候分析：肝气郁结，疏泄失常，故月经紊乱，或先或后，或崩中淋漓，甚或月经稀发、量少、停闭不行；肝气郁结日久，"不通则痛"，故经前胸胁乳房胀痛、肢体肿胀；肝经湿热下注，故带下量多、外阴时痒；肝郁化火，故面部痤疮、尿黄便结；舌脉为肝经化火之征。

治法：清肝泻火，理气调经。

方药：丹栀逍遥散（方见月经先期）。

若见里热之邪盛、大便秘结，可加大黄清热通便；若月经不行加丹参、红花、桃仁等活血调经；若肝经湿热、带下量多、阴痒甚者，可加龙胆草清热利湿。

知识链接

多囊卵巢综合征的西医治疗

治疗目标：缓解临床症状，满足生育要求，维护身体健康，提高生活质量，并应根据患者的不同年龄和治疗需求，采取规范化和个性化的治疗。

1. 调整生活方式　对肥胖型多囊卵巢综合征患者应通过控制饮食和增加运动以降低体重、减低体脂，这样可增加胰岛素敏感性，降低胰岛素、睾酮水平，从而恢复排卵和生育功能。

2. 药物治疗

（1）调整月经周期

1）口服避孕药是相对安全的调整月经周期的方法，即口服短效避孕药，3～6个

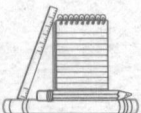

月为一个疗程，可重复使用。这样不仅可以调整月经周期，预防子宫内膜增生，还可以使高雄激素症减轻，抑制毛发生长、治疗痤疮。适用于暂无生育需求且合并高雄激素症状的生育期 PCOS 女性。青春期 PCOS 女性需权衡利弊后使用，围绝经期、肥胖、有吸烟史、高血压、糖尿病或凝血功能异常的 PCOS 女性慎用。

2）孕激素后半周期疗法可作为青春期、围绝经期 PCOS 女性的首选，亦可用于有妊娠计划的 PCOS 女性，但其对抑制高雄激素症状作用不强。

3）雌孕激素序贯治疗适用于少数由于内源性雌激素不足致子宫内膜薄的 PCOS 患者，亦适用于PCOS合并围绝经期症状的患者。

（2）降低雄激素水平

1）复方短效口服避孕药　是合并多毛、痤疮等高雄激素临床表现或高雄激素血症的 PCOS 女性的首选治疗药物。

2）螺内酯（spironolactone）　可在复方短效口服避孕药疗效欠佳或有使用禁忌、不耐受等情况下服用。

3）糖皮质激素类药物　适用于肾上腺来源或肾上腺和卵巢混合来源的雄激素过多患者。

（3）改善胰岛素抵抗　二甲双胍可抑制肝脏合成葡萄糖，增加外周组织对胰岛素的敏感性。同时，可降低雄激素生成，降低血清胆固醇、甘油三酯，降低体重和血压，改善卵巢排卵功能，提高促排卵治疗的效果。常用剂量为每次口服 500mg，每日 2～3 次。可长期服用，定期监测肝肾功能。

（4）诱发排卵　有生育要求的患者，在上述治疗之后再行促排卵治疗。

1）氯米芬（CC）　于月经第 5 天，每日口服氯米芬 50mg，连服 5 天，停药后 5～10 天出现排卵。若无效，于下个周期将药量加至每日 100mg，连续应用 3 个月。

2）来曲唑（LE）　可作为 PCOS 诱导排卵的一线用药，且可用于氯米芬抵抗或治疗失败的患者。

3）促性腺激素　可作为二线诱导排卵治疗药物，亦可与氯米芬或来曲唑配合使用。

3. 手术治疗　腹腔镜下卵巢打孔术，对 LH 和游离睾酮升高者效果较好。促排卵机制为破坏产生雄激素的卵巢间质，间接调节垂体－卵巢轴。使血清 LH 和睾酮水平下降，增加妊娠机会，并可能降低流产的风险。可能出现的问题是治疗无效、盆腔粘连及卵巢功能低下。

4. 体外受精－胚胎移植（in vitro fertilization and embryo transfer，IVF－ET）经过各种治疗后仍未能妊娠，或合并如输卵管梗阻，男方严重少、弱精子症等其他不孕因素时，可选择 IVF－ET 助孕治疗。

【其他疗法】

1. 针灸

（1）体针　取关元、中极、子宫、三阴交等穴，临近排卵期每天 1 次，共 3 次，每次留针 30 分钟，平补平泻；或用电刺激 30 分钟。

（2）艾灸　取穴关元、中极、子宫、三阴交等穴，每次取 2～3 穴，每穴灸 5～7 壮，每天 1

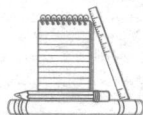

次，7次为1个疗程。

（3）耳针 取肾、肾上腺、内分泌、卵巢、神门等穴，可用耳穴埋针、埋豆，每次选用4～5穴，每周2～3次。

2. 中成药

（1）金匮肾气丸 每次1丸，每日3次，口服，适用于肾阳虚证。

（2）六味地黄丸 每次1丸，每日3次，口服，适用于肾阴虚证。

（3）丹栀逍遥丸 每次6g，每日2次，口服，适用于肝郁化火证。

（4）乌鸡白凤丸 每次6g，每日2次，口服，适用于气血虚弱证。

（5）逍遥丸 每次9g，每日2次，口服，适用于肝气郁结者。

【转归预后】

多囊卵巢综合征因其多态性，涉及多系统的代谢紊乱，病情复杂、缠绵难愈。但积极治疗一般预后尚可。多数患者病程较长，青春期表现为月经紊乱，可见月经稀发、闭经或崩漏，育龄期因为无排卵而影响生育；孕后容易流产，需早期治疗，孕后加强保胎治疗，及时观察胚胎情况，完善围生期的检查；生育后亦需长期治疗，防止发生糖尿病、子宫内膜癌、乳腺癌等远期并发症。

【预防调摄】

1. 加强锻炼，控制体重，体重下降10kg可使胰岛素水平下降40%、睾酮水平下降3.5%，并有可能恢复排卵。

2. 调整饮食，避免服用高雄激素制剂或食品，饮食宜清淡，戒除烟酒，起居有节，调畅情志。

项目五 盆腔炎性疾病与盆腔炎性疾病后遗症

案例导入

患者，女，28岁。

主诉：小腹反复疼痛1年，加重2天，伴带下量多。

现病史：患者1年前因经期感邪，出现下腹疼痛剧烈，带下量多，色黄有异味，无发热，经中、西医治疗后症状缓解，但劳累、同房后常感下腹隐痛不适，腰骶部酸痛，曾自服"金鸡胶囊""妇科千金胶囊"等。2天前劳累后出现下腹疼痛，剧烈拒按，带下量多、色黄质稠、恶臭难闻；腰骶胀痛，大便燥结，3日未行，小便短赤；舌红有瘀点，苔黄，脉滑数。

经带胎产史：平素月经正常，0－0－1－0，采用工具避孕。

既往史：无慢性病病史，否认肝炎、结核病史。

妇科检查：外阴已婚未产型；阴道通畅，分泌物多，色黄有臭味；子宫颈光滑，举痛；子宫体后位，正常大小，压痛明显；双侧附件未触及明显包块、压痛。

思考：患者所患何病？该病的病因病机是什么？如何诊断？中医如何治疗？

盆腔炎性疾病（pelvic inflammatory disease，PID）是指女性上生殖道及其周围组织的感染性

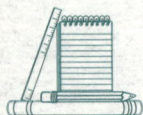

疾病，主要包括子宫内膜炎、输卵管炎、输卵管卵巢炎、输卵管卵巢脓肿、盆腔腹膜炎等，其中以输卵管炎、输卵管卵巢炎最常见。多发生在性活跃期、有月经的妇女，初潮前、无性生活和绝经后妇女很少发生。炎症可局限于一个部位，也可同时累及几个部位。

盆腔炎性疾病缓解后遗留的组织破坏、广泛粘连、增生及瘢痕形成，称为盆腔炎性疾病后遗症（sequelae of PID）常反复迁延，造成输卵管阻塞、输卵管增粗、输卵管卵巢肿块、输卵管积水或输卵管卵巢囊肿、盆腔粘连或子宫固定等。盆腔炎性疾病与盆腔炎性疾病后遗症是妇科的常见病、多发病。

中医古籍无"盆腔炎性疾病"之名，在带下病、产后发热、癥瘕、不孕、妇人腹痛等病证中可散见记载。

一、盆腔炎性疾病

【病因病机】

本病主要为热、毒、湿交结，与气血相搏，邪正相争而发病；病变部位在胞宫、胞脉，常见病因为热毒炽盛和湿毒瘀结。

1. 热毒炽盛 经期、产后、流产后、手术后，血室正开，若摄生不慎或房事不节，则热毒内侵，客于胞宫，滞于冲任，化热酿毒甚成脓，以致腹痛、高热、带下如脓臭秽等。

2. 湿毒瘀结 经行产后，血室正开，湿毒内侵，与余血相搏，客于胞宫，滞于冲任，可致腹痛、发热、带下色黄臭秽等。

【诊断要点】

1. 病史 患者具有近期宫颈、宫腔、盆腔手术创伤史，或不洁性交，或产褥感染，或盆腔炎性疾病反复发作病史等。

2. 症状 由于急性盆腔炎性疾病的症状、体征差异较大，许多盆腔炎性疾病患者的症状轻微或不典型，所以临床诊断较困难。典型表现为下腹部或全腹疼痛难忍，高热伴恶寒或寒战，带下量多，色黄或赤白如脓血、臭秽难闻，可伴有腹胀、腹泻、尿频、尿急等。

3. 检查

（1）一般情况 呈急性病容，体温升高超过39℃，心率加快。

（2）腹部检查 伴腹膜炎时，下腹部压痛、反跳痛及肌紧张。

（3）妇科检查 阴道充血，有大量脓臭分泌物；宫颈充血、举痛，或见脓性分泌物从宫颈口流出；宫体稍大，活动受限、压痛；子宫一侧或双侧压痛明显，甚至可触及包块、压痛、不活动；若盆腔脓肿形成且位置较低者，则后穹隆可触及肿块、有波动感。

（4）其他检查

1）血常规检查 白细胞计数及中性粒细胞增高，其中后者较明显。

2）血沉 升高 > 20mm/h。

3）阴道、盆腔、宫腔分泌物 涂片见白细胞，或培养见致病菌，并可加做药敏试验。

4）后穹隆穿刺 可抽出脓液。

5）B超 可见盆腔积液或积块。超声检查特别是经阴道超声检查是一种无创、方便和非常有诊断价值的辅助检查手段。必要时还可在B超引导下进行盆腔脓肿的穿刺引流。

知识链接

盆腔炎性疾病诊断标准（2010 年美国 CDC 诊断标准）

1. 最低标准　宫颈举痛或子宫压痛或附件区压痛。

2. 附加标准

（1）体温超过 38.3℃（口表）。

（2）宫颈或阴道可见异常黏液及脓性分泌物。

（3）阴道分泌物湿片出现大量白细胞。

（4）红细胞沉降率升高。

（5）血 C 反应蛋白升高。

（6）实验室证实的宫颈淋病奈瑟球菌或衣原体阳性。

3. 特异标准

（1）子宫内膜活检组织学证实子宫内膜炎。

（2）阴道超声或磁共振检查显示输卵管增粗、输卵管积液，伴或不伴盆腔积液、输卵管卵巢肿块，或腹腔镜检查发现盆腔炎性疾病征象。

最低诊断标准为诊断盆腔炎性疾病所必需；附加标准可增加诊断的特异性；特异标准基本可诊断盆腔炎性疾病，但由于除 B 超检查外均为有创检查或费用较高，故特异标准仅适用于一些有选择的病例。

【鉴别诊断】

盆腔炎性疾病应与急性阑尾炎、异位妊娠、卵巢囊肿蒂扭转、子宫内膜异位囊肿破裂等鉴别。

1. 急性阑尾炎　疼痛自脐周开始，逐渐转移局限于右下腹部，麦氏点压痛、反跳痛；一般无妇科感染病史，妇科检查正常。

2. 异位妊娠　大多有停经、下腹疼痛、阴道不规则流血史；血、尿 HCG（＋），后穹隆穿刺可抽出暗红色不凝固血液。

3. 卵巢囊肿蒂扭转　有卵巢囊肿史，突发下腹一侧剧痛，与体位改变有关，可伴恶心呕吐；血、尿 HCG（－），B 超、妇科检查有助鉴别。

4. 子宫内膜异位囊肿破裂　有子宫内膜异位囊肿史，常突发剧烈腹痛，与性生活等腹压增加有关，可伴有恶心呕吐、肛门坠胀；妇科检查、B 超、阴道后穹隆穿刺有助鉴别。

【辨证论治】

（一）辨证要点

根据下腹疼痛、带下异常、发热特点，结合全身症状、舌脉综合分析，辨证以热毒、湿毒证为主。

（二）治疗原则

本病宜中西医结合治疗。西医以抗生素治疗为主；中医根据"急则治其标"的原则，以清热解毒除湿为主，活血化瘀消癥为辅。合并癥瘕脓肿者，当解毒消肿排脓、活血消癥散结，必要时采取手术治疗。

（三）分证论治

1. 热毒炽盛证

主要证候：下腹疼痛拒按，高热寒战，或壮热不退，带下量多，色黄或赤白如脓血，质黏稠，臭秽难闻，月经量多或淋漓不净；口苦烦渴，小便短赤，大便秘结；舌红，苔黄厚，脉滑数。

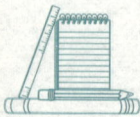

证候分析：热毒直中冲任、胞宫，与气血相搏结，邪正交争，故下腹疼痛拒按、高热寒战，或壮热不退；热毒损伤任、带二脉，使任脉不固，带脉失约，则带下量多、色黄或赤白如脓血、质黏稠、臭秽难闻；冲任损伤不能制约经血，则月经量多或淋漓不净；热灼津液，则口苦烦渴、尿赤便结；舌脉为热毒炽盛之征。

治法：清热解毒，利湿排脓。

方药：五味消毒饮（方见带下过多）合大黄牡丹汤（方见癥瘕）。

若腹痛甚者，加延胡索、川楝子行气活血止痛；身热不退，加柴胡、青蒿以退热；带下臭秽，加炒黄柏、茵陈清热利湿止带；经量多不止加地榆、马齿苋清热凉血止血；盆腔形成脓肿者加红藤、败酱草、皂角刺、白芷解毒破瘀消肿，或配合切开排脓。

2. 湿毒瘀结证

主要证候：下腹疼痛拒按，或腰骶部胀满难忍，热势起伏，或寒热往来，带下量多，色黄质稠，臭秽难闻，月经量多或淋漓不止；大便溏泄，小便短少；舌红有瘀点，苔黄厚，脉弦滑。

证候分析：湿毒气血互结，"不通则痛"，故下腹疼痛拒按，或腰骶部胀满难忍；湿毒侵袭冲任、胞宫，与气血相搏，邪正交争，互有进退，则热势起伏或寒热往来；湿毒下注，伤及任带，则带下量多、色黄质稠、臭秽难闻；湿毒扰及冲任，血海不宁，则月经量多或淋漓不止；湿毒内蕴，肠道传化失司，则大便溏泄；湿毒下注膀胱，则小便黄少；舌脉为湿毒瘀结之征。

治法：祛湿解毒，化瘀止痛。

方药：仙方活命饮（《校注妇人良方》）加薏苡仁、冬瓜仁。

金银花　防风　白芷　当归尾　陈皮　赤芍　穿山甲　天花粉　贝母　乳香　没药　皂角刺　甘草　薏苡仁　冬瓜仁

方中金银花、甘草清热解毒；防风、白芷发散湿邪；贝母、天花粉清化热痰；当归尾、赤芍、乳香、没药活血化瘀以止痛；陈皮理气行滞；穿山甲、皂角刺引经入络，直达病所；加薏苡仁、冬瓜仁加强清湿热解毒之功。全方清热利湿解毒、化瘀消肿止痛，使湿毒去，瘀血行，则热退痛缓，疾病可愈。

若腰骶部胀满难忍者，加枳实、厚朴行气导滞除胀；若低热起伏者，加柴胡、茵陈清热除湿；若带下量多、色黄臭秽者，加炒黄柏、茵陈清热除湿止带；若月经量多、淋漓不止者，加炒地榆、仙鹤草清热凉血止血。

知识链接

盆腔炎性疾病的西医治疗

盆腔炎性疾病，主要以抗生素治疗为主，必要时行手术治疗。

1. 支持疗法　卧床休息，半卧位有利于脓液积聚于直肠子宫陷凹而使炎症局限；饮食宜高热量、高蛋白、高维生素，以流食或半流食为主；高热时应采用物理降温；尽量减少不必要的妇科检查以免炎症扩散；补充液体，注意纠正电解质紊乱及酸碱失衡。

2. 抗生素治疗　原则为经验性、广谱、及时及个体化；根据药敏试验选用抗生素较合理，常选择广谱抗生素并联合用药；给药途径以静脉滴注收效最快。

3. 手术治疗　主要用于抗生素控制不满意的输卵管卵巢脓肿或盆腔脓肿；手术范围应根据患者年龄、病变范围、一般状态等全面考虑，原则以切除病灶为主，可选择经腹手术或腹腔镜手术。

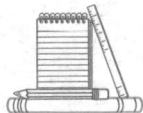

二、盆腔炎性疾病后遗症

盆腔炎性疾病后遗症（SPID）多由急性盆腔炎性疾病未得到及时正确的诊断和治疗，迁延日久而形成，以往称为慢性盆腔炎，以不孕、输卵管妊娠、慢性盆腔痛、炎症反复发作为主要临床表现。根据病变部位及病理表现不同，可分为慢性输卵管炎及输卵管积水、输卵管卵巢炎及输卵管卵巢囊肿、慢性盆腔结缔组织炎等。

【病因病机】

本病病因较为复杂，可概括为湿、热、瘀、寒、虚五个方面。本病的主要致病因素是湿热，以瘀血阻遏为主要病机。

1. 湿热瘀结 湿热之邪内侵，余邪未尽，正气未复，气血受阻，湿热与瘀血内结，阻滞冲任、胞宫、胞脉，"不通则痛"发为本病。

2. 气滞血瘀 素多抑郁，肝气郁结，气滞则血瘀，阻滞冲任、胞宫、胞脉，"不通则痛"发为本病。

3. 寒湿凝滞 经行产后，余血未尽，冒雨涉水，感寒饮冷，或久居寒湿之地，或宿有湿邪、湿从寒化，血为寒湿所凝，血行不畅，阻滞冲任、胞宫、胞脉，"不通则痛"发为本病。

4. 气虚血瘀 素体气虚，或久病不愈，正气受损，余邪滞留，或外邪乘虚侵入，与血相搏，阻滞冲任、胞宫、胞脉，"不通则痛"发为本病。

5. 肾虚血瘀 先天肾气不足，或后天房劳多产，损伤肾气，肾虚冲任失调，气血失和，而致肾虚血瘀，或瘀血日久，化精乏源，亦可成肾虚血瘀，瘀血阻滞冲任、胞宫、胞脉，"不通则痛"发为本病。

【诊断要点】

1. 病史 既往有盆腔炎性疾病、阴道炎、宫腔盆腔手术史，或不洁性生活史。

2. 症状 下腹部疼痛或坠胀痛，痛连腰骶，常在劳累、性交后及月经前后加重或复发；可伴有低热起伏、带下增多、月经紊乱、痛经、经量过多、肛门坠胀、异位妊娠和不孕等。

3. 检查

（1）妇科检查 子宫呈后倾后屈位，活动受限或粘连固定、轻压痛；子宫一侧或两侧附件片状增厚或条索状增粗、轻压痛，或可触及囊性肿块，活动多受限；宫骶韧带常增粗、变硬，有触痛。

（2）其他检查

1）B超 可有一侧或两侧附件液性包块，或盆腔内有炎性渗出液。

2）子宫输卵管碘油造影 输卵管迂曲、部分或完全阻塞。

3）腹腔镜检查 有盆腔粘连，输卵管积水、伞端闭锁等。

【鉴别诊断】

盆腔炎性疾病后遗症应与子宫内膜异位症、盆腔淤血综合征和卵巢肿瘤相鉴别。

1. 子宫内膜异位症 病程较长，一般腹痛见于经期，呈进行性疼痛加剧，性交痛明显；妇科检查宫体后壁、宫骶韧带可扪及触痛性结节，一侧或两侧附件囊性包块；腹腔镜检查可确诊。

2. 盆腔淤血综合征 可见长期下腹疼痛、腰骶痛；妇科检查无异常；通过腹腔镜检查及盆腔静脉造影术可确诊。

3. 卵巢肿瘤 卵巢良性肿瘤以圆形或椭圆形多见，多为囊性、表面光滑、活动；卵巢恶性肿瘤多为双侧、实性或半实性、表面凹凸不平、不活动，常伴有腹水，晚期可有恶病质征象。

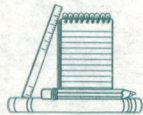

【辨证论治】

（一）辨证要点

本病以"血瘀"为主，病情缠绵，证候虚实错杂；临证需根据全身与局部症状，结合体质情况和舌脉进行辨证；一般而言，本病以实证或虚实夹杂证多见，单纯虚证少见。

（二）治疗原则

治疗以活血化瘀为主，配合清热利湿、疏肝行气、散寒除湿、健脾益气补肾等；注重内外合治，固护正气，心身调和，避免复感外邪。

（三）分证论治

1. 湿热瘀结证

主要证候：少腹隐痛或痛连腰骶，疼痛拒按，经行或劳累时疼痛加重，低热起伏，或下腹有癥块，带下量多，色黄，质黏稠；胸闷纳呆，口干不欲饮，大便溏泄或秘结，小便黄赤；舌红，苔黄腻，脉弦数或滑数。

证候分析：湿热与气血搏结于冲任、胞宫，则少腹疼痛拒按，或下腹有癥块；瘀滞胞脉，胞脉系于肾，故痛连腰骶；经行、劳累耗伤气血，正气虚衰，正不胜邪，则疼痛加重；邪正交争，病势进退，则低热起伏；湿热下注，伤及任带，则带下量多、色黄、质黏稠；湿热瘀结内伤，则胸闷纳呆、口干不欲饮、便溏或秘结、小便黄赤；舌脉为湿热瘀结之征。

治法：清热利湿，化瘀止痛。

方药：银甲丸（《王渭川妇科治疗经验》）。

金银花　连翘　升麻　红藤　蒲公英　生鳖甲　紫花地丁　生蒲黄　椿根皮　大青叶　茵陈　琥珀末　桔梗

方中金银花、连翘、蒲公英、紫花地丁、红藤、大青叶、升麻清热解毒；茵陈、椿根皮清热除湿；生鳖甲、生蒲黄、琥珀末活血化瘀、软坚散结；桔梗辛散排脓。全方合用，共奏清热除湿、化瘀行滞之效。

若湿邪甚，腹胀痛者，加茯苓、厚朴、大腹皮行气祛湿；低热起伏者，加败酱草、黄柏、土茯苓清热祛湿；便溏者，加白术、藿香健脾燥湿。

2. 气滞血瘀证

主要证候：少腹胀痛或刺痛，经行疼痛加重，血块排出则痛减，经行量多有血块，带下量多，婚久不孕；经前情志抑郁，乳房胀痛；舌质暗紫，有瘀点瘀斑，苔薄，脉弦涩。

证候分析：肝气郁结，气机不利，血行瘀阻，结于冲任、胞脉，"不通则痛"，故少腹胀痛或刺痛；经行气血变化急骤，瘀滞更甚，故经行疼痛加重、血块排出则痛减、经行量多有血块；气血瘀结，任带失约，故带下量多；胞脉闭阻，不能摄精成孕，故婚久不孕；肝失调畅，气机不利，故情志抑郁，乳房胀痛；舌脉为气滞血瘀之征。

治法：疏肝理气，化瘀止痛。

方药：膈下逐瘀汤（方见痛经）。

若下腹有肿块者，加皂角刺、三棱、莪术以活血化瘀、软坚散结；腹胀痛甚者，加厚朴、大腹皮行气祛湿；胸胁乳房胀痛甚者，加郁金、川楝子疏肝理气止痛；带下量多者，加黄柏、薏苡仁、白芷祛湿止带。

3. 寒湿凝滞证

主要证候：小腹冷痛或坠胀，腰骶冷痛，经行腹痛加重，喜热恶寒，得热痛缓，经行延后，量少色暗，带下淋漓，婚久不孕；神疲乏力，形寒肢冷，小便频数，大便溏泄；舌淡暗或有瘀

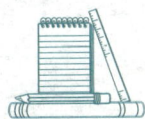

点，苔白腻，脉沉迟。

证候分析：寒湿之邪侵袭，留滞冲任、胞宫，凝涩血脉，血行不畅，"不通则痛"，故小腹冷痛或坠胀；经行气血凝滞更甚，故经行腹痛加重；寒凝得热暂通，故得热痛缓；寒凝血滞，故经行延后、量少色暗；湿邪下注伤及任带，故带下淋漓；寒湿伤阳，气血不畅，胞脉闭阻，不能摄精成孕，故婚久不孕；寒伤阳气，阳气不振，故神疲乏力、形寒肢冷、小便频数、大便溏泄；舌脉为寒湿凝滞之征。

治法：祛寒除湿，化瘀止痛。

方药：少腹逐瘀汤（方见痛经）。

若小腹冷痛甚者，加乌药、艾叶温经止痛；下腹有肿块者，加鸡内金、桃仁、莪术活血破瘀、消癥散结；形寒肢冷甚者，加炙附子、桂枝温阳散寒；小便频数加益智仁、乌药温肾固涩；带下量多加茯苓、苍术除湿止带。

4. 气虚血瘀证

主要证候：下腹疼痛或结块，痛连腰骶，经行加重，月经量多，色暗有块，或行经时间延长，带下量多；神疲乏力，食少纳呆；舌暗，或有瘀点瘀斑，苔白，脉弦细无力。

证候分析：正气亏虚，血行不畅，瘀血滞于冲任、胞宫，"不通则痛"，故下腹疼痛结块，痛连腰骶；经期血室正开，瘀血更甚，故疼痛加重；气虚摄血无力，故经行量多、色暗有块，或行经时间延长；气虚津液不化，水湿下注，故带下量多；中气不足，故神疲乏力、食少纳呆；舌脉为气虚血瘀之征。

治法：益气健脾，化瘀止痛。

方药：理冲汤（《医学衷中参西录》）。

生黄芪　党参　白术　山药　天花粉　知母　三棱　莪术　生鸡内金

方中生黄芪、党参、白术、山药健脾益气，扶正培元；三棱、莪术破瘀散结；天花粉、知母清热生津、解毒排脓；生鸡内金健胃消癥结。全方补气健脾、行气止痛、活血化瘀、消癥散结。

若下腹痛较甚者，加延胡索、丹参行气活血止痛；腹泻者，去知母，重用白术健脾除湿；无结块者去三棱、莪术。

5. 肾虚血瘀证

主要证候：下腹疼痛或有结块，遇劳或经期疼痛加重，月经量多或少，经色紫暗有块，带下量多质稀；腰酸膝软，头晕耳鸣，口干不欲饮，或婚久不孕；舌暗或有瘀点，脉弦细。

证候分析：先天肾气不足或房劳多产伤肾，肾虚血瘀，阻滞胞宫、胞脉，"不通则痛"，故下腹疼痛或结块；劳累或经期瘀滞更甚，故疼痛加重；瘀血阻滞，血不循经，故月经量多；或瘀血阻滞，血行不畅，故月经量少、色紫暗有块；肾虚任带失约，故带下量多质稀；肾主骨生髓，脑为髓海，腰为肾之外府，肾虚故腰酸膝软、头晕耳鸣；瘀血阻滞，津液不得上承，故口干不欲饮；肾虚瘀血阻滞胞脉，不能摄精成孕，故婚久不孕；舌脉均为肾虚血瘀之征。

治法：温肾益气，活血止痛。

方药：温胞饮（方见不孕症）合失笑散（方见月经过多）。

若经来量多有血块，加益母草、炒茜草化瘀止血；若经来量少加牛膝、丹参、川芎、泽兰活血调经；腹痛较甚者，加延胡索、苏木活血化瘀止痛；下腹有结块者，加三棱、莪术化瘀消癥。

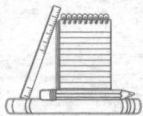

知识链接

盆腔炎性疾病后遗症的西医治疗

盆腔炎性疾病后遗症的西医治疗主要是对症处理。治疗以解除症状，恢复功能为目标。

1. 慢性盆腔痛　对症处理、辅以理疗。

2. 盆腔粘连、输卵管阻塞、输卵管积水导致不孕　可行腹腔镜手术，或选择辅助生育技术协助受孕。采用腹腔镜对病变部位进行切除，对于盆腔粘连严重者，可行粘连松解术，以期达到消除或缓解盆腔痛的目的。对于年轻有生育要求的患者，如单侧或双侧输卵管阻塞不通，可根据情况行输卵管复通术。

3. 盆腔炎性包块　盆腔炎性疾病后遗症形成输卵管卵巢脓肿者，如药物治疗效果不佳，可行脓肿切开引流或手术切除肿物。

【其他疗法】

1. 中成药

（1）内服

1）妇科千金胶囊　每次 2 粒，每日 3 次，口服，适用于湿热瘀结证。

2）花红胶囊　每次 3 粒，每日 3 次，口服，适用于湿热瘀结证。

3）妇乐颗粒　每次 12g，每日 2 次，口服，适用于热毒炽盛证。

4）金刚藤胶囊　每次 4 粒，每日 3 次，口服，适用于湿热下注证。

5）丹黄祛瘀片　每次 2~4 片，每日 2~3 次，口服，适用于气虚血瘀证。

6）妇宝颗粒　每次 10g，每日 2 次，口服，适用于肾虚血瘀证。

（2）外用

1）保妇康栓　每次 1 粒，每晚 1 次，阴道纳入，适用于湿热瘀滞证。

2）康妇消炎栓　每次 1 粒，每日 1~2 次，直肠纳入，适用于湿毒证、湿热证。

2. 中药保留灌肠　选用清热解毒、活血消癥、理气止痛的药物，保留灌肠。可用红藤、败酱草、紫花地丁、丹参、延胡索、三棱、蒲公英、金银花、连翘等各 20~30g，随证加减，适用于各个证型。以上药物酌情使用，浓煎 100~150mL，保留灌肠，每日 1 次，经期停用。

3. 中药外敷　选用消癥散结、理气止痛的药物，研末后用酒或醋调成糊状，外敷下腹部。可用消癥散（乌梅、红花、龟甲、川芎、鳖甲、地龙各 60g，露蜂房、鸦胆子、乌贼骨各 30g，海藻、玳瑁各 40g）随证加减。疼痛甚者，加延胡索、乳香、没药、乌药、莪术各 30g；包块较大者，加生牡蛎、夏枯草、白花蛇舌草各 30g；伴神疲乏力者，加党参、白术、黄芪各 30g。

4. 中药离子导入　辨证选用中药，浓煎后通过中药离子光电导入仪导入，使药物通过局部皮肤直接渗透和吸收。

5. 针灸

（1）体针　针刺三阴交、足三里、中极、关元、归来、肾俞等穴。

（2）穴位注射　用当归注射液等，取归来、水道、四满、大巨，或腹部阿是穴等。

此外，还可选用盆腔炎治疗仪及微波、超声、激光治疗仪等进行治疗。

【转归预后】

盆腔炎性疾病的预后取决于治疗是否及时、有效、彻底。及时、规范、有效的治疗多可在短

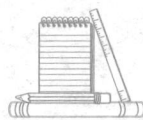

期内治愈。若失治、误治，病情加重，可发展为腹膜炎、败血症、感染性休克，甚至危及生命。若迁延治疗，多转为盆腔炎性疾病后遗症。

盆腔炎性疾病后遗症经积极、有效的治疗，大多可好转或治愈。但若病程长，缠绵不愈，可导致月经不调、慢性盆腔痛、癥瘕、不孕或异位妊娠，或盆腔炎性疾病反复发作等，对患者生殖健康和生活质量有较大影响。

【预防调摄】

1. 重视经期、孕期及产褥期的卫生宣传。
2. 严格遵守妇科生殖道手术无菌操作规程，做好术后护理。
3. 盆腔炎性疾病治疗应及时、彻底，以防转为盆腔炎性疾病后遗症。
4. 加强锻炼，增强体质，配合生活饮食调摄，扶正祛邪。
5. 无生育要求者应注意避孕，减少宫腔操作，避免复感外邪。

项目六　阴　痒

案例导入

田某，女，42 岁。患者半年前无明显诱因出现外阴瘙痒、干涩，外阴局部皮肤变白萎缩，因瘙痒搔抓多处破溃；伴头晕目眩、五心烦热、时有烘热汗出、腰酸腿软；舌红，苔少，脉弦细而数。

思考：患者所患何病？引起该病的病因病机是什么？还需进一步做哪些检查？中医如何治疗？

妇女外阴瘙痒，甚则痒痛难忍，坐卧不宁，或伴带下增多等，称为阴痒，又称"阴门瘙痒""阴蠹"等。西医学外阴瘙痒症、外阴炎、阴道炎、外阴白色病变等出现以阴痒为主证时，可参照本病辨证论治。

【病因病机】

1. 肝经湿热　情志伤肝，肝气郁结，郁积化热，或肝郁克脾，脾虚湿盛，湿热互结，流注下焦，日久生虫，虫毒侵蚀外阴肌肤，则痒痛不宁。亦有外阴不洁或房事不洁直接感染湿热或虫邪而致阴痒者。

2. 肝肾阴虚　素体肝肾不足，或产育频多，或房事过度，沥枯虚人，或年老体弱，致肾精肝阴亏损，阴虚生风化燥，阴部皮肤失养而瘙痒不宁。

【诊断要点】

1. 病史　阴虱病、蛲虫病、假丝酵母菌性阴道炎、滴虫性阴道炎、外阴皮肤病、尿液及化纤内裤刺激，以及糖尿病、黄疸、神经性皮炎等全身性疾病都可导致阴痒。

2. 症状　阴部瘙痒不堪，甚则痒痛难忍，或伴有带下增多等。

3. 检查　妇科检查及白带涂片检查，以了解阴痒的病因。若外阴痒，尤以夜间为甚，白带黄绿色，稀薄呈泡沫状，阴道口黏膜潮红充血，后穹隆及阴道壁有小出血点者，白带涂片可找到阴道滴虫，诊断为滴虫性阴道炎；外阴奇痒，白带多，呈豆腐渣状，大小阴唇红肿，表面有白膜，不易擦去，镜检可见假丝酵母菌的芽生孢子和假菌丝，诊断为外阴阴道假丝酵母菌病；阴痒并见大小阴唇、阴蒂色素变白，可诊断为外阴营养不良；如阴毛部位及其附近瘙痒，血痂或青

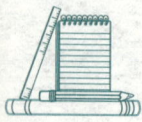

斑，找到阴虱及虫卵者，则为阴虱；也有自觉阴部干涩而痒，阴部外表干燥不润者，多为肝肾不足，生风化燥所致。若肥胖阴痒难愈者，要注意排除糖尿病。

【鉴别诊断】

本病主要与糖尿病所致的阴痒、股癣、湿疹鉴别。

1. 糖尿病阴痒 除阴痒外，还有多饮烦渴、多尿、善饥多食，体重减轻。测空腹血糖升高，尿糖阳性，尿比重升高。

2. 股癣 股癣发生于股内侧及会阴部，病灶边缘呈堤状，清晰可见，表面有鳞屑，有明显的炎症改变。股癣为原发病，也可伴阴痒。

3. 湿疹 湿疹可发生于全身任何部位，皮肤病变分布呈对称性，境界分明，易反复发作，水洗或食鱼腥虾蟹后往往使病情加重。

【辨证论治】

（一）辨证要点

阴痒有虚实之分，生育期多实证，多见肝经湿热；绝经前后多虚证，多见肝肾阴虚，血燥生风。

（二）治疗原则

实者清热利湿、解毒杀虫；虚者补肝肾、养气血。阴痒者局部痒痛，在内治的同时，应重视局部治疗护理，采用外阴熏洗、阴道纳药等法，有益于康复。

（三）分证论治

1. 肝经湿热证

主要证候：阴部瘙痒难忍，坐卧不安，外阴皮肤粗糙增厚，有抓痕，黏膜充血破溃，或带下量多，色黄如脓，或呈泡沫米泔样，或灰白如凝乳、味腥臭；心烦易怒，胸胁满痛，口苦口腻，食欲不振，小便黄赤；色红，苔黄腻，脉弦数。

证候分析：肝经郁热，湿热下注，或感染虫疾，虫蚀阴中，则阴部瘙痒难忍、坐卧不安，外阴皮肤粗糙增厚、有抓痕、黏膜充血破溃；湿热下注，损伤任带，秽液下流，则带下量多、色黄如脓，或泡沫米泔样，或灰白如凝乳、味腥臭；肝郁化热，则心烦易怒、胸胁满痛；湿热内盛，阻于中焦，则口苦口腻、食欲不振；湿热流注下焦，则小便黄赤；舌脉为肝经湿热之征。

治法：清热利湿，杀虫止痒。

方药：龙胆泻肝汤（《医宗金鉴》）加白鲜皮、苦参、鹤虱。

龙胆 黄芩 栀子 生地黄 当归 泽泻 车前子 木通 柴胡 甘草 白鲜皮 苦参 鹤虱

方中龙胆、黄芩、栀子苦寒泻火；泽泻、木通、车前子清热利湿；生地黄、当归滋阴养血；柴胡引药入肝胆；甘草调和诸药；加白鲜皮、苦参、鹤虱清热利湿、杀虫止痒。

若外阴溃烂者，加黄连、败酱草、红藤清热解毒；若带下色黄呈泡沫状者，加白头翁、椿根皮增强清热之功；若带下呈豆渣或凝乳样，去龙胆，加薏苡仁、萆薢增强利湿化浊之效；若大便秘结，加大黄、枳壳行气通腑。

或萆薢渗湿汤（《疡科心得集》）加减：萆薢、生薏苡仁、黄柏、赤茯苓、牡丹皮、泽泻、通草、滑石、苍术、苦参、茵陈。若湿浊偏盛，带下量多，气味臭秽者，可加苦参、白头翁、防风以清热利湿、杀虫止痒。

2. 肝肾阴虚证

主要证候：阴部干涩、灼热瘙痒，或带下量不多，色赤白相兼；头晕目眩，五心烦热，时有

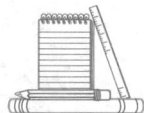

烘热汗出，耳鸣腰酸；舌红，少苔，脉细数无力。

证候分析：肝肾阴虚，精血两亏，血虚生风化燥，则阴部干涩、灼热瘙痒；阴虚生热，热伤任带，则带下量不多、色赤白相兼；精血不足，清窍失养，则头晕目眩、耳鸣；阴虚阳亢，则五心烦热、时有烘热汗出；腰为肾之府，肾虚则腰酸；舌脉为肝肾阴虚之征。

治法：滋肾降火，调补肝肾。

方药：知柏地黄丸（方见经行口糜）加当归、栀子、白鲜皮。

【其他疗法】

1. 外洗法

（1）外阴洗剂　可选用蛇床子散（蛇床子、百部、苦参、花椒、明矾《中医妇科学》）清洗外阴；亦可选用洁尔阴、洁身纯等中药洗剂。

（2）中药熏洗盆浴　外阴营养不良（外阴白色病损）所致阴痒者可用中药熏洗盆浴，以温肾散寒、活血祛风药为主。处方：淫羊藿30g，补骨脂30g，蛇床子30g，赤芍30g，大黄30g，荆芥30g，黄精30g。煎水熏洗盆浴，每日1剂，连用20日为1个疗程；经期停用；连用3~6个疗程。

（3）中药坐浴　阴虱所致阴痒者需首先剃光阴毛，然后用中药百部煎（百部50g，苦参30g，大黄30g，地肤子30g）煎水坐浴，每日1次。

2. 阴道纳药　根据白带检查结果，针对病原体选药纳阴。

【转归预后】

阴痒经积极治疗、保持外阴部清洁卫生，多可治愈。部分患者因治疗不当，可发展成阴疮。因全身性疾病所致者，随原发病的进退，或愈或反复迁延日久。也有少数患者日久不愈，病情迁延，致使阴部长期失于滋养而转为恶证。

【预防调摄】

1. 保持会阴部清洁卫生，及时更换内裤。

2. 瘙痒者避免肥皂水烫洗及搔抓等强刺激损伤。

3. 洗干净的内裤要放进煮沸的热水中煮沸30~40分钟，以达到杀死病原体的作用；治疗期间建议穿一次性内裤，以免交叉感染。

4. 治疗期间必须禁房事，且配偶也应该做预防性的治疗，避免交叉感染，反复发作。

项目七　阴　挺

案例导入

高某，女，50岁。

主诉：有物自阴道脱出。

现病史：小腹下坠，每因劳累或站立过久而加重，神疲，体倦，心慌气短，腰酸，尿频，白带多。妇科检查：宫颈外口距处女膜缘<4cm，未达到处女膜缘。

思考：患者所患何病？引起该病的病因病机是什么？还需进一步做哪些检查？中西医如何治疗？

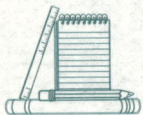

妇女子宫下脱，甚则脱出阴户之外，或者阴道壁膨出，称为阴挺，又称"阴脱""阴菌""阴痔""产肠不收""葫芦颓"等，多由分娩损伤所致，常见于经产妇。明代张景岳《景岳全书·妇人规》中云"此或因胞络伤损，或因分娩过劳，或因郁热下坠，或因气虚下脱，大都此证"，应该以升补元气、固涩真阴为治疗原则。

西医学的子宫脱垂、阴道壁膨出，可参照本病治疗。

【病因病机】

此病与分娩有关，产后调理不当，中气不足，或者肾气不固，带脉失约；也见于长期慢性咳嗽、便秘、年老体衰导致冲任不固，提摄无力。根据临床证候特点，主要分为气虚和肾虚。

1. 气虚　素体虚弱，中气不足；或临盆过早、产程过长、临产用力太过、分娩损伤，产后过劳负重；或长期咳嗽、便秘，致脾虚气弱，中气下陷，固摄无权，以致阴挺下脱。

2. 肾虚　先天禀赋不足；或房劳多产；或年老体弱，致胞络损伤，子脏虚冷，提摄无力，以致阴挺下脱。

【诊断要点】

1. 病史　有分娩产伤、难产、手术产、多产、旧法接生，产后过早操劳失于调护史；或长期蹲、站位工作，或肩挑负重等重体力劳动史；或素体虚弱、年老体衰，以及患有慢性疾病、咳嗽、便秘等。

2. 症状

（1）阴道内脱出肿物　近阴道口或阴道外可见到脱出的肿物，随子宫脱垂的程度不同，脱出物大小也不同。轻者，常在劳动、蹲站位、咳嗽时症状加重；重者，整个子宫脱出于阴道口外，睡卧休息也不能自行回缩。

（2）带下异常　带下增多、色白、质稀；甚者水出淋漓，带下色黄而气臭。

（3）小腹坠胀，腰骶酸痛　劳则症显，卧则症减，以合并直肠膨出者为著。

（4）二便异常　排尿困难，尿频或失禁或癃闭，或大便秘结。

（5）月经失调　或见月经先期，或闭经。

3. 检查　以患者平卧用力向下屏气时子宫下降的最低点为分度标准，将子宫脱垂分为3度。

Ⅰ度　轻型：宫颈外口距处女膜缘＜4cm，未达处女膜缘；重型：宫颈外口已达处女膜缘，阴道口可见宫颈。

Ⅱ度　轻型：宫颈脱出阴道口外，宫体仍在阴道内；重型：宫颈及部分宫体脱出阴道口外。

Ⅲ度　宫颈与宫体全部脱出阴道口外。

【鉴别诊断】

1. 子宫黏膜下肌瘤或子宫颈肌瘤　子宫黏膜下肌瘤或子宫颈肌瘤脱出宫颈口至阴道内或阴道口时，有可能被误认为是子宫脱垂；检查脱出物中找不到子宫颈口，在肌瘤的一侧或周围可触及宫颈边缘。另外，将肌瘤夹住旋转，可转动者提示为带蒂肌瘤。

2. 阴道壁囊肿或肿瘤　自觉阴道内有肿物凸出，肿物较大时，可下垂到阴道外口，并引起性交困难等；妇科检查时子宫仍在正常位置，或被肿块挤向上方，肿块常偏于阴道一侧，基底部位于阴道壁上。

【辨证论治】

（一）辨证要点

本病以虚证为主，气虚、肾虚常见，可兼有湿热之标证。

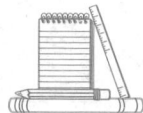

（二）治疗原则

以"虚者补之""陷者举之""脱者固之"为原则，治法以益气升提、补肾固脱为主；合并湿热者，辅以清热利湿。

（三）分证论治

1. 气虚证

主要证候：子宫下移或脱出阴道口外，小腹下坠，劳则加剧；四肢无力，少气懒言，面色少华，小便频数；带下量多，色白质稀；舌质淡，苔薄白，脉虚细。

证候分析：脾虚则中气不足而易下陷，故子宫下脱、小腹下坠；脾主四肢，脾虚中阳不振，则四肢无力、少气懒言、面色少华；气虚膀胱失约，故小便频数；脾虚不能运化水湿，湿浊下注，则带下量多、色白质稀；舌脉为气虚之征。

治法：补气升提。

方药：补中益气汤（方见月经先期）加续断、金樱子（或用金樱子根）、枳壳。

2. 肾虚证

主要证候：子宫下移或脱出阴道口外，小腹下坠，劳则加剧；腰酸膝软，小便频数，夜间尤甚，头晕耳鸣；舌质淡，苔薄白，脉沉弱。

证候分析：腰为肾之府，肾藏精而系胞，肾虚则冲任不固，带脉失约，而致子宫脱出、小腹下坠、腰酸膝软；肾与膀胱相表里，肾虚膀胱气化失司，故小便频数，夜间尤甚；肾精不足，清窍失养，故头晕耳鸣；舌脉为肾虚之征。

治法：补肾固脱，佐以益气。

方药：大补元煎（方见月经后期）加黄芪、白术、金樱子、菟丝子。

【转归预后】

本病虽不危及生命，但根治较为不易，当视其脱出的时间及程度而定，选择有效治疗方法；治疗后更需注意避免登高、举重及劳力太过等，以防复发。

【预防调摄】

1. 实行计划生育，优生优育，可降低阴挺的发病率。

2. 实行新法接生，及时修补裂伤的会阴。

3. 产后 3 个月内避免重体力劳动。

4. 保持大便通畅，积极治疗慢性咳嗽。

5. 日常饮食多食益气健脾、补肾固脱之品，如芡实、薏苡仁、山药、金樱子、覆盆子等。

复习思考

1. 何谓妇科杂病？妇科杂病包括哪些？简述妇科杂病的病因病机和治疗原则。

2. 何谓癥瘕？癥瘕应注意与哪些疾病鉴别？简述其辨证论治。

3. 何谓盆腔炎性疾病和盆腔炎性疾病后遗症？如何诊断盆腔炎性疾病和盆腔炎性疾病后遗症？简述其辨证论治。

4. 何谓不孕症？如何诊断不孕症？简述不孕症的辨证论治。

5. 何谓阴痒？阴痒的病因病机是什么？简述阴痒的辨证论治和外治法。

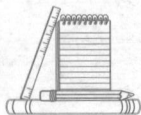

模块十二　女性生殖系统的解剖与生理

扫一扫，查阅本模块 PPT、视频等数字资源

【学习目标】

1. 掌握女性内外生殖器解剖与生理功能。

2. 掌握卵巢及子宫内膜的周期性变化及卵巢激素的生理作用。

3. 了解骨盆的组成。

4. 了解下丘脑–垂体–卵巢轴的相互关系。

项目一　女性骨盆与骨盆底

一、骨盆

女性骨盆是胎儿娩出的必经骨产道，其形状、大小直接影响分娩。通常女性骨盆较男性骨盆浅而宽，利于胎儿娩出。

（一）骨盆的组成

1. 骨盆的骨骼　骨盆由骶骨、尾骨和左右各一髋骨组成。每块髋骨又由髂骨、坐骨及耻骨融合而成。骶骨由 5~6 块骶椎组合而成，上缘明显向前方凸起，形成骶岬。尾骨由 4~5 块尾椎组成。

2. 骨盆的关节　包括耻骨联合、骶髂关节和骶尾关节。两耻骨之间由纤维软骨连接形成耻骨联合；骶髂关节由骶骨和两侧髂骨相接而成；骶尾关节位于骨盆后方，有一定的活动度，为骶骨与尾骨联合处（图 12 – 1）。

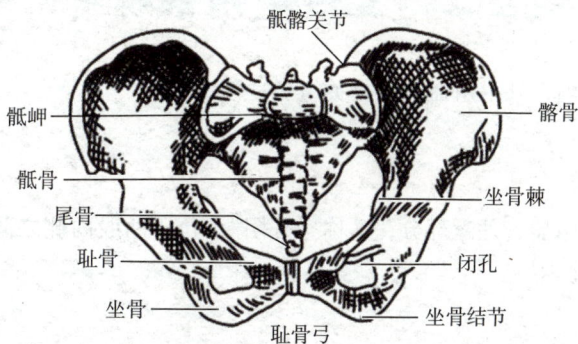

图 12 – 1　正常女性骨盆（前面观）

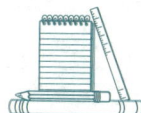

3. 骨盆的韧带　连接骨盆各部的有两对重要韧带：骶结节韧带和骶棘韧带。骶骨、尾骨与坐骨结节之间的为骶结节韧带；骶棘韧带位于骶骨、尾骨与坐骨棘之间，其宽度是判断中骨盆是否狭窄的重要指标（图12-2）。妊娠期受性激素影响，韧带松弛，使关节活动度增加，对分娩有利。

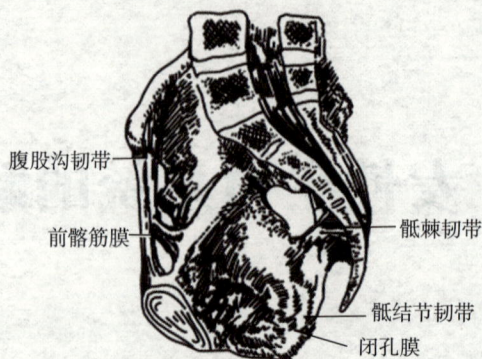

图12-2　骨盆的韧带

（二）骨盆的分界

以耻骨联合上缘、髂耻缘及骶岬上缘的连线为界，将骨盆分为真、假两部分。上部为假骨盆，又称"大骨盆"，与分娩关系不大。下部为真骨盆，又称"小骨盆"，是胎儿娩出的骨产道，其形状、大小直接影响分娩。真骨盆的入口和出口之间为骨盆腔，其中轴为骨盆轴，亦称"产轴"，分娩时，胎儿沿此轴娩出。

二、骨盆底

骨盆底封闭骨盆出口，由多层肌肉和筋膜构成，对盆腔内的脏器有承载并维持正常解剖位置的作用，并有尿道、阴道和直肠穿过。若骨盆底结构或功能发生异常，会影响骨盆脏器位置与功能。骨盆底自外向内分为3层：外层（浅筋膜与肌肉）、中层（泌尿生殖膈）和内层（盆膈）。

会阴有广义和狭义之分。广义的会阴指封闭骨盆出口的所有软组织；狭义的会阴指阴道口至肛门之间的楔形软组织，厚3~4cm，又称"会阴体"。狭义的会阴自外向内为皮肤、皮下脂肪、筋膜、部分肛提肌和会阴中心腱。妊娠后会阴组织变松软，利于分娩。分娩时要保护会阴，以免产生裂伤。

项目二　女性生殖系统解剖

女性生殖系统包括内、外生殖器官及相关组织。

一、外生殖器

女性外生殖器指生殖器官外露部分，又称"外阴"。位于两股内侧之间，前以耻骨联合、后以会阴为界（图12-3）。

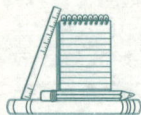

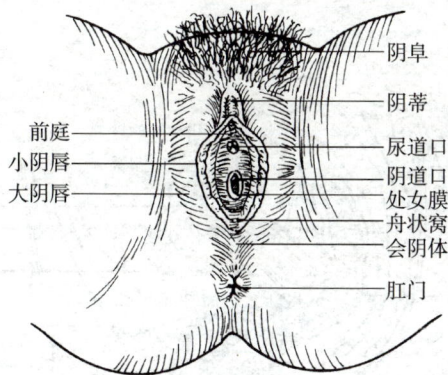

图 12 – 3　女性外生殖器

（一）阴阜

阴阜是指耻骨联合前方隆起的脂肪垫。青春期开始长出呈倒三角形分布的阴毛，其疏密和色泽存在种族及个体差异。

（二）大阴唇

大阴唇是指两股内侧一对纵行隆起的皮肤皱襞，从阴阜向后延伸至会阴。外侧面为皮肤，有色素沉着及阴毛；内侧面湿润似黏膜。皮下疏松结缔组织和脂肪中分布着丰富的血管、淋巴管和神经，外伤后易形成血肿。两侧大阴唇未产时自然合拢，产后向两侧分开，绝经后萎缩，阴毛稀疏。

（三）小阴唇

小阴唇是指位于大阴唇内侧的一对薄皮肤皱襞，表面无毛、湿润、呈褐色，神经末梢丰富。两侧小阴唇前端融合，包绕阴蒂，后端与大阴唇后端汇合，在正中线处形成阴唇系带，分娩后受损而消失。

（四）阴蒂

阴蒂位于两侧小阴唇顶端的下方，由海绵体构成，性兴奋时可勃起。阴蒂头露于外阴，富含神经末梢，对性刺激极敏感。

（五）阴道前庭

小阴唇之间的菱形区域。前为阴蒂，后为阴唇系带。此区域包括以下结构：

1. 前庭球　又称"球海绵体"，位于前庭两侧，由具有勃起性的静脉丛构成，其前端与阴蒂相连，后端膨大，与同侧前庭大腺相邻，表面覆盖球海绵体肌。

2. 前庭大腺　又称"巴多林腺"，左右各一，黄豆大小，位于大阴唇后部，开口于阴道前庭后方处女膜和小阴唇之间的沟内。性兴奋时，分泌的黏液有润滑作用。若腺管口堵塞，可形成前庭大腺脓肿或囊肿。

3. 尿道外口　位于阴道前庭前部，阴蒂头后下方，略呈圆形。后壁有一对尿道旁腺，该腺体开口小，易致细菌潜伏，分泌物可润滑尿道口。

4. 阴道口及处女膜　阴道口位于阴道前庭后部，尿道口后方。其周缘所覆盖的一层薄黏膜皱襞称处女膜。处女膜中央有一小孔，其厚薄、形状及大小因人而异。剧烈运动或初次性交可致处女膜破裂；经阴道分娩后，仅残存处女膜痕。

二、内生殖器

女性内生殖器位于真骨盆内，包括阴道、子宫、输卵管及卵巢，后二者合称为子宫附件

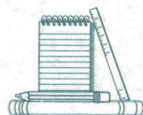

（图 12 - 4）。

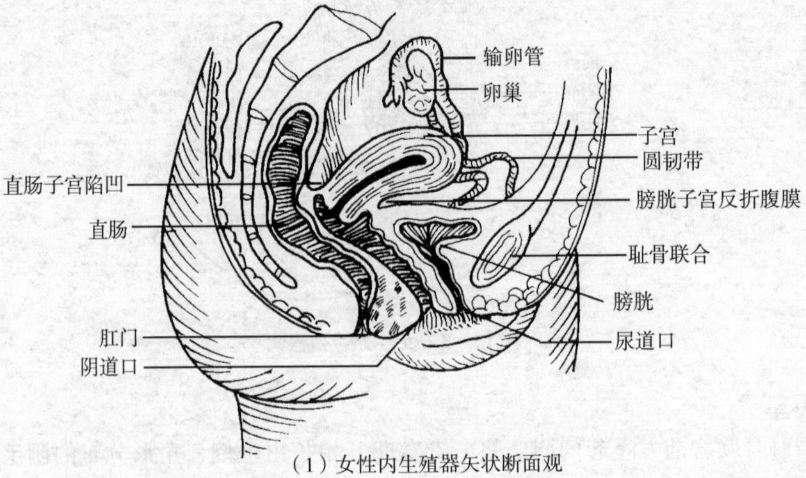

（1）女性内生殖器矢状断面观

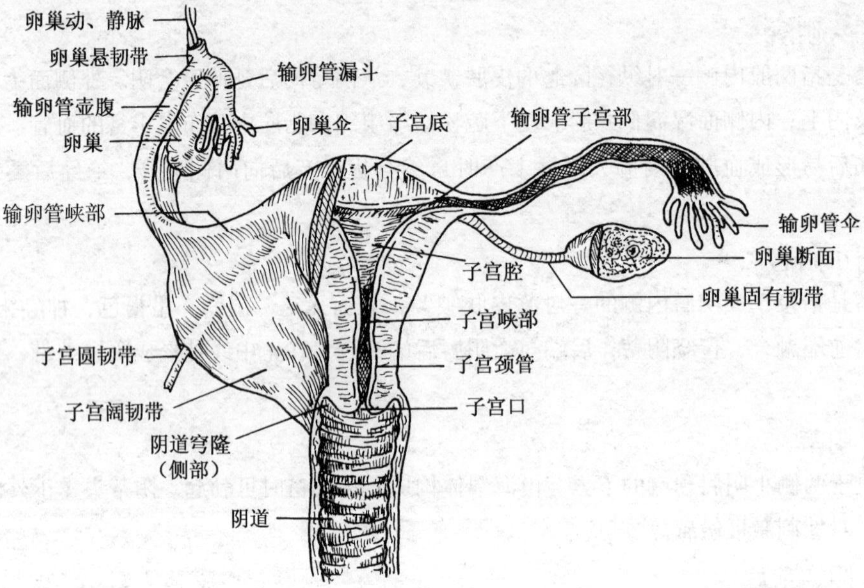

（2）女性内生殖器后面观

图 12 - 4　女性内生殖器示意图

（一）阴道

阴道为性交器官，是经血排出和胎儿娩出的通道。

阴道为上宽下窄的管道，位于真骨盆下端中央，前壁长 7 ~ 9cm，与膀胱、尿道相邻，后壁长 10 ~ 12cm，与直肠贴近。上端包绕子宫颈，下端开口于阴道前庭后部。子宫颈与阴道间的圆周状隐窝为阴道穹隆，据其解剖位置，分为前、后、左、右 4 个部分，其中后穹隆最深，且与盆腔中位置最低的直肠子宫陷凹相邻，临床上常由此引流或穿刺。阴道黏膜呈淡红色，无腺体，含许多横纹皱襞及弹力纤维，伸展性较强，损伤后易形成血肿或出血。

（二）子宫

1. 功能　产生月经；性交后为输送精子到达输卵管的通道；孕育胚胎、胎儿的场所；分娩时，子宫收缩形成主产力。

2. 位置和形态　子宫位于骨盆腔中央，呈轻度前倾前屈位，前邻膀胱，后邻直肠，下端连接阴道，两侧有输卵管及卵巢。子宫呈前后略扁的倒置梨形，成年妇女子宫长 7 ~ 8cm，宽 4 ~

5cm，厚2~3cm，重50~70g，空腔容积约5mL。子宫分为子宫体和子宫颈两部分。子宫上部较宽称子宫体，子宫底指子宫体的顶部，子宫底两侧为子宫角，与输卵管相连通。子宫下部较狭窄呈圆柱状的为子宫颈。子宫腔呈上宽下窄的三角形。宫体与宫颈的比例，婴儿期为1:2，成年妇女则为2:1，绝经后为1:1。子宫峡部指宫体与宫颈之间最狭窄的部分，非孕期间长约1cm，妊娠期间逐渐伸展，甚至可达7~10cm，形成子宫下段，是软产道的组成部分。其上端因解剖上较狭窄，称为解剖学内口；下端因此处的黏膜组织由宫腔内膜变为宫颈黏膜，故称为组织学内口。子宫颈管指宫颈内呈梭形的内腔，其下端伸入阴道内的部分称为宫颈阴道上部。未产妇宫颈外口呈圆形；经阴道分娩后则呈横裂状，将宫颈分为前唇和后唇（图12-5）。

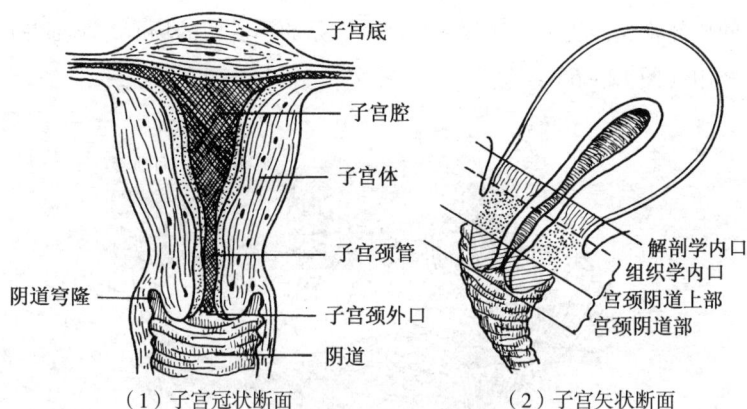

图 12-5　子宫形态示意图

3. 组织结构　子宫体与子宫颈的组织结构不同。

（1）子宫体　子宫体壁由内向外分3层组织：子宫内膜层（黏膜层）、肌层和浆膜层（脏腹膜）。

子宫内膜分为功能层和基底层。功能层是内膜层表面的2/3，受卵巢激素影响，周期性剥脱出血形成月经。基底层是内膜层的下1/3，无周期性变化。

子宫肌层是子宫壁最厚的一层，由平滑肌束、胶原纤维及弹力纤维组成。肌束纵横交错，分3层：内层环行、中层各方交织呈网状、外层纵行。

子宫浆膜层为覆盖子宫底部和前后面的脏腹膜。在子宫前面近子宫峡部处，腹膜向前反折覆盖膀胱，形成膀胱子宫陷凹。在子宫后面，腹膜沿子宫壁下行，在子宫颈后方及阴道后穹隆，再折向直肠，形成直肠子宫陷凹。

（2）子宫颈　主要由结缔组织构成，包含少量平滑肌纤维、弹力纤维和血管。宫颈管黏膜为单层高柱状上皮，其中的腺体分泌碱性黏液，形成黏液栓。宫颈阴道部覆盖的是复层鳞状上皮。子宫颈管外口柱状上皮与鳞状上皮交界处是宫颈癌的好发部位。宫颈黏膜受性激素的影响可发生周期性改变。

4. 子宫韧带

（1）圆韧带　呈圆索状，起于子宫角两侧前面，输卵管近端的下方，向前外侧伸展达两侧骨盆壁后，再经腹股沟管止于大阴唇前端。维持子宫前倾位置。

（2）阔韧带　一对翼状的双层腹膜皱襞。自子宫侧缘向外伸展达骨盆侧壁，能限制子宫向两侧倾斜。韧带上缘游离，内侧2/3包绕输卵管（伞部无腹膜覆盖），外侧1/3从输卵管伞端向骨盆壁延伸，形成骨盆漏斗韧带，能支持卵巢，又称"卵巢悬韧带"，卵巢动静脉由此穿过。卵

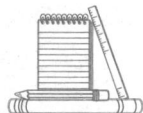

巢内侧与子宫角之间的阔韧带稍增厚，称卵巢固有韧带或卵巢韧带。阔韧带基底部有子宫动静脉及输尿管穿过。

（3）主韧带　又称"子宫颈横韧带"，在阔韧带下部，横行于子宫颈两侧和骨盆侧壁之间，为一对坚韧的平滑肌与结缔组织纤维束。有固定子宫颈位置、防止子宫下垂的作用。

（4）宫骶韧带　起自宫颈和宫体交界处后面的上侧方，向两侧绕过直肠，止于第2、第3骶椎前面的筋膜，向后向上牵引宫颈，维持子宫前倾位置。

（三）输卵管

输卵管是精子与卵子结合的场所及受精卵运送的通道。为一对弯曲而细长的肌性管道，内侧与子宫角相通，外端游离与卵巢靠近，全长8~14cm。由内向外分4个部分：间质部、峡部、壶腹部和伞部。间质部管腔最狭窄；壶腹部最宽敞，是卵子受精的场所；伞部开口于腹腔，呈漏斗状，有拾卵的作用（图12-6）。

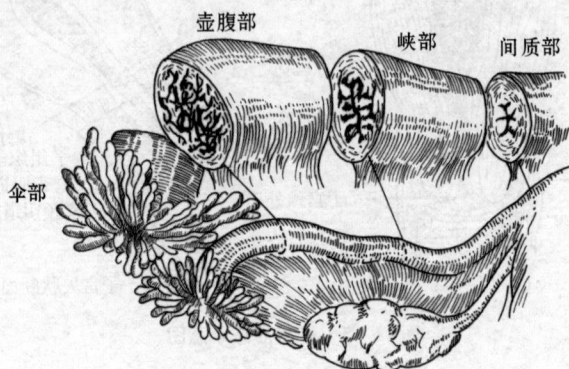

图12-6　输卵管各部及其横断面

（四）卵巢

卵巢为一对扁椭圆形性腺，位于输卵管的后下方，内侧与卵巢固有韧带和子宫相连，外侧借骨盆漏斗韧带连于骨盆壁。前缘中部有一卵巢门，卵巢神经与血管由此出入卵巢；后缘游离（图12-7）。卵巢能产生卵子，并分泌性激素。表面呈灰白色，无腹膜覆盖。青春期前，表面光滑；排卵后，表面凹凸不平。育龄妇女卵巢大小约4cm×3cm×1cm，重5~6g；绝经后逐渐萎缩并变硬。

卵巢实质分皮质和髓质，皮质在外层，髓质在中心。

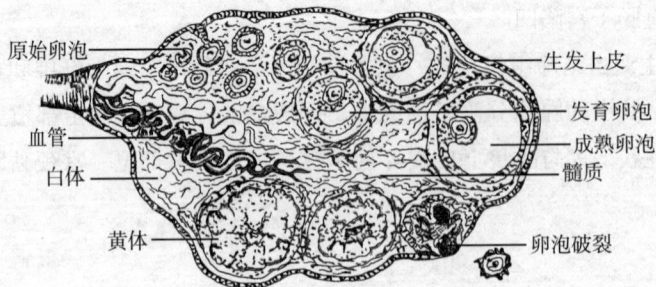

图12-7　卵巢的构造（切面）

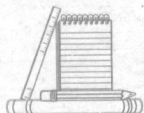

项目三　女性生殖系统生理

一、女性一生各阶段的生理特点

女性一生按年龄可分为6个阶段，但无绝对的界线，可因遗传、营养、环境因素不同存在个体差异。

（一）新生儿期

新生儿期指出生后4周内。女性新生儿出生时外阴较丰满，子宫及乳房都有一定程度发育。出生后，可出现少量阴道出血。以上均属生理改变，数日内会自然消失。

（二）儿童期

儿童期指4~12周岁。儿童早期，身体生长发育较快，生殖器仍属幼稚型。约8岁起，卵泡开始发育，但不排卵，乳房及内、外生殖器官开始发育。

（三）青春期

青春期指月经初潮至生殖器官发育成熟并具备生殖能力的时期。此时体格发育迅速，生殖器官迅速发育，第二性征明显发育。月经初潮标志着青春期的开始，但由于卵巢功能尚不健全，初潮后月经周期常不规则，以后逐渐正常。

（四）性成熟期

性成熟期是卵巢功能最旺盛的时期，又称"生育期"，一般18岁开始，约持续30年。生育功能活跃，规律行经，生殖器官及乳房呈周期性改变。

（五）围绝经期

围绝经期是生殖功能由旺盛向衰退转变的时期。卵巢不再排卵，生殖功能停止。月经量渐少，周期不规则，最终绝经，生殖器官萎缩。我国妇女平均绝经年龄为49.5岁。部分妇女可出现血管舒缩障碍和自主神经功能紊乱症状，如潮热、汗出、情绪不稳定、失眠、烦躁易怒等，称为绝经期综合征。

（六）老年期

老年期卵巢功能衰竭，卵巢缩小、变硬，生殖器官萎缩；易发生代谢紊乱、骨质疏松致骨折。

二、卵巢功能及周期性变化与激素生理作用

卵巢为女性的性腺，主要功能为产生并排出卵子的生殖功能及分泌性激素的内分泌功能。从青春期到绝经前，卵巢在形态和功能上的周期性变化称为卵巢周期。

（一）卵泡的发育及成熟

新生儿出生时，卵巢内约有200万个始基卵泡。儿童期，始基卵泡多数退化，近青春期只剩下30万~50万个。青春期后每个月经周期发育一批卵泡，但一般只有一个优势卵泡发育成熟并排卵；其余发育到一定程度自行退化，称卵泡闭锁。妇女一生中一般有400~500个卵泡发育成熟并排卵。

每个始基卵泡中有一个初级卵母细胞，周围环绕一层梭形细胞。青春期后，始基卵泡开始发育，卵泡基底膜周围的间质细胞增生分化形成卵泡外膜和卵泡内膜，卵母细胞周围梭形细胞增

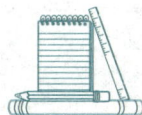

生为颗粒细胞，颗粒细胞中的卵泡液增加并融合成卵泡腔，卵泡液将卵细胞及增生的颗粒细胞推向一侧形成卵丘。卵母细胞周围的透明膜，称透明带；透明带周围呈放射状排列的颗粒细胞，称放射冠。成熟卵泡体积明显增大，直径达 15～20mm，其结构由外向内依次为：卵泡外膜、卵泡内膜、颗粒细胞、卵泡腔、卵丘、放射冠（图 12－8）。

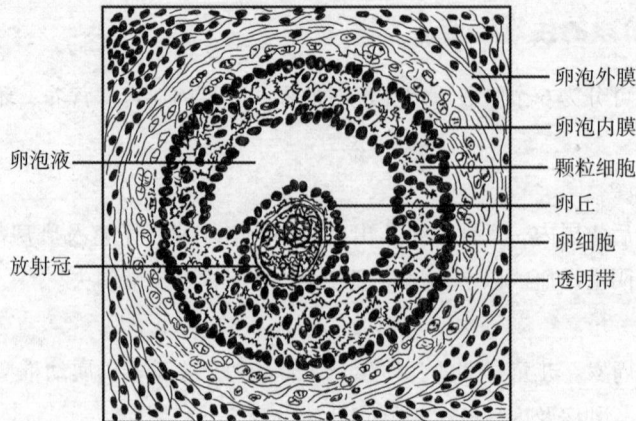

图 12－8   发育成熟的卵泡

（二）排卵

卵泡不断发育成熟，逐渐向卵巢表面靠近，呈泡状凸起于卵巢表面。在血 LH/FSH 峰的刺激下，成熟卵泡中的卵细胞连同透明带、放射冠及部分卵丘内的颗粒细胞被排出卵巢的过程，称排卵。排卵一般发生在下次月经来潮前 14 天左右，可由一侧卵巢连续排出，也可双侧卵巢轮流排出。

（三）黄体的形成及退化

排卵后，卵泡液流出，卵泡壁塌陷，卵泡壁的卵泡颗粒细胞及内膜细胞向内侵入，周围由卵泡外膜包围，共同形成黄体。残留于卵泡腔内的颗粒细胞积聚含黄色的类脂质颗粒，形成黄体细胞。排卵后 7～8 天，黄体功能和体积达最高峰，直径 1～2cm，色黄。若卵子受精，黄体继续发育成为妊娠黄体，在胎盘形成前替代胎盘的内分泌功能；若卵子未受精，在排卵后 9～10 日黄体开始退化，退化后的黄体 8～10 周后逐渐纤维化，形成白体。黄体平均寿命为 14 天，黄体衰退后月经来潮，卵巢中新的卵泡发育，新的周期开始。

（四）卵巢分泌的甾体激素

卵巢合成并分泌的性激素，包括雌激素、孕激素和雄激素等甾体激素。

1. 雌激素   主要来源于卵巢的卵泡膜细胞和颗粒细胞及排卵后的黄体。主要为雌二醇和雌酮，雌三醇为其降解产物。雌三醇的雌激素生物活性最弱，雌酮次之，雌二醇最强。雌激素的生理作用：

（1）促使子宫发育，使肌层变厚，血运增速。增加子宫平滑肌的收缩力及对催产素的敏感性。使子宫内膜增生。使宫颈口松弛，宫颈黏液分泌增多，质变稀薄，易拉成丝。

（2）促进输卵管发育，增加输卵管节律性收缩的振幅。

（3）使阴唇发育、丰满，促进阴道上皮细胞增生及角化，黏膜增厚，细胞内糖原增多，阴道持续呈酸性，增强局部抵抗力。

（4）使乳腺管增生，乳头、乳晕着色，促进其他第二性征的发育。

（5）促使卵泡发育。

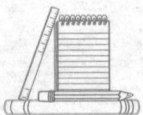

（6）通过对下丘脑、垂体的正负反馈调节，控制促性腺激素的分泌。

（7）促进水钠潴留；降低胆固醇，防止冠状动脉硬化；促进钙、磷沉积，维持正常骨质。

2. 孕激素　主要由黄体细胞及卵泡内膜细胞分泌。孕激素生理作用：

（1）使增生期子宫内膜发生分泌改变，为受精卵着床做好准备。降低子宫肌纤维兴奋性，使之松弛，降低妊娠子宫对催产素的敏感性，利于孕卵着床及胎儿生长发育。使宫颈口闭合，黏液变少、变稠，拉丝度减少。

（2）抑制输卵管节律性收缩的振幅及频率。

（3）使阴道上皮细胞加快脱落。

（4）促进乳腺腺泡发育。

（5）通过对下丘脑、垂体的负反馈作用，抑制促性腺激素分泌。

（6）兴奋下丘脑体温调节中枢，使基础体温在排卵后上升 0.3~0.5℃；是临床判断排卵的重要指标。

（7）促进水钠排泄。

3. 雄激素　主要来源于肾上腺皮质，少量源自卵巢，是维持女性生殖功能的重要激素。促进阴唇、阴蒂和阴阜的发育及阴毛、腋毛的生长。促使机体合成蛋白质，并刺激红细胞增生。性成熟期前，雄激素可促使长骨骨基质生长和钙的保留；性成熟后，其可致骨骺闭合，停止生长。促进水钠重吸收并保留钙。大量雄激素和雌激素有拮抗作用。

三、子宫内膜及生殖器官其他部位的周期性变化

卵巢周期性变化使女性生殖器官发生周期性改变，其中最显著的是子宫内膜的周期性变化。

（一）子宫内膜的周期性变化

子宫内膜在结构上可分为功能层和基底层，基底层靠近子宫肌层，不发生脱落；功能层靠近宫腔，由基底层再生形成，受卵巢激素的影响呈周期性坏死脱落，产生月经。以月经周期 28 天为例，其组织形态的周期性变化可分为 3 期：

1. 增生期　月经周期的第 5~14 天，子宫内膜基底层细胞在雌激素作用下，再生、修复，内膜增厚，腺体增多伸长，呈弯曲状，血管迂曲延长，内膜充血。增生期末，卵泡成熟、破裂并排卵。

2. 分泌期　月经周期的第 15~28 天，增生期的子宫内膜在雌、孕激素作用下继续增厚，血管继续卷曲呈螺旋状，腺体增大呈分泌状态，腺腔内含有大量黏液，间质疏松水肿。此时的子宫内膜血供充分，适合孕卵着床发育。到分泌晚期，内膜厚度可达 10mm，呈海绵状，有糖原等分泌物溢出，间质更疏松。

3. 月经期　月经周期的第 1~4 天，黄体萎缩导致雌激素、孕激素水平下降，腺体缩小，子宫内膜间质水肿消失，螺旋小动脉持续痉挛，使子宫内膜缺血坏死并脱落，与血液混合排出，形成月经，是新周期的开始。

（二）生殖器官其他部位的周期性变化

1. 阴道黏膜的周期性变化　排卵前，阴道上皮受雌激素影响，增生增厚；表层细胞出现角化，细胞内富含糖原，经阴道杆菌分解成乳酸，使阴道保持一定的酸度，可抑制致病菌的繁殖，称为阴道自洁作用。排卵后，孕激素致阴道表层细胞加速脱落。临床上常根据阴道脱落细胞的变化了解卵巢功能。

2. 宫颈黏液的周期性变化　经净后，体内雌激素水平低下，宫颈黏液量少。随着雌激素水

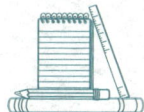

平逐渐升高，宫颈黏液量增多，质地稀薄而透明，排卵期时达高峰，拉丝度可达 10cm 以上，最适合精子通过。在月经周期的第 6～7 天涂片检查可见羊齿植物叶状结晶，至排卵期最典型、清晰。排卵后，在孕激素作用下，黏液分泌量逐渐减少，质地黏稠而浑浊，拉丝易断裂。涂片检查，结晶由排列成行的椭圆体取代。

3. 输卵管的周期性变化　排卵前，雌激素可使输卵管黏膜上皮纤毛细胞生长，输卵管肌层呈节律性收缩。排卵后，孕激素可抑制输卵管黏膜上皮纤毛细胞的生长和肌层的收缩频率。雌激素、孕激素的协同作用保证了受精卵在输卵管内的正常运行。

四、性激素的调节

性成熟后，随着卵巢周期性变化，其他生殖器官也相应地发生周期性改变，称性周期。月经是性周期的重要标志，能反映神经内分泌系统的调节功能。卵巢分泌性激素并作用于靶器官依靠丘脑下部和脑垂体调节，称为下丘脑－垂体－卵巢轴（HPOA）。

下丘脑分泌促性腺激素释放激素（GnRH），即卵泡刺激素释放激素（FSH－RH）和黄体生成素释放激素（LH－RH），促进垂体合成并分泌促性腺激素，即卵泡刺激素（FSH）和黄体生成素（LH）。以促使卵泡发育成熟并排卵，维持黄体功能，合成并分泌雌激素、孕激素。

性腺轴的调节功能主要是通过激素反馈调节和神经调节来实现的。卵巢分泌的雌、孕激素受下丘脑－垂体激素调节，同时对下丘脑－垂体具有反馈调节作用。促进作用称为正反馈，抑制作用称为负反馈。排卵前，大量雌激素通过正反馈使下丘脑兴奋，分泌黄体生成素释放激素，同时通过负反馈抑制下丘脑分泌卵泡刺激素释放激素；使 LH/FSH 渐至高峰，在峰值刺激下产生排卵。排卵后，大量孕激素通过负反馈抑制下丘脑分泌促性腺激素释放激素，使垂体分泌的促性腺激素和卵巢释放的激素均减少，黄体失去促性腺激素支持而萎缩，其产生的雌、孕激素随之减少。子宫内膜失去卵巢激素的支持而萎缩、坏死、剥脱、出血，月经来潮。卵巢激素减少的同时，下丘脑的抑制被解除，得以再度分泌促性腺激素释放激素，开始下一轮新的周期。

下丘脑－垂体－卵巢轴是个完整而协调的神经内分泌系统，通过调节和反馈，相互依存，相互制约，保持着内分泌的动态平衡，使育龄妇女的生殖器官发生周而复始的周期性变化。

复习思考

1. 试述女性内生殖器的组成及功能。
2. 比较雌激素与孕激素生理作用上的相同点与不同点。
3. 简述性腺轴的调节机制。

扫一扫，查阅
复习思考题答案

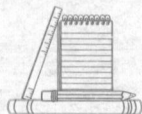

模块十三　正常妊娠与产前检查

【学习目标】

1. 掌握妊娠诊断。

2. 熟悉产前检查。

3. 了解妊娠生理。

项目一　妊娠生理

妊娠是胚胎和胎儿在母体内发育成长的过程。成熟卵子受精是妊娠的开始，胎儿及其附属物自母体排出是妊娠的终止。妊娠是变化复杂而又协调的生理过程，约 280 天（40 周）。

一、胚胎形成与胎儿发育

（一）胚胎形成

1. 受精　成熟卵子和精子相结合的过程称为受精，受精后的卵子称为孕卵或受精卵。其过程为，卵子排出后经输卵管伞部捡拾进入输卵管内，停留在壶腹部与峡部连接处等待受精。精液进入阴道内，精子离开精液经宫颈管进入宫腔与子宫内膜接触后，子宫内膜白细胞释放 α、β 淀粉酶解除精子顶体酶上的去获能因子，使精子具有受精能力，称精子获能。获能的精子与卵子相遇，精子顶体外膜破裂，释放顶体酶，称顶体反应。借助酶的作用，精子穿越放射冠和透明带。精子头部与卵子表面接触之时，即开始受精的过程，此时别的精子不再能进入。受精发生在排卵后 12 小时内，整个受精的过程约需 24 小时。受精卵的形成标志着新生命的开始。

2. 受精卵着床　受精卵形成后 30 小时，借助输卵管蠕动和纤毛的摆动，向子宫腔方向移动，同时进行有丝分裂；约在受精后第 3 日，分裂成桑椹胚，也称"早期囊胚"；约在受精后第 4 日，早期囊胚进入宫腔并继续分裂成晚期囊胚；在受精后第 6~7 日，晚期囊胚侵入子宫内膜，该过程称为受精卵着床，也称为"受精卵植入"；受精卵着床后，子宫内膜迅速发生蜕膜样变。按蜕膜与胚泡的部位关系，将蜕膜分为底蜕膜、包蜕膜与真蜕膜。

（二）胚胎、胎儿发育特征

妊娠 10 周（受精后 8 周）内的胎体称为胚胎，是器官分化、形成时期。自妊娠 11 周（受精后 9 周）起至分娩前称胎儿，是各器官进一步发育成熟的时期。以 4 周为一个孕龄单位描述胚胎、胎儿发育特征。胚胎及胎儿各期发育特征如下：

4 周末：可辨认胚盘与体蒂。

8 周末：胚胎初具人形，可分辨出眼、耳、鼻、口，四肢已具雏形。B 超可见早期心脏搏动。

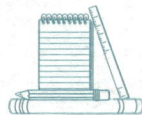

12 周末：胎儿身长约 9cm，体重约 14g；外生殖器已发育，四肢可活动。

16 周末：胎儿身长约 16cm，体重约 110g；从外生殖器可辨认胎儿性别，部分孕妇自觉有胎动。

20 周末：胎儿身长约 25cm，体重约 320g；检查时可听到胎心音。

24 周末：胎儿身长约 30cm，体重约 630g；各脏器已发育，皮下脂肪开始沉积，长出眉毛及眼毛。细小支气管和肺泡已经发育，出生后可有呼吸，但生存力极差。

28 周末：胎儿身长约 35cm，体重约 1000g；有呼吸运动，四肢活动好；出生后可存活，但易患特发性呼吸窘迫综合征。

32 周末：胎儿身长约 40cm，体重约 1700g；生活力尚可，出生后注意护理可以存活。

36 周末：胎儿身长约 45cm，体重约 2500g；皮下脂肪较多，面部皱褶消失；出生后能啼哭及吸吮，生活力良好，基本可存活。

40 周末：胎儿身长约 50cm，体重约 3400g；发育成熟，男胎睾丸已降至阴囊内，女胎外生殖器发育良好；出生后哭声响亮，吸吮能力强，能很好地存活。

二、胎儿附属物的形成及功能

胎儿附属物是指胎儿以外的组织，包括胎盘、胎膜、脐带和羊水。

（一）胎盘

胎盘由底蜕膜、叶状绒毛膜及羊膜组成。胎盘可使母体与胎儿间进行气体交换，供给胎儿营养物质，排出胎儿代谢产物；防御细菌、病毒、化学物质及药物等对胎儿的损害；产生免疫抑制因子，使胎儿不被母体排斥；合成多种激素、酶、神经递质和细胞因子，对维持正常妊娠起重要作用。

（二）胎膜

胎膜由外层的平滑绒毛膜和内层的羊膜组成。胎膜的重要作用是维持羊膜腔的完整性，对胎儿起保护作用。胎膜能生成游离花生四烯酸的溶酶体，对发动分娩有一定的作用。

（三）脐带

脐带是连接胎儿与胎盘的条索状组织。足月胎儿脐带长 30～100cm，平均约 55cm，直径为 0.8～2cm。内含两条脐动脉、一条脐静脉。脐带是母体与胎儿间进行气体交换、营养物质供应和代谢产物排出的重要通道。当脐带受压致使血流受阻时，可引起胎儿宫内窘迫，甚至导致胎儿死亡。

（四）羊水

充满在羊膜腔内的液体称为羊水。妊娠早期的羊水主要是母体血清经胎膜进入羊膜腔的透析液；妊娠中期以后，羊水主要是胎儿的尿液；妊娠晚期，胎肺参与羊水的生成。足月时羊水量约为 800mL，呈弱碱性或中性。羊水为胎儿提供了舒适的温度环境和活动空间；防止胎体与羊膜粘连；防止胎儿受到挤压，发生胎体畸形和粘连；临产时，羊水可使宫缩压力均匀分布，避免胎儿局部受压。此外，羊水还能保护母体，在妊娠期可减轻因胎动引起的母体不适感；临产后前羊水囊扩张宫口及阴道；破膜后羊水润滑和冲洗产道，减少感染。

三、妊娠期母体的变化

妊娠期，在胎盘产生的激素和神经内分泌的调节下，孕妇体内各系统发生一系列生理变化，以适应胎儿生长发育的需要。

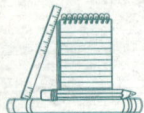

（一）生殖系统的变化

1. 子宫

（1）宫体　妊娠期子宫逐渐增大变软。妊娠足月时子宫大小约35cm×25cm×22cm；宫腔容量约为5000mL，是非孕时的1000倍；子宫重量约1100g，是非孕时的20倍。子宫增大主要是子宫肌细胞肥大、延长。

（2）子宫峡部　为宫体与宫颈之间最狭窄部位。非孕时长约1cm，妊娠12周以后，子宫峡部逐渐伸展拉长变薄，扩展为宫腔的一部分，临产后可伸展至7~10cm，成为软产道的一部分，此时称为子宫下段。

（3）宫颈　妊娠后宫颈肥大、变软，呈紫蓝色。宫颈管内腺体增生、肥大，宫颈黏液分泌增多，形成黏液栓，防止细菌侵入宫腔。近临产时，宫颈管变短并轻度扩张。

2. 卵巢　妊娠期卵巢略增大，停止排卵。妊娠前7周，妊娠黄体分泌雌激素与孕激素，维持妊娠。妊娠10周后，黄体开始萎缩，其功能被胎盘取代。

3. 输卵管　妊娠期输卵管伸长，但肌层不增厚。黏膜层上皮细胞变扁平，或呈蜕膜样改变。

4. 阴道　妊娠期阴道黏膜变软，充血水肿成紫蓝色。皱襞增多，伸展性增加。阴道脱落细胞增加，分泌物增多呈白色糊状。阴道上皮细胞含糖原增加，乳酸含量增多，使阴道分泌物pH值降低，抑制致病菌生长，有利于防止感染。

5. 外阴　妊娠期外阴部充血，皮肤增厚，大小阴唇色素沉着，组织变松软，伸展性增加，利于胎儿娩出。

（二）乳房的变化

妊娠早期乳房开始增大，充血明显。孕妇自觉乳房发胀或偶有刺痛。乳头增大变黑，易勃起。乳晕着色，其外围皮脂腺肥大形成散在的结节状小隆起，称蒙氏结节。

妊娠期间胎盘分泌大量雌激素刺激乳腺腺管发育，分泌大量孕激素刺激乳腺腺泡发育，另外还有垂体催乳素、胎盘生乳素等多种激素参与乳腺发育。在妊娠末期，尤其在接近分娩期挤压乳房时，可有数滴稀薄黄色液体溢出，称初乳。分娩后新生儿吸吮乳头可刺激乳汁正式分泌。

（三）循环系统的变化

1. 心脏　妊娠后期因膈肌升高，心脏向上、左、前移位，心尖搏动左移1~2cm，心浊音界稍扩大。心脏移位致大血管轻度扭曲，加上血流量增加及血流速度加快，多数孕妇的心尖区可闻及Ⅰ~Ⅱ级柔和吹风样收缩期杂音，心率在妊娠晚期休息时每分钟增加10~15次。

2. 心排出量　心排出量自妊娠10周开始增加，妊娠32~34周达高峰，持续至分娩。临产后，尤其是第二产程期间，心排出量显著增加。

3. 血压　妊娠早期及中期血压偏低，在妊娠晚期轻度升高。孕妇血压受体位影响，坐位稍高于仰卧位。

（四）血液系统的变化

1. 血容量　妊娠6~8周血容量开始增加，孕32~34周时达高峰，增加40%~45%，维持此水平直至分娩。

2. 血液成分　由于血液稀释，红细胞计数约为$3.6×10^{12}/L$，血红蛋白值下降为110g/L，容易缺铁，应在妊娠中晚期开始补铁，以防血红蛋白值明显降低。白细胞于妊娠7~8周开始轻度增加，孕30周达高峰，为$(5~12)×10^9/L$，甚至可达$15×10^9/L$，主要为中性粒细胞增加。妊娠期间血小板无明显改变。凝血因子Ⅱ、Ⅴ、Ⅶ、Ⅷ、Ⅸ、Ⅹ均增加，纤维蛋白原在妊娠晚期增加50%，使孕妇血液处于高凝状态。血浆蛋白自妊娠早期开始降低，至妊娠中期血浆蛋白为

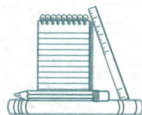

60~65g/L，主要为白蛋白减少，约为35g/L，以后维持此水平直至分娩。

（五）泌尿系统的变化

妊娠期肾脏略增大，肾血流量（RPF）比非孕时增加35%，肾小球滤过率（GFR）约增加50%。由于GFR增加，肾小球对葡萄糖的重吸收不能相应增加，约15%孕妇饭后可出现生理性糖尿病。在孕激素的影响下，泌尿系统平滑肌松弛，输尿管增粗且蠕动减弱，使尿流缓慢，加之右旋的子宫压迫右侧输尿管，致使尿液逆流，可致肾盂积水，以右侧更明显，易患急性肾盂肾炎。

（六）呼吸系统的变化

妊娠期耗氧量增多，肺通气量增加，有过度通气现象以供给孕妇及胎儿所需的氧。妊娠晚期子宫增大，膈肌活动幅度减小，胸廓活动加大，以胸式呼吸为主，肺活量无明显改变。呼吸次数于妊娠期变化不大，每分钟不超过20次，但呼吸较深。

（七）消化系统的变化

妊娠期受雌激素影响，齿龈肥厚，易充血水肿，致齿龈出血、牙齿易松动及龋齿。孕激素使胃肠道平滑肌张力下降，贲门括约肌松弛，可造成胃内酸性内容物反流至食管产生烧灼感，而胃排空时间并不延长。肠蠕动减弱，易出现便秘，加之直肠静脉压增高，引起痔疮或使原有痔疮加重。肝脏大小及功能无明显改变。胆囊排空时间延长，胆管平滑肌松弛，致胆汁黏稠淤积，易诱发胆囊炎及胆石症。

（八）内分泌系统的变化

妊娠期腺垂体增大，促性腺激素分泌减少，使卵巢内的卵泡停止发育和排卵。催乳素分泌增多。甲状腺激素与肾上腺皮质分泌的激素均增多，但均无功能亢进表现。妊娠早期甲状旁腺素水平降低；妊娠中晚期逐渐升高。

（九）皮肤的变化

妊娠期间增多的雌、孕激素刺激黑色素细胞，使黑色素分泌增加，导致孕妇乳头、乳晕、腹白线、外阴等处色素沉着。孕妇面颊部出现蝶状褐色斑，称妊娠黄褐斑，多在产后消退。妊娠期间肾上腺皮质分泌的糖皮质激素增多，分解弹力纤维蛋白，使弹力纤维变性，加之子宫增大，使孕妇腹部皮肤张力加大，皮肤弹力纤维断裂，可见不规则平行略凹陷的条纹，称妊娠纹；初产妇妊娠纹呈紫色或淡红色，经产妇呈银白色。

（十）新陈代谢的变化

1. 基础代谢率　妊娠早期稍下降，妊娠中期逐渐增高，妊娠晚期可增高15%~20%。

2. 糖、脂肪、蛋白质代谢　妊娠期胰腺分泌胰岛素增多，胎盘产生胰岛素酶、激素等拮抗胰岛素导致胰岛素分泌相对不足，故出现孕妇空腹血糖值稍低于未孕妇女，餐后高血糖和高脂血症，以利于对胎儿葡萄糖的供应。妊娠期肠道吸收脂肪能力增加，血脂升高，脂肪储备增多；蛋白质的需求量增加，呈正氮平衡。

3. 体重　妊娠12周前改变不明显；自妊娠第13周起，孕妇体重平均每周增加350g；到足月时体重平均增加12.5kg。

4. 矿物质代谢　胎儿生长发育需要大量钙，妊娠中晚期孕妇应补充维生素D和钙等。胎儿造血及合成酶均需要铁，孕妇应适时补充铁剂。

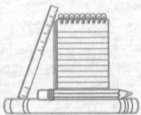

项目二　妊娠诊断

临床上将妊娠全过程分为 3 个时期：妊娠 13 周末以前称为早期妊娠；第 14~27 周末为中期妊娠；第 28 周及其以后为晚期妊娠。

一、早期妊娠诊断

（一）临床表现

1. 停经　是妊娠期女性最早、最主要的临床表现。凡平时月经周期规律，有正常性生活的育龄妇女，一旦月经过期 10 日以上，应首先考虑妊娠。

2. 早孕反应　女性在停经 6 周左右出现头晕、嗜睡、食欲不振、厌油、喜食酸物、恶心、晨起呕吐及乏力等现象，称早孕反应。妊娠 12 周左右多自行消失。

3. 尿频　妊娠早期，增大的前倾的子宫压迫膀胱可致尿频。妊娠 12 周后，增大的子宫越出盆腔后，症状自然消失。

4. 乳房的变化　妊娠期女性乳房逐渐增大，可有轻度胀痛，初孕妇较明显。乳头和乳晕皮肤着色加深；乳晕周围有蒙氏结节出现。

5. 妇科检查　妊娠期女性阴道及宫颈充血呈紫蓝色。妊娠 6 周以后，宫颈变软，子宫峡部极软，宫体逐渐增大变软，呈球形，双合诊时宫颈与宫体似不相连，称黑加征。妊娠 8 周宫体约为未孕子宫的 2 倍，妊娠 12 周宫体约为未孕宫体的 3 倍，此时宫底超出盆腔，可于耻骨联合上方触及。

（二）辅助检查

1. 妊娠试验　受精卵着床后不久即可用放射免疫法测出受检者血 HCG 升高。临床上多用早早孕试纸法检测受检者尿液，检测结果阳性结合临床表现可以诊断为妊娠。

2. 超声检查　妊娠早期超声检查的主要目的是确诊宫内妊娠、多胎妊娠，排除异位妊娠和滋养细胞疾病，估计孕龄，排除盆腔肿块或子宫异常。

（1）B 超　是检查早孕快速准确的方法，最早可在妊娠 5 周时见到宫腔内的圆形或椭圆形光环（妊娠囊），妊娠 6 周时，囊内可见胚芽和原始心管搏动，即可确诊为宫内妊娠，活胎。妊娠 12 周时，通过测量胎儿头、臀长度能较准确地估计孕周。

（2）多普勒超声法　最早在妊娠 7 周时，利用多普勒超声可在子宫区内听到单一高调、有节律的胎心音，胎心率为 150~160 次/分，可诊断为早期妊娠、活胎。

3. 基础体温测定　具有双相体温的妇女，停经后高温相持续 18 天仍不见下降者，早孕可能性大。如高温相持续 3 周以上，则早孕的可能性更大。

二、中晚期妊娠诊断

（一）临床表现

1. 子宫　子宫随妊娠进展逐渐增大，可根据手测宫底高度及尺测耻骨联合上方子宫长度判断胎儿大小及妊娠周数（表 13－1）。

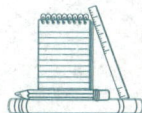

表 13 – 1　不同孕龄的子宫高度与子宫长度

妊娠周期	手测宫底高度	尺测耻骨联合上子宫长度（cm）
12 周末	耻骨联合上 2 ~ 3 横指	
16 周末	脐耻之间	
20 周末	脐下 1 横指	18（15.3 ~ 21.4）
24 周末	脐上 1 横指	24（22.0 ~ 25.1）
28 周末	脐上 3 横指	26（22.4 ~ 29.0）
32 周末	脐与剑突之间	29（25.3 ~ 32.0）
36 周末	剑突下 2 横指	32（29.8 ~ 34.5）
40 周末	脐与剑突之间或略高	33（30.0 ~ 35.3）

2. 胎动　胎儿在子宫内的躯体活动称胎动。妊娠 18 ~ 20 周，孕妇可自觉胎动。妊娠月份越大，胎动越活跃，至妊娠 32 ~ 34 周达高峰，妊娠末期逐渐减少。

3. 胎心音　妊娠 20 周左右用一般听诊器经孕妇腹壁可听到胎儿心音，如钟表的"嘀嗒"声，每分钟 110 ~ 160 次，多在胎儿背部听诊最清楚。

4. 胎体　妊娠 20 周后，可经腹壁触到胎体，妊娠 24 周后更清楚。胎头圆而硬，有浮球感；胎背宽且平坦；胎臀宽而软，形状略不规则；四肢小且有不规则活动。

（二）辅助检查

1. 超声检查　B 超可显示胎儿数目、胎产式、胎先露、胎方位、胎心搏动、胎盘位置及其与子宫颈内口关系、羊水量、胎儿有无畸形等。还可测量胎头双顶径、股骨长度等多条径线了解胎儿生长发育情况。

2. 胎儿心电图　常用间接法检测胎儿心电图，操作无损伤，可反复应用。妊娠 12 周以后即能显示较规律的图形；妊娠 20 周后成功率更高。

项目三　产前检查

产前检查应自确定早期妊娠开始进行。对有遗传病家族史孕妇，应由专科医生进行遗传咨询。首次产前检查未发现异常者，妊娠 20 周时进行系统检查 1 次；妊娠 28 周前每 4 周检查 1 次；妊娠 28 周后每 2 周检查 1 次；妊娠 36 周后每周检查 1 次。凡发现异常，应增加检查次数。

一、询问病史

（一）基本情况

孕妇姓名、年龄、结婚年龄、孕次、产次、籍贯、职业、住址及爱人姓名、职业、健康情况等。

（二）推算预产期

从末次月经第 1 天起计算，月份加 9 或减 3，日数加 7（农历日数加 14）。若末次月经日期不明或哺乳期月经尚未来潮而受孕者，可根据早孕反应出现时间、自觉胎动开始时间和胎动变化、测量子宫底高度、B 超测量胎儿双顶径来推算。

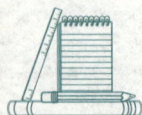

（三）了解本次妊娠情况

需了解妊娠早期有无早孕反应、病毒感染，有否接触致畸因素；妊娠期有无阴道出血、腹痛、头晕、头痛、视物不清、胸闷、心悸和下肢浮肿等；胎动开始时间和胎动变化、孕期服药史等。

（四）月经史及孕产史

询问月经情况及以往妊娠、分娩、产后情况，包括有无流产、早产、难产、死胎、死产史，有无产后出血及其他合并症，末次分娩或流产的日期，并了解新生儿出生时情况。

（五）既往史

有无高血压、心脏病、肺结核、糖尿病、血液病、肝肾等疾病，有无手术史，了解其发病时间和治疗情况。

（六）家族史

家族有无高血压病、传染病、糖尿病等及可能与遗传有关的疾病和多胎史。

二、全身检查

注意观察孕妇营养、发育、体态、身高及精神状态。身材矮小者常伴骨盆狭窄。检查脊柱、下肢有无畸形及乳房发育。测量体重，妊娠末期每周体重增加不应超过500g，超过者多有水肿或隐性水肿。测量血压，孕期血压正常，不超过130/90mmHg，或与基础血压相比不超过30/15mmHg。注意检查心、肺、肝、脾、肾等有无病变。

三、产科检查

产科检查包括腹部检查、骨盆测量、阴道检查及肛门检查。

（一）腹部检查

腹部检查主要了解子宫大小及胎位，检查前应排空小便，仰卧于检查床上，暴露腹部，腹肌放松，双腿屈曲，检查者站于孕妇右侧。

1. 视诊 观察腹部外形、大小、腹壁有无水肿、妊娠纹和手术瘢痕等。

2. 触诊 用四步触诊法检查子宫大小、胎产式、胎先露及先露部是否衔接。前3步检查时，医生面向孕妇头侧；第4步时，面向孕妇足端（图13-1）。

第1步：检查者双手置于宫底部，了解子宫外形，检查宫底高度，估计胎儿大小与妊娠月份是否相符。然后双手指腹相对轻推，判断宫底部的胎儿部分。若为胎头，则圆而硬且有浮球感；若为胎臀，则软而宽且形状略不规则。

第2步：检查者双手分别置于腹部两侧，一手固定，另一手轻轻深按，两手交替检查，判断胎背及胎儿肢体的位置：平坦饱满者为胎背；高低不平可变形部分为胎儿肢体。

第3步：检查者右手拇指与其余四指分开，置于耻骨联合上方，握住胎先露部，进一步确定是胎头或胎臀，并左右推动以确定是否衔接：若已衔接，则先露部不能推动；如先露部浮动表示尚未衔接。

第4步：检查者左右手分别置于先露部的两侧，朝骨盆入口方向向下深按检查，进一步确定胎先露部位及其入盆程度。

3. 听诊 妊娠18周起可经孕妇腹部听到胎心音。胎心在靠近胎背上方的孕妇腹壁上听诊最清楚。听胎心时应注意其节律与速度。

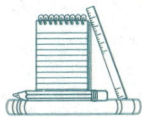

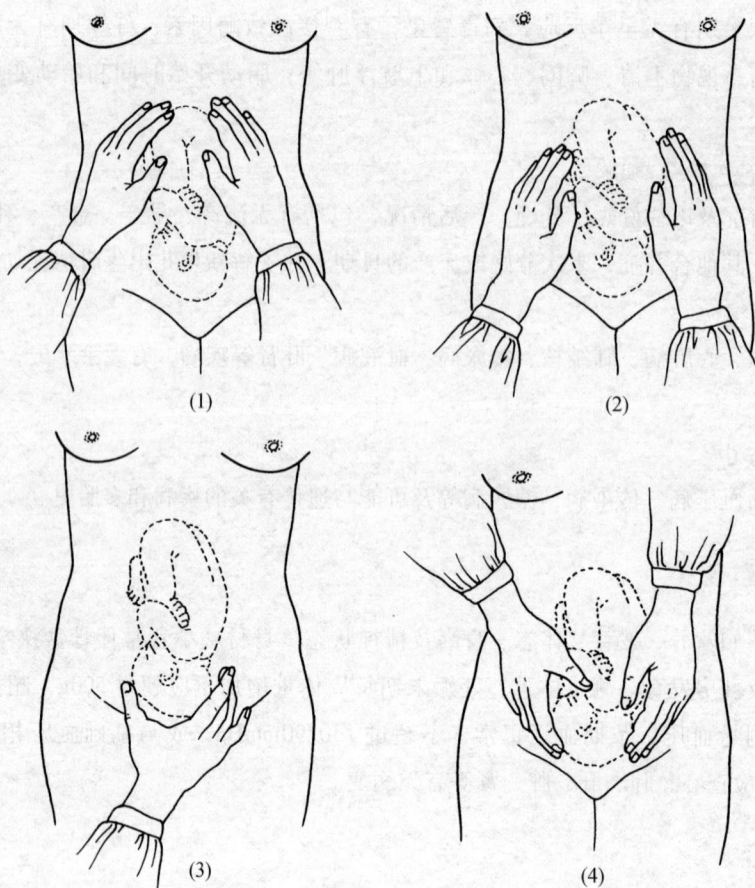

图 13-1 胎位检查的四步触诊法

（二）骨盆测量

骨盆测量可了解骨盆的大小及形态，预测足月胎儿能否经阴道分娩。

1. 骨盆外测量 间接估计骨盆的大小及形状。常测的径线包括以下几种：

（1）髂棘间径 测量两髂前上棘外缘的距离，正常值为 23~26cm。

（2）髂嵴间径 测量两髂嵴外缘最宽的距离，正常值为 25~28cm。

（3）骶耻外径 测量耻骨联合上缘中点至第 5 腰椎棘突下的距离，正常值为18~20cm。

（4）坐骨结节间径 测量两坐骨结节内侧缘的距离，正常值为 8.5~9.5cm。

（5）耻骨弓角度 反映骨盆出口横径的宽度，正常值为 90°，小于 80°为异常。

2. 骨盆内测量

（1）对角径 测量耻骨联合下缘至骶岬前缘中点的距离，正常值 12.5~13cm。

（2）坐骨棘间径 测量两坐骨棘间的距离，正常值约为 10cm。

（3）坐骨切迹宽度 测量坐骨棘与骶骨下部间的距离，若能容纳 3 横指（5.5~6cm）为正常，否则属中骨盆狭窄。

（4）出口后矢状径 测量坐骨结节间径中点至骶尾尖端的距离，正常值为 8~9cm。

（三）阴道检查

阴道检查可了解软产道有无畸形、狭窄或其他异常。在检查中需同时注意骨盆侧壁是否内斜，坐骨棘是否凸出，骶骨凹度等，从而估计坐骨棘间径的大小及中骨盆是否狭窄。

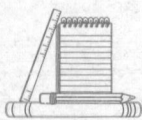

（四）肛门检查

肛门检查可了解胎儿先露部、骶骨前面弯曲度、骶尾关节活动度、坐骨棘间径及坐骨切迹宽度。

四、辅助检查

辅助检查常规行血象（红细胞计数、血红蛋白、白细胞计数、血小板数等）、出凝血时间、血型及尿常规（尿蛋白、尿糖）等检查。还应根据具体情况进行肝功能、心电图、B 超、血液生化、唐氏筛查、羊水等项检查。

复习思考

1. 简述胎儿附属物的组成及功能。
2. 试述早期妊娠和中晚期妊娠的诊断要点。
3. 四步触诊法的检查方法与内容。

扫一扫，查阅
复习思考题答案

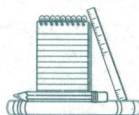

模块十四　正常分娩

【学习目标】

1. 掌握决定分娩的四大因素。
2. 熟悉枕先露的分娩机转。
3. 了解分娩的临床经过及处理方法。

妊娠满 28 周及以后，胎儿及其附属物自临产发动至母体内完整娩出的过程，称为分娩。分娩发生在妊娠满 28 周至不满 37 周之间，称为早产。妊娠满 37 周至不满 42 周分娩，称为足月产；妊娠满 42 周及以后分娩，称为过期产。

项目一　决定分娩的四大因素

决定分娩的四大因素是产力、产道、胎儿及孕妇精神心理因素。如各因素均正常且能相互适应，胎儿从阴道自然顺利娩出，为正常分娩。

一、产力

产力指促使胎儿及其附属物从产道内娩出的力量。包括子宫收缩力、腹肌和膈肌收缩力及肛提肌收缩力三部分。

（一）子宫收缩力

子宫收缩力是促进分娩的主要产力，可使宫颈管短缩、消失、宫颈口扩张、胎先露部下降、胎儿胎盘及胎膜娩出。正常宫缩具有节律性、对称性、极性和缩复作用等特点。

1. 节律性　临产后每次宫缩由弱到强，持续一段时间后（30 ~ 40 秒）又逐渐减弱直至消失，两次宫缩一般间隔 5 ~ 6 分钟。宫口开全时，宫缩时间可延长至 60 秒，间歇期仅 1 ~ 2 分钟。如此反复，直至分娩结束。

2. 对称性与极性　宫缩自子宫双角部开始，先向子宫底中部扩散，再向子宫下段扩展，左右对称，此为宫缩的对称性。子宫收缩力以子宫底部最强，自底部至下段逐渐减弱，此为宫缩的极性。

3. 缩复作用　每次宫缩后肌纤维松弛，但不能恢复至原来长度，反复收缩后，肌纤维逐渐变短，称为缩复作用。子宫体肌纤维的缩复作用可使宫腔容积逐渐缩小，迫使胎先露部下降，宫颈管消失及宫口扩张。

（二）腹肌和膈肌收缩力

腹肌和膈肌收缩力简称"腹压"，为第二产程胎儿娩出的重要辅助力量。宫口开全后，胎先露部于宫缩时压迫骨盆底组织及直肠，产妇不自主屏气向下用力，腹肌及膈肌强有力的收缩使

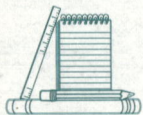

腹内压增加，协助胎儿娩出。过早使用腹压易导致产妇疲劳和宫颈水肿，致使产程延长。

（三）肛提肌收缩力

肛提肌收缩力可协助胎先露部在骨盆腔内进行内旋转。分娩时，当胎头枕骨下降至耻骨弓下缘时，可协助胎头仰伸和娩出。胎盘降至阴道时，可协助胎盘娩出。

二、产道

产道是胎儿娩出的通道，由骨产道与软产道两部分组成。

（一）骨产道

骨产道即真骨盆，其大小、形态与分娩关系密切。为便于了解骨盆腔的形态，临床上将其分为 3 个假想平面。

1. 入口平面　呈横椭圆形，为真假骨盆的交界面，有 4 条径线。

（1）前后径　是耻骨联合上缘中点到骶岬前缘中点连线，平均值为 11cm。

（2）横径　是左右髂耻缘之间的最大距离，平均值为 13cm。

（3）斜径　左右各一，为一侧骶髂关节至对侧髂耻隆突间的距离，平均值为 12.75cm。

2. 中骨盆平面　呈前后径长的椭圆形，是骨盆腔的最狭窄平面，为产科临床上非常重要的平面；有 2 条径线：

（1）前后径　是耻骨联合下缘中点起，经坐骨棘点到骶骨下端间的距离，平均值为 11.5cm。

（2）横径　为两侧坐骨棘之间的距离，也称"坐骨棘间径"，平均值为 10cm，其长短与分娩关系密切，且是临产后判断胎头下降的重要标志。

3. 骨盆出口平面　由两个不同平面的三角形构成；有 4 条径线：

（1）前后径　是耻骨联合下缘到骶尾关节间的距离，平均值为 11.5cm。

（2）横径　是两侧坐骨结节间的距离，也称"坐骨结节间径"，平均值为 9cm。

（3）前矢状径　是耻骨联合下缘到坐骨结节连线中点的距离，平均值为 6cm。

（4）后矢状径　是骶尾关节到坐骨结节连线中点间的距离，平均值为 8.5cm。若出口横径稍短，出口后矢状径较长，两径线之和 ＞15cm，胎头可经后三角区娩出阴道。

4. 骨盆轴　指连接骨盆各假想平面中点的径线。代表胎儿娩出的方向，此轴线上段向下向后，中段向下，下段向下向前。

（二）软产道

软产道为子宫下段、宫颈、阴道、外阴及骨盆底软组织共同组成的弯曲管道。

1. 子宫下段变化　未孕时的子宫峡部在妊娠后被伸展拉长，逐渐形成子宫下段。临产后进一步拉长至 7~10cm，成为软产道的一部分。因子宫肌的缩复作用，子宫上段肌壁逐渐增厚，下段被牵拉逐渐变薄，在厚薄之间的子宫内侧面形成一环状隆起，称生理缩复环。

2. 宫颈变化　临产后规律且逐渐增强的宫缩及胎先露部下降，牵拉宫颈内口，使宫颈管逐渐短缩、消失，继而宫颈口扩张。经产妇常为宫颈管消失与宫口扩张同时进行。胎膜多在宫口接近开全时自然破裂。破膜后胎先露部下降，压迫宫颈，对宫口的扩张作用更明显。宫口开全（10cm）时，妊娠足月胎头方能通过。

3. 骨盆底、阴道及会阴变化　破膜后胎先露部下降压迫骨盆底，使软产道下段形成向前弯的筒状，阴道外口开向前上方，阴道黏膜横纹皱襞展平使阴道腔增宽。肛提肌向两侧和下方扩展，肌束被分开拉长，使会阴体变薄，利于胎儿娩出。但分娩时如会阴保护不当，容易造成会阴撕裂。

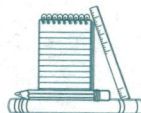

三、胎儿

胎儿大小、胎位及胎儿畸形均可直接影响胎儿通过产道。

（一）胎儿大小

胎头是胎体的最大部分，是通过产道最困难的部分，也是决定分娩难易的重要因素。如胎头径线过大，尽管骨盆大小正常，也可引起相对骨盆狭窄，导致难产。

1. 胎头颅骨　由两块额骨、颞骨、顶骨及一块枕骨组成。颅骨间的缝隙称为颅缝，有冠状缝、矢状缝、人字缝。两颅缝交界处较大空隙称为囟门，有前囟和后囟。颅缝与囟门均有软组织遮盖，使颅骨有一定活动余地且胎头具有一定的可塑性，在分娩时可变形缩小体积，利于胎头自产道娩出。

2. 胎头径线

（1）双顶径（BPD）　指两顶骨隆突间的距离，是胎头最大横径，妊娠足月时平均值约为9.3cm，临床上常用B超检查测量此值大小以判断胎儿发育情况或推算妊娠周数。

（2）枕下前囟径　指前囟中央至枕骨隆突下方间的距离，是胎头最小径线，妊娠足月时平均值约为9.5cm。

（3）枕额径　指鼻根上方至枕骨隆突的距离，分娩时胎头以此径衔接，妊娠足月时平均值约为11.3cm。

（4）枕颏径　指颏骨下方中央至后囟顶部间的距离，是胎头最大的径线，妊娠足月时平均值约为13.3cm。

（二）胎位

因产道为纵行管道，故纵产式（如头先露或臀先露时）易于通过产道。头先露较臀先露易娩出，因头先露时，颅骨可重叠使周径缩小，胎头颅骨较硬可充分扩张产道，易于分娩，矢状缝和囟门可确定胎位。臀先露时，因胎臀较胎头软且周径小，不能充分扩张阴道，当胎头后娩出时又无变形机会，造成胎头娩出困难。横产式肩先露时，妊娠足月胎儿不能通过产道。

（三）胎儿畸形

胎儿的某些发育异常，如脑积水、联体儿等，因胎体或胎头周径过大，造成娩出困难。

四、精神心理因素

分娩属生理现象，但对产妇来说是一种持久而强烈的应激源，这种应激既有生理上的，也有精神心理上的。大多数产妇会担心和害怕分娩过程疼痛、出血、难产，或新生儿的健康、胎儿性别不理想、胎儿畸形，或自己与胎儿有生命危险等，使临产后精神紧张、不安、焦虑和恐惧。加上待产室的环境较陌生，产房内或周围的噪声及逐渐加强的宫缩引发的阵痛，都可增加产妇的紧张恐惧情绪。产妇的这种紧张情绪状态可引起呼吸急促、心率加快、肺内气体交换不足等，导致宫缩乏力，宫口扩张迟缓，胎先露部下降受阻，产程延长。还可改变产妇的神经内分泌调节机制，使交感神经兴奋，儿茶酚胺释放增多，血压升高，使胎儿缺氧、呼吸窘迫。

分娩过程中，应使产妇了解分娩是生理过程，掌握分娩时的呼吸和躯体放松技巧，开展家庭式产房，允许亲人陪伴，尽量消除产妇的焦虑、紧张和恐惧心理，有利于顺利度过分娩。

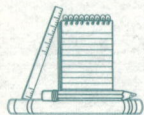

项目二 枕先露的分娩机制

枕先露的分娩机制为胎儿先露部在通过产道时为适应骨盆腔各平面的不同形态而被动地进行的一系列旋转动作。临床上以枕先露左前位最多见。

一、衔接

枕先露的衔接指胎头双顶径进入骨盆入口平面，颅骨最低点接近或达到坐骨棘水平。胎头呈半俯屈状态以枕额径衔接，因此径大于骨盆入口平面前后径，故胎头矢状缝落在骨盆入口的右斜径上，胎头枕骨位于骨盆左前方。

二、下降

枕先露的下降指胎头沿骨盆轴向下的动作。下降贯穿分娩全过程，与其他动作同时进行。临床上观察胎头下降程度是判断产程进展的重要标志之一。

三、俯屈

当胎头枕额径下降到骨盆底时，原处于半俯屈状态的胎头枕骨遇到肛提肌阻力进一步发生俯屈，由衔接时的枕额径变为枕下前囟径，有利于胎头继续下降。

四、内旋转

胎头下降至骨盆底时，为适应中骨盆及骨盆出口前后径较横径长的特点，胎头向母体前方旋转45°，使胎头矢状缝与中骨盆及骨盆出口前后径相一致的动作称为内旋转。内旋转一般在第一产程末完成。

五、仰伸

胎头完成内旋转后，降至阴道外口，宫缩和腹压迫使胎头不断下降，加上肛提肌收缩力将胎头向前推进，两者共同作用使胎头向下向前，到达耻骨联合下缘时，以耻骨弓为支点促使胎头仰伸，其顶、额、鼻、口、颏相继娩出。同时胎儿双肩径沿左斜径进入骨盆入口。

六、复位和外旋转

胎头仰伸后，为恢复胎头与胎肩正常关系，枕部向左旋转45°称为复位。胎肩在骨盆腔内继续下降，右（前）肩向前中线旋转45°，使胎儿双肩径与骨盆出口前后径相一致，为保持胎肩与胎头的垂直关系，胎头枕部在外向左旋转45°，称为外旋转。

七、娩出

外旋转后，胎儿右（前）肩在耻骨弓下娩出，继而左（后）肩在会阴前缘娩出。随后胎体及下肢可顺利娩出。

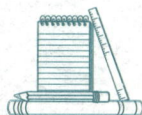

项目三　分娩的临床经过及处理

一、分娩的临床经过

（一）先兆临产

先兆临产指分娩发动前孕妇出现预示不久将临产的症状。

1. 假临产　分娩发动前，孕妇常出现不规则宫缩，即为假临产。其特点为宫缩频率不一致，持续时间短而不恒定，间歇时间长且不规律；宫颈管不缩短，宫口不扩张；常在夜间出现，清晨消失；宫缩强度不增强；镇静剂可抑制宫缩。

2. 胎儿下降感　胎儿进入骨盆入口后，因宫底下降，产妇可有上腹部轻松感，呼吸轻快，进食量增多。因膀胱受胎儿压迫，可有尿频症状。

3. 见红　分娩发动前 24～48 小时，宫颈内口附近胎膜与附着处子宫壁分离，毛细血管破裂引起少量流血，与宫颈黏液相混排出，称见红，是分娩即将开始的比较可靠的征象。

（二）临产的诊断

出现持续 30 秒或以上，间歇 5～6 分钟的有规律且逐渐增强的子宫收缩，同时有进行性宫颈管消失、宫口扩张和胎先露部下降，是临产的重要标志。

（三）产程的划分

从规律宫缩至胎儿胎盘娩出的过程，称为总产程；分为 3 个产程。

1. 第一产程　即宫颈扩张期，为规律宫缩至宫口开全，初产妇需 11～12 小时，经产妇需 6～8 小时。

临产后开始出现持续 30 秒，间歇 5～6 分钟的节律性子宫收缩。随产程进展，收缩时间延长至 50～60 秒，间歇时间缩短为 2～3 分钟；宫口接近开全时，持续时间可延长到 1 分钟或更长，间歇时间仅为 1～2 分钟。逐渐增强的子宫收缩使宫颈管发生缩短并消失，宫口逐渐扩张至开全。定时阴道和肛门检查可明确胎头下降程度，是决定能否经阴道分娩的重要观察指标。胎先露部衔接后，将羊水阻断成前后两部分，前羊水囊在宫缩时楔入宫颈管，可扩张宫口；随宫缩加强，羊膜腔内压力增加到一定程度时，胎膜自然破裂；破膜多发生在宫口接近开全时。

2. 第二产程　即胎儿娩出期，为宫口开全至胎儿娩出，初产妇需 1～2 小时，经产妇需数分钟至 1 小时，不应超过 1 小时。

宫口开全后，胎头降到骨盆出口，压迫骨盆底软组织，产妇有排便感，不自主地屏气向下用力。宫缩时胎头露出于阴道口，间歇时胎头又缩回阴道内，称胎头拨露。当胎头进一步下降，双顶径超出骨盆出口，宫缩间歇时也不再回缩，称胎头着冠。此时会阴极度扩展，胎头出现仰伸、复位及外旋转、胎肩及胎体依次娩出。

3. 第三产程　即胎盘娩出期，为胎儿娩出至胎盘娩出，需 5～15 分钟，不超过 30 分钟。

胎儿娩出后，宫底下降至脐平。宫腔容积急骤缩小，胎盘不能缩小，与子宫壁错位剥离，剥离面出血，形成胎盘后血肿，使胎盘剥离面积增大直至娩出。

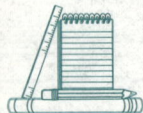

二、分娩的处理

（一）第一产程的处理

1. 子宫收缩 由助产人员以手掌放于产妇腹壁，宫缩时子宫体部变硬隆起，间歇时松弛变软。连续定时观察并记录子宫收缩的持续时间、间歇时间、收缩强度及规律性。也可用胎儿监护仪描记宫缩曲线，较全面地观察宫缩强度、宫缩持续时间及宫缩频率等客观指标。

2. 宫口扩张及胎头下降 为产程图中重要的两项，是观察产程进展及指导产程处理的重要指标和依据。宫口扩张程度与胎头下降可通过阴道检查与肛门检查了解。阴道检查适用于肛门检查不明、疑有脐带脱垂或脐带先露、宫口扩张及胎头下降程度不清、轻度头盆不称、试产 4 小时进展缓慢者。阴道检查应严格消毒且控制检查次数。肛门检查可了解宫颈厚薄与软硬、宫口扩张程度、骨盆腔大小、破膜与否、确定胎方位及胎头下降程度。

（1）宫口扩张曲线　第一产程分潜伏期和活跃期。潜伏期指从临产开始至宫口扩张 3cm，宫口扩张速度较慢，约需 8 小时，超过 16 小时称潜伏期延长。活跃期指宫口扩张 3cm 到宫口开全，宫口扩张速度明显加快，约需 4 小时，超过 8 小时称活跃期延长。

（2）胎头下降曲线　胎头下降的程度以胎头颅骨最低点与坐骨棘平面的关系来判断。胎头颅骨最低点平坐骨棘平面，记为"0"；在坐骨棘平面上 1cm，记为"−1"；坐骨棘平面下 1cm，记为"+1"。

3. 胎心 可用听诊器或胎儿监护仪等监测胎心情况，用听诊器在潜伏期每 1~2 小时应听胎心 1 次，活跃期应 15~30 分钟听胎心 1 次。正常胎心率为 110~160 次/分，如胎心率超过 160 次/分或不足 110 次/分，提示胎儿缺氧，应迅速查找原因对症处理。

4. 破膜 破膜后应立即听胎心，观察羊水的量、性状和颜色，记录破膜时间。破膜后防止发生脐带脱垂。如羊水呈黄绿色且混有胎粪，提示可能有胎儿缺氧，应立即行阴道检查并紧急处理。

5. 饮食 鼓励产妇少量多次进食，摄入充足的水分和高热量易消化食物。

6. 活动与休息 宫缩不强且未破膜者，可于病室内走动，加速产程进展。如初产妇宫口接近开全，经产妇宫口扩张 4cm，应卧于产床上待产。

7. 血压 宫缩时血压可升高 5~10mmHg，间歇时恢复。应每隔 4~6 小时测量血压 1 次。对血压升高者，应增加测量次数，并给予相应处理。

8. 排尿与排便 临产后应鼓励产妇 2~4 小时排尿 1 次，以免膀胱充盈影响胎儿下降。初产妇宫口扩张不足 4cm、经产妇不足 2cm 时，宜行温肥皂水灌肠，可避免分娩时排便引起污染，又可刺激宫缩，加速产程进展。但胎膜早破、阴道流血、会阴陈旧性三度撕裂、胎位异常、严重心脏病、妊娠期高血压疾病、头盆不称、瘢痕子宫及宫缩强估计 1 小时内分娩者均属灌肠禁忌证，不适宜灌肠。

（二）第二产程的处理

1. 密切监测胎心 因此时宫缩频而强，需密切监测胎心，5~10 分钟听胎心 1 次。发现异常应立即行阴道检查，并尽快结束分娩。

2. 指导产妇屏气 指导产妇正确运用腹压，让其宫缩时深吸气屏住，后如排便样向下用力屏气增加腹压，间歇时呼气且全身放松。

3. 接产准备 初产妇宫口开全、经产妇宫口开大 6cm 且宫缩规律有力时，应送至产室，做接产准备。令产妇仰卧于产床，两腿屈曲分开，用消毒纱球蘸肥皂水擦洗外阴，顺序是大阴唇、

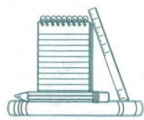

小阴唇、阴阜、大腿内侧上 1/3、会阴及肛门周围，用温开水冲去肥皂水，用 5% 碘伏液消毒，臀下铺无菌巾，接产者做接产前准备。

4. 接产 接产人员于胎头拨露时开始保护会阴，用手掌大鱼际肌垫以纱布托住会阴部，宫缩时向内向上托压会阴部，同时左手协助胎头俯屈、下降、仰伸。胎头仰伸完成后，以左手挤出胎儿口腔与鼻腔内的羊水和黏液，并协助胎头复位、外旋转及胎肩娩出。胎肩娩出后方可停止保护会阴，于距胎儿脐轮 10～15cm 处剪断脐带。

（三）第三产程的处理

1. 新生儿处理 断脐后应立即用吸痰管或导管清理呼吸道内羊水和黏液，以免发生吸入性肺炎。对新生儿行阿普加评分，以判断有无新生儿窒息及严重程度。继而做脐带处理，以 75% 酒精消毒脐带根部及周围，在距脐根部 0.5cm、1cm 处结扎第一和第二道无菌粗线，第二道线外 0.5cm 处剪断脐带，挤出残血，消毒断面。打足印及拇指印在新生儿病历上，标明新生儿性别、出生时间、体重、身高、母亲姓名及床号。详细体检无异常后抱给母亲，进行首次哺乳。

2. 协助胎盘娩出 确定胎盘剥离后，可一手轻压宫底，一手牵拉脐带协助胎盘娩出。如胎膜部分断裂，应以血管钳夹住断裂胎膜上端，继续向原方向旋转牵拉，直到胎盘完全排出。

3. 检查胎盘胎膜 铺平胎盘，检查胎盘母体面有无胎盘小叶缺损，将胎盘提起，检查胎膜是否完整及有无副胎盘。如有副胎盘或部分胎盘及大块胎膜残留，应在无菌操作下以大号刮匙取出或徒手取出。

4. 检查软产道 仔细检查软产道有无裂伤，有裂伤者，应立即缝合。

5. 预防产后出血 正常分娩时多数产妇宫缩良好，出血量一般不超过 300mL。对有产后出血史或宫缩乏力史，或胎盘娩出后出血量多者，可用缩宫素等结合按摩子宫的方法刺激宫缩，注意观察并测量出血量。

复习思考

1. 试述分娩的四因素。

2. 临产的标志是什么？

3. 简述枕先露的分娩机转。

扫一扫，查阅
复习思考题答案

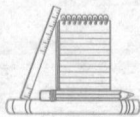

模块十五　妇产科检查与常用的特殊检查

扫一扫，查阅
本模块 PPT、
视频等数字资源

> 【学习目标】
> 1. 掌握妇科检查的基本要求、检查方法及步骤、记录顺序。
> 2. 熟悉妇产科常用的特殊检查方法及临床意义。

项目一　妇科检查

妇科检查即盆腔检查，包括外阴、阴道、宫颈、宫体及双侧附件的检查。

一、基本要求

1. 检查者应做到态度认真、严肃，语言亲切，检查仔细，动作轻柔。检查前应告知患者盆腔检查可能引起的不适，嘱患者放松腹肌配合检查。

2. 检查者应嘱患者排空膀胱，必要时导尿，尿失禁患者除外。直肠充盈者可在排便或灌肠后进行检查。

3. 置于臀部下方的垫单应一人一换，以防交叉感染。

4. 经期避免盆腔检查。如阴道异常出血必须检查者，检查前先消毒外阴，使用无菌手套及器械，防止发生感染。

5. 患者取膀胱截石位，臀部置于检查台边缘，两手平放于身旁，使腹肌松弛。检查者面向患者，立于患者两腿之间。遇危重患者不宜搬动时，可在病床上行盆腔检查。

6. 对疑有盆腔病变的腹壁肥厚或高度不配合的患者，若盆腔检查不满意时，可在麻醉下行盆腔检查，或改用超声检查。

7. 对无性生活史者禁做阴道窥器检查及双合诊检查、三合诊检查，应行直肠 - 腹部诊；确有检查必要时，应在征得患者及家属同意后进行检查。男医生行盆腔检查时，应有其他医护人员在场。

二、检查方法及内容

1. **外阴部检查**　观察外阴的发育、皮肤及黏膜的色泽及质地变化，阴毛的分布及浓密，有无皮炎、溃疡、赘生物、肿块、畸形及有无皮肤增厚、变薄或萎缩。分开小阴唇，注意前庭大腺是否肿大，尿道口及阴道口有无红肿、损伤、畸形，处女膜是否完整，无性生活的处女膜一般完整未破，其阴道口勉强可容食指；有性生活的阴道口能容两指通过；注意有无会阴裂伤。检查时，嘱患者屏气向下用力，观察是否有尿失禁、阴道壁膨出或子宫脱垂等。

2. **阴道窥器检查**　根据患者阴道壁松弛情况及阴道大小，选用适合的阴道窥器，临床常用

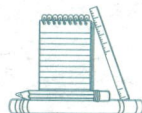

鸭嘴形阴道窥器。检查时将窥器两叶合拢，表面涂抹液状石蜡或肥皂水润滑（取阴道分泌物做细胞涂片检查时应改用生理盐水润滑，以免润滑剂影响涂片质量），用左手食指和拇指分开两侧小阴唇，暴露阴道口，右手沿阴道侧后壁将窥器轻轻斜行插入，缓慢旋转成正位，张开窥器两叶充分暴露宫颈，然后旋转窥器，充分暴露阴道各壁及穹隆部。观察阴道有无畸形，黏膜有无充血、溃疡、出血、囊肿及赘生物；注意阴道分泌物量、性状、颜色及气味；观察宫颈大小、外口形状、颜色，有无出血、外翻、腺囊肿、息肉、糜烂或赘生物等。需做宫颈刮片或阴道涂片时，同时取分泌物标本待查。无性生活史者未经本人同意，禁行窥器检查。

3. 双合诊   检查者将一手的食、中两指或一指伸入阴道，另一手于腹部配合检查的方法，称为双合诊。了解阴道、宫颈、宫体、输卵管、卵巢与宫旁结缔组织等情况。检查者以食、中两指蘸生理盐水或肥皂水，沿阴道后壁轻轻伸入阴道，检查阴道深度和是否通畅，有无畸形、瘢痕与肿块；再触诊宫颈有无接触性出血、抬举痛及摇摆痛；然后将阴道内两指平放于宫颈下唇，向前向上抬举宫颈，置于腹壁的手指自腹部平脐处向后向下按压腹壁，双手配合检查子宫的位置、大小、形态、软硬度、有无压痛及活动度；再将阴道内两指分别移向两侧穹隆部，与腹壁上的手相互配合，检查双侧附件有无肿块、压痛或增厚。如触及肿块要注意其位置、形状、大小、活动度、软硬度、与子宫的关系及有无压痛。正常情况下，卵巢有时可扪及，触后有酸胀感，输卵管不能触及。

4. 三合诊   经阴道、直肠及腹壁的联合检查，称为三合诊。检查者以一手的食指伸入阴道，中指伸入直肠，另一手置于下腹部进行联合检查。三合诊可弥补双合诊的不足，更清楚地了解盆腔后部，发现子宫后壁、宫骶韧带的病变及直肠子宫陷凹部肿块与直肠的关系，了解后屈后倾子宫的大小和形态。此方法在生殖器肿瘤、结核、炎症与内膜异位症的诊查中尤为重要。

5. 直肠-腹部诊   一手食指蘸肥皂水伸入直肠，另一手在腹壁配合检查，称为直肠-腹部诊，适用于处女膜闭锁、无性生活史或其他原因不宜行双合诊检查者。

双合诊、三合诊及直肠-腹部诊检查时，除应按常规操作，还应注意以下几点：当两手指放入阴道后，患者感疼痛不适时，可单用食指替代双诊进行检查。三合诊时，在将中指伸入肛门时，嘱患者如解大便一样同时向下屏气用力，使肛门括约肌自动松弛，以减轻患者疼痛和不适感；若患者腹肌紧张，可边检查边与患者交谈，使其张口呼吸而使腹肌放松。

三、记录

盆腔检查结束后，将检查结果按解剖位置先后顺序记录如下：

外阴：未婚、已婚未产或已产式（补充记录发育情况及婚产史）。异常者，应详细描述。

阴道：是否通畅。异常者，应描述黏膜颜色及有无赘生物、溃疡等，分泌物量、颜色、性状及气味。

宫颈：是否光滑。如异常，应描述宫颈的大小、质地、外口形状，有无糜烂、裂伤、息肉、腺囊肿、接触性出血、抬举痛与摇摆痛等。

宫体：位置、大小、活动度、硬度、有无压痛、与外周组织的关系等。对异常者，应予详细描述。

附件：有无压痛、增厚及肿块。对异常者，如有肿块，应记录其位置、大小、硬度、有无压痛、表面是否光滑、活动度、与子宫及盆腔的关系。左右两侧检查情况应分别记录。

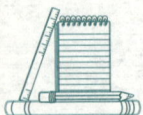

项目二　妇产科常用特殊检查

一、妊娠试验

利用孕妇血清及尿液中含有绒毛膜促性腺激素（HCG）的生物学或免疫学特点检测受检者体内的 HCG 水平，用以诊断早期妊娠，也用于滋养细胞肿瘤的监测和诊断。

二、基础体温测定

排卵后产生的孕激素可作用于体温调节中枢使体温升高，故用来协助诊断早孕及有无排卵。

1. 测量方法　于每日清晨醒后，受测者未进行任何活动时测口腔体温 3 分钟并记录于体温单上，绘成基础体温曲线图。同时标记生活中的特殊情况，如性生活、月经期、阴道出血、白带增多、感冒等情况，以供参考。连续测量 3 个月经周期以上。

2. 临床意义　有排卵的妇女基础体温曲线呈双相型，即在排卵前体温略低，排卵后体温升高 $0.3 \sim 0.5$℃。未受孕者，体温于月经前下降；如已受孕，体温持续于高水平不下降；无排卵周期中的基础体温曲线呈单相型，持续处于较低水平。基础体温测定可用于了解卵巢功能、诊断早期妊娠、指导受孕或避孕、鉴别闭经原因等。

三、生殖道细胞学检查

生殖道脱落细胞包括阴道上段、宫颈阴道部、子宫、输卵管及腹腔的上皮细胞，其中以阴道上段、宫颈阴道部的上皮细胞为主。生殖道上皮细胞受性激素的影响可出现周期性变化。检查生殖道脱落细胞可反映其生理和病理变化，但生殖道脱落细胞检查发现恶性细胞只能作为初步筛选，需进一步做组织学检查以确诊。

（一）涂片种类及标本采集

1. 阴道脱落细胞检查　阴道上皮细胞受卵巢激素的影响有周期性改变。生育期妇女阴道细胞分表层、中层和底层，细胞由底层逐渐向表层成熟，其成熟程度与体内雌激素水平成正相关，故可观察阴道脱落细胞以了解体内雌激素水平。雌激素水平越高，阴道上皮细胞分化程度越好，阴道上皮表层细胞越增多，细胞核致密，故以致密核细胞的百分数表示雌激素影响的程度。雌激素水平低落时，表层细胞明显减少代之以底层细胞，故以底层细胞的百分数表示雌激素低落程度。

（1）检查方法　对已婚女性，于阴道侧壁上 1/3 处用刮板轻轻刮取浅层细胞，将其薄而均匀地涂于玻片上，置 95% 乙醇中固定及染色后进行镜检。对未婚女性，可将消毒棉签用生理盐水浸湿然后伸入阴道，在阴道侧壁上 1/3 处轻取浅层细胞，取出棉签，在玻片上涂匀、固定、染色。取标本前 24 小时内，禁止性交、阴道检查、灌洗及局部用药等。

（2）临床意义　用以了解卵巢或胎盘的功能。

1）雌激素影响时，涂片中底层细胞消失，根据表层致密核细胞计数，划分为 4 级：

雌激素轻度影响：致密核细胞占 20% 以下，见于月经刚过，或接受小剂量雌激素治疗者。

雌激素中度影响：大多为表层细胞，致密核细胞占 20% ~ 60%，见于卵泡发育迅速时，或在排卵前期，或接受中等剂量雌激素治疗者。

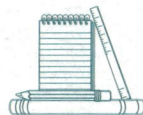

雌激素高度影响：细胞均为表层，致密核细胞占 60%～90%，见于正常排卵期或接受大剂量雌激素治疗者。

雌激素过高影响：致密核细胞及嗜伊红表层细胞超过 90%，见于卵泡膜细胞瘤或颗粒细胞肿瘤患者。

2）雌激素低落时，以底层细胞计数，分为 4 级：

雌激素轻度低落：底层细胞占 20% 以下，见于卵巢功能低下者。

雌激素中度低落：以中层细胞为主，底层细胞占 20%～40%，见于闭经期及哺乳期者。

雌激素高度低落：底层细胞占 40% 以上，见于卵巢功能缺损患者及绝经期妇女。

雌激素极度低落：均为底层细胞，见于绝经或卵巢切除后患者。

2. 宫颈脱落细胞学检查

（1）检查方法　①宫颈刮片：用清洁干燥的木质刮板围绕宫颈外口轻轻刮取 1 周，薄而均匀地涂抹于玻片上。再将玻片放至 95% 乙醇中固定不少于 10 分钟，用巴氏染色法进行染色镜检。②薄层液基细胞学技术：拭净宫颈表面分泌物，将细胞刷置于宫颈内，达宫颈外口上方 10cm 左右，在宫颈内旋转 360° 后取出，立即置入有细胞保存液的小瓶中。薄层液基细胞学制片可使单层细胞均匀地分布在玻片上，提高了宫颈高度病变检测的灵敏度和特异度。

（2）临床意义　常用于宫颈癌普查，为筛选早期宫颈癌的重要方法。

3. 宫颈管刮片检查

（1）检查方法　先将宫颈表面分泌物拭净，用小型刮板进入宫颈管内，轻刮一周做涂片。

（2）临床意义　疑为宫颈癌，或绝经后的妇女由于宫颈鳞－柱状上皮交界处退缩到宫颈管内，为了解宫颈管情况，可行此检查。

4. 宫腔吸片检查

（1）检查方法　①选择直径为 1～5mm 不同型号的塑料管，一端连于干燥的注射器，另一端送入宫腔内，达宫底部，上下左右转动方向，轻轻抽吸注射器，将吸出物涂片、固定、染色。取出吸管时应停止抽吸，以免将宫颈管内容物吸入。宫腔吸片标本中可能含有输卵管、卵巢或盆腹腔上皮细胞成分。②可用宫腔灌洗获取细胞，用注射器将 10mL 无菌生理盐水注入宫腔，轻轻抽吸洗涤内膜面，然后收集洗涤液，离心后去沉渣涂片。此法简单，取材效果好，适用于绝经后出血的女性。

（2）临床意义　怀疑宫腔内有恶性病变时，可采用宫腔吸片检查。此法较阴道涂片及诊刮阳性率高。

5. 局部印片检查　用清洁玻片直接贴按在病灶处做印片，再行固定、染色、镜检；常用于外阴及阴道部位的可疑病灶。

（二）染色方法

最常用的是巴氏染色法，可用于检查雌激素水平或查找癌细胞。此外，还有邵氏染色法和其他改良染色法。

细胞学诊断标准一般多用巴氏 V 级分类法。

Ⅰ级正常，属正常的宫颈/阴道涂片。

Ⅱ级为炎症，临床分为ⅡA 及ⅡB 两种。

Ⅲ级为可疑癌。

Ⅳ级为高度可疑癌。

Ⅴ级为癌症，内有典型的大量癌细胞。

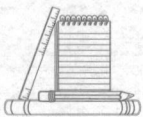

巴氏Ⅴ级分类法因存在缺陷，正逐渐被新的 TBS 分类法所取代。

（三）辅助诊断技术

包括免疫组化、原位杂交技术、影像分析、流式细胞技术及自动筛选或人工智能系统等。

四、生殖器官活组织检查

生殖器官活组织检查是取生殖道病变部位或可疑部位活组织进行病理检查，以作为诊断的可靠依据。

（一）外阴活组织检查

对于外阴部有赘生物或久治不愈的溃疡需明确诊断及排除恶变者、确定外阴色素减退疾病的类型及排除恶变者、外阴特异性感染者、外阴淋巴结肿大原因不明者可行外阴活组织检查。检查方法：患者取膀胱截石位，常规外阴消毒，铺无菌巾，以 1% 利多卡因局部浸润麻醉，选择有糜烂、溃疡、硬结、隆起等部位，以刀片或剪刀剪取或切取适当大小的组织，有蒂的赘生物可以剪刀自蒂部剪下，小赘生物也可以活检钳钳取，并行局部压迫止血、电凝止血或缝扎止血。标本根据需要行冰冻切片检查或以适当固定液（多为 10% 甲醛或 95% 酒精）固定后行常规组织病理检查。

（二）阴道活组织检查

对有阴道赘生物、阴道溃疡灶者可行阴道活组织检查。检查方法：活检钳钳取可疑部位组织，对表面有坏死的肿物，要取至深层新鲜组织。无菌纱布压迫止血，必要时阴道内放置无菌带尾棉球压迫止血，嘱其放置后 24 ~ 48 小时自行取出，活检组织固定后，常规送病理检查。急性外阴炎、阴道炎、宫颈炎、盆腔炎患者不宜行此检查。

（三）宫颈活组织检查

对有宫颈脱落细胞学涂片检查巴氏Ⅲ级或Ⅲ级以上者、宫颈脱落细胞学涂片检查巴氏Ⅱ级经抗感染治疗后仍为Ⅱ级者、TBS 分类鳞状上皮细胞异常及阴道镜检查时反复可疑阳性或阳性者、疑有宫颈癌或慢性特异性炎症需进一步明确诊断者可行宫颈活组织检查。检查方法：用活检钳在宫颈外口鳞－柱状上皮交界处或肉眼糜烂较深或特殊病变处取材。为提高取材准确性，可在阴道镜检指引下或应用肿瘤固有荧光诊断仪行定位活检，或在宫颈阴道部涂碘溶液，选择不着色区取材。宫颈局部填带尾棉球压迫止血，嘱患者 24 小时后自行取出，所取组织放入 4% 甲醛溶液中送检。阴道炎者应治愈后再行活检；妊娠期原则上不进行活检，但临床高度怀疑宫颈恶性病变者仍应检查；月经前期不宜行活检。

（四）子宫内膜活组织检查

对于异常子宫出血、绝经后阴道流血或阴道排液，需证实或排除子宫内膜癌、宫颈管癌；或其他病变如流产、子宫内膜炎等；了解不孕症的病因或疑有子宫内膜结核者；确定月经失调的类型或闭经，可行子宫内膜活组织检查。需了解卵巢的排卵功能及子宫内膜变化及对性激素的反应，应在月经前 1 ~ 2 天或月经来潮 6 小时内取内膜。检查方法：用专用活检钳或小刮匙，以取到适量子宫内膜组织为标准。将活检钳或小刮匙送达宫底部，自上而下沿宫壁刮取，夹出组织，置于无菌纱布上，将其固定于 10% 甲醛溶液中送检。对于急性、亚急性生殖道炎，可疑妊娠，急性严重全身性疾病者，不宜行子宫内膜活组织检查。

（五）诊断性宫颈锥切术

宫颈涂片多次找到恶性细胞，宫颈多处活检及分段诊刮病理均阴性者；宫颈活检可疑浸润癌；宫颈活检为高度鳞状上皮内病变者，可行诊断性宫颈锥切术。生殖道急性或亚急性炎症、月

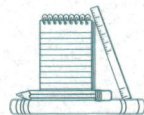

经病、血液病有出血倾向者不宜行子宫颈锥切术。

五、输卵管通畅检查

可明确输卵管是否通畅，并有一定的治疗作用，主要用于诊断输卵管性不孕症、检验输卵管手术后效果、防止及疏通输卵管粘连。手术多在月经干净后 3 ~ 7 天进行。内、外生殖器急性炎症、经期及严重全身性疾病者禁止检查。

（一）输卵管通液术

外阴消毒后铺巾，检查子宫位置，置阴道窥器，使宫颈充分暴露，用宫颈钳夹住宫颈前唇使其固定，将宫颈通液管轻轻插入宫颈管内，使宫颈通液管与注射器相连，由注射器向内注入生理盐水约 20mL（含庆大霉素 8 万单位），或缓慢注入含庆大霉素 8 万单位、地塞米松 5mg、透明质酸酶 1500 单位及生理盐水的溶液共 20mL。若注入时无明显阻力感、患者无不适，表明输卵管通畅；如有轻度阻力，但液体仍能缓慢注入，表明输卵管有狭窄；如阻力明显，且有液体回流，则表示输卵管阻塞不通。

（二）子宫输卵管造影术

如通液术已证实输卵管不通，多行造影术，以确定阻塞位置及能否手术；也用于协助诊断子宫内膜结核与息肉、输卵管结核、子宫粘连与畸形、较小的子宫黏膜下肌瘤等。造影术前需行碘过敏试验，阴性者方可进行。方法与通液术基本相同。用 40% 碘油缓缓注入子宫，在 X 线透视下观察碘油流经输卵管及宫腔情况并摄片；也可选用 76% 泛影葡胺液取代碘油，但子宫输卵管边缘易显影不清且注药时有明显疼痛。

（三）妇科内镜输卵管通畅试验

妇科内镜输卵管通畅试验包括腹腔镜监视下输卵管通液检查、宫腔镜下输卵管插管通液等。

六、穿刺检查

（一）阴道后穹隆穿刺检查

直肠子宫陷凹为体腔最低部位，腹腔与盆腔积液均易积聚于此。经阴道后穹隆向直肠子宫陷凹穿刺，抽取积液以了解积液性质，或后穹隆附近的肿物性质。通过穿刺液协助了解病变。超声介导下行后穹隆穿刺取卵，适用于各种辅助生育技术。

穿刺方法：外阴常规消毒后铺巾，用宫颈钳夹住宫颈后唇并上提，以 18 号长针接 10mL 注射器，于宫颈后唇与阴道后壁之间，沿宫颈平行稍后的方向刺入 2 ~ 3cm，有落空感后抽吸，根据有无液体抽出可适当调整针刺方向和深浅度。如抽出血液，5 ~ 6 分钟不凝固，为内出血。如为血水或脓液，可能为炎性或肿瘤渗出液，应送镜检、病检及行细菌培养。

（二）经腹壁腹腔穿刺检查

为明确腹腔积液性质；鉴别贴近腹壁的肿物性质；腹水过多者，可通过腹腔穿刺放出腹腔液，必要时可向腹腔内注药行腹腔内放疗。方法与后穹隆穿刺术基本相同。检查时注意严格无菌操作；控制针头进入深度，以免损伤血管和肠管；放液速度不宜太快，每小时不超过 1000mL，一次性放液不应超过 4000mL；术后卧床休息 8 ~ 12 小时，并给予抗生素预防感染。对有腹腔内严重粘连，特别是妇科恶性肿瘤盆腹腔转移致肠梗阻或疑为巨大卵巢囊肿者不宜行此检查。

七、女性内分泌激素测定

1. 垂体促性腺激素测定　包括卵泡刺激素（FSH）与黄体生成激素（LH）。二者共同促进

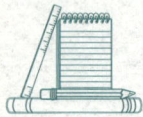

排卵，刺激雌、孕激素的合成。卵泡刺激素主要作用为刺激卵泡生长、发育及成熟，并促进雌激素分泌。黄体生成激素主要是促进排卵及黄体生成，刺激黄体分泌雌激素和孕激素。

临床上测定垂体促性腺激素主要应用于鉴别闭经原因、了解排卵情况、诊断多囊卵巢综合征、区别真性与假性性早熟、指导不孕症的治疗及指导避孕药物的研究等。

2. 催乳素（PRL）测定　催乳素是由垂体分泌的一种多肽蛋白激素，其功能主要是促进乳腺发育、泌乳及调节生殖功能。催乳素升高可见于垂体肿瘤、颅咽管瘤、性腺轴调节异常、性早熟、神经精神刺激、甲状腺功能减退、闭经 – 泌乳综合征、口服氯丙嗪及避孕药等。当垂体功能减退、单纯性催乳素分泌缺乏时，造成催乳素水平降低。

3. 雌激素（E）测定　分为雌酮（E_1）、雌二醇（E_2）与雌三醇（E_3）三种。主要由卵巢、胎盘分泌，少量由肾上腺皮质产生。E_2 对维持女性生殖功能及第二性征有重要作用，绝经后女性以 E_1 为主，妊娠后胎盘合成 E_3，测量 E_3 值可了解胎盘功能状态。测量雌二醇值可以判断闭经原因、监测卵泡发育及排卵功能等。E_2 值降低见于原发或继发性卵巢功能低下或下丘脑 – 垂体调节异常、药物影响及高催乳素血症等。E_2 值升高见于妊娠期、卵巢颗粒细胞癌、使用排卵药后、肝硬化及女性性早熟等。

4. 孕激素测定　主要由卵巢和胎盘产生，少量来源于肾上腺皮质。检测体内孕酮水平，可用于判断卵巢有无排卵、了解黄体及胎盘功能；孕酮升高时，协助诊断肾上腺肿瘤或肾上腺皮质功能亢进。

5. 雄激素测定　来源于肾上腺皮质和卵巢。雄激素水平升高时，可见于卵巢男性化肿瘤、多囊卵巢综合征、肾上腺皮质增生或肿瘤。监测雄激素水平，还有助于鉴别两性畸形、女性多毛症及雄激素类药物对机体的影响等。

八、肿瘤标志物检查

（一）癌抗原125

癌抗原 125（CA125）检测方法多选用放射免疫测定方法（RIA）和酶联免疫法（ELISA），可使用标准试剂盒。常用血清检测阈值为 35kU/L。癌抗原 125 检测对于鉴别盆腔肿瘤（上皮性卵巢癌、宫颈腺癌、子宫内膜癌等）、监测治疗效果及判断预后等具有临床意义。子宫内膜异位症患者多有 CA125 轻度升高。

（二）NB70/K

多选择用单克隆抗体 RIA 法，正常血清检测阈值为 50AU/mL。对于卵巢上皮性肿瘤、卵巢癌患者早期诊断有意义。

（三）糖链抗原19 – 9

测定方法有单抗或双抗 RIA 法，血清正常值为 37U/mL。消化道肿瘤如胰腺癌、结肠癌、直肠癌、胃癌及肝癌除有标记作用外，对卵巢上皮性肿瘤也有约 50% 的阳性表达，卵巢黏液性囊腺癌阳性表达率可达 76%，浆液性肿瘤为 27%。子宫内膜癌及宫颈管腺癌也可呈阳性。

（四）甲胎蛋白

甲胎蛋白（AFP）是由胚胎肝细胞及卵黄囊产生的一种糖蛋白，通常应用 RIA 法或 ELISA 法检测，阈值为 10 ~ 20ng/mL。对卵巢恶性生殖细胞瘤尤其是内胚窦瘤的诊断及监视有较高价值。

（五）癌胚抗原

癌胚抗原（CEA）检测方法多采用 RIA 法或 ELISA 法。血浆正常阈值因测定方法不同而有

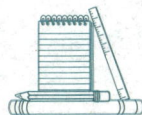

出入，一般不超过 2.5ng/mL。在测定时应设定正常曲线，一般认为，当 CEA＞5ng/mL 时为异常。CEA 对多种妇科恶性肿瘤，如子宫内膜癌、宫颈癌、卵巢上皮性癌、阴道癌及外阴癌等，均可呈阳性表达；血浆水平持续升高的患者常发展为复发性卵巢肿瘤，且生存时间短。

（六）鳞状细胞癌抗原

鳞状细胞癌抗原（SCCA）多采用 RIA 法或 ELISA 法检测，为了提高敏感度也可采用化学发光方法检测。血浆 SCCA 正常阈值为 2ng/mL。SCCA 检测对肿瘤患者有判断预后、监测病情发展的作用。

九、影像学检查

（一）超声检查

B 超检查具有快速而准确的特点，为妇产科首选的影像学检查方法，损伤小，快捷、方便、无痛苦，可反复使用；常用经腹和经阴道两种检查方法。超声仪器包括 B 超诊断仪与彩色多普勒超声仪。B 超诊断仪用于诊断妊娠、测量胎儿径线、明确胎体位置、鉴别胎儿存活与否、做胎盘定位、胎儿畸形、胎儿性别、探测羊水量、胎儿数量及葡萄胎等；还用于诊断子宫及盆腔肿块、肿块的定位与定性、监测卵泡发育及探查宫内节育器等。彩色多普勒超声仪有助于测定孕期母体与胎儿血流、胎儿心脏超声及判断盆腹腔肿物边界与血流分布。

（二）X 线检查

X 线检查可借助造影剂了解宫腔和输卵管腔内形态，测定骨产道各径线长度，诊断骨盆入口形态、骶骨弯曲度、骶坐骨切迹大小，为临床判断有无自然分娩可能性提供依据。

（三）计算机体层扫描（CT）

CT 可用于卵巢肿瘤的鉴别诊断；有助于了解肿瘤与肠道粘连、输卵管受侵、腹膜后淋巴结转移及横膈下病区病变。

（四）磁共振成像检查（MRI）

MRI 有助于精准判断肿瘤大小及转移情况，区分肿大的淋巴结和流动的血管，常用于卵巢、子宫、宫颈等恶性肿瘤术后分期。

（五）正电子发射体层显像（PET）

PET 主要用于卵巢癌的诊断和术后随访。对于诊断原发性和复发/转移性卵巢癌，其灵敏度和特异性高于 CT 和 MRI。

对于肿瘤的诊断，任何影像学方法都不能完全替代探查手术。

十、常用内镜检查

（一）阴道镜检查

阴道镜可将阴道和宫颈表面光学放大 10～40 倍，以发现宫颈、阴道及外阴有无异型上皮、异型血管，是诊断宫颈、阴道病变的重要手段，也适用于观察外阴皮肤病变。阴道镜检查前应先行阴道分泌物检查，排除阴道毛滴虫、外阴阴道假丝酵母菌病和细菌性阴道病后方可进行；子宫颈急性炎症或有活动性出血时应先给予治疗；行阴道镜检查前 24 小时内避免性生活、阴道冲洗或上药，避免行双合诊及宫颈刮片检查。

（二）宫腔镜检查与治疗

宫腔镜检查主要适用于异常子宫出血，超声检查宫腔有异常回声或占位，疑有宫腔粘连或畸形者，明确宫内节育器位置、形态，查找不孕或复发性流产的子宫内病因，子宫造影有异常

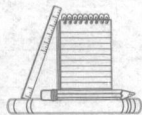

者。宫腔镜治疗适用于分离宫腔粘连，切除子宫内膜息肉及凸向宫腔的子宫黏膜下或肌壁间肌瘤，子宫内膜切除，宫腔内异物取出，子宫中隔切除，宫腔镜引导下输卵管插管通液、注药或绝育术等。对有急性、亚急性生殖道感染者，宫颈癌或癌前病变，生殖道结核未经系统治疗者，心、肝、肾、肺功能严重损伤及其他不能耐受手术者，近 3 个月内有子宫穿孔史或子宫手术史者，禁止行宫腔镜检查与治疗。

（三）腹腔镜检查与治疗

腹腔镜检查适用于查找不孕、急慢性腹痛或盆腔痛的病因，子宫内膜异位症的诊断、分期和治疗效果的随访，明确盆腹腔肿物的来源、部位、大小、性质，计划生育并发症或异位妊娠的诊断，恶性生殖器肿瘤术后或化疗后疗效及预后评价。腹腔镜治疗适用于计划生育手术，辅助生殖技术，恶性生殖道肿瘤化疗前后腹膜淋巴结取样，有适应证实施经腹手术的各种妇科良性疾病。对有严重心肺功能不全、盆腹腔广泛粘连、凝血功能障碍、弥漫性腹膜炎或肠梗阻、大的膈疝或腹壁疝、盆腔内大量出血、晚期卵巢癌、妊娠子宫大于 16 孕周、盆腹腔肿物过大超过脐水平者，不宜行腹腔镜检查与治疗。

复习思考

1. 试述妇科检查的内容与方法。
2. 简述宫颈细胞学检查的临床意义。
3. 试述女性激素的测定在诊断妇科内分泌疾病中的应用。
4. 简述 B 超检查的内容。
5. 比较基础体温测定、性激素测定在监测排卵和黄体功能评估中的作用。

扫一扫，查阅
复习思考题答案

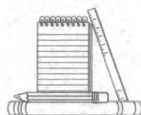

模块十六　计划生育

【学习目标】

1. 掌握避孕的适应证与方法。

2. 熟悉药物流产及人工流产术的适应证与方法。

3. 熟悉计划生育措施的选择。

4. 了解输卵管绝育术的适应证、禁忌证与方法。

计划生育是指以避孕为主，选择安全、有效、适宜的避孕措施，科学地控制人口数量，提高人口质量。

项目一　避　孕

避孕是采用科学的手段暂时阻止妇女受孕。避孕的关键在于三个环节：抑制卵子或精子的产生，阻止精子与卵子结合及受精卵着床或发育。

一、工具避孕

（一）宫内节育器（IUD）

宫内节育器具有相对安全、有效、简便、经济及可逆转等优点，是目前我国多数育龄妇女的首选避孕措施。宫内节育器可分为惰性宫内节育器与活性宫内节育器。

1. 适应证与禁忌证

（1）适应证　凡育龄妇女有放置宫内节育器的要求且无放置禁忌证者可放置宫内节育器。

（2）禁忌证　有严重全身性疾病、生殖器急性炎症或慢性炎症急性发作、生殖器官肿瘤或子宫畸形、妊娠或可疑妊娠、宫颈过松、子宫脱垂或陈旧性重度宫颈裂伤者，以及人工流产、正常产或剖宫产后有妊娠组织物残留或有出血及有感染可能者，近 3 个月有月经不调、阴道不规则流血病史，有铜过敏史者，禁用带铜节育器。

2. 放置时间　通常在月经干净后 3 ~ 7 日放置；含孕激素的宫内节育器应在月经第 3 天放置。人工流产术后宫腔深度不足 10cm 者，可立即放置；产后 42 日恶露已净，子宫已恢复正常，会阴伤口愈合者可放置；剖宫产术后半年可放置；哺乳期排除早孕后可放置；性交后 5 日内放置为紧急避孕方法之一。

3. 节育器的选择及放置方法　根据宫腔深度、节育器种类、宫腔大小及宫颈口松紧情况来选择。放置前嘱受术者排空膀胱，取膀胱截石位。消毒外阴后铺巾，双合诊检查子宫的位置、大小及双侧附件情况。然后放置阴道窥器，充分暴露宫颈及阴道，消毒宫颈，以宫颈钳夹住宫颈前唇，顺子宫屈向伸入探针，以探测宫腔深度。借助放置器将节育器送入宫腔，使节育器上缘达宫

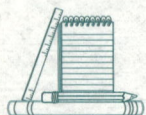

底部，有尾丝者在距宫口 2cm 处剪断。确定无出血后取出宫颈钳及阴道窥器。

4. 手术注意事项 严格无菌操作，以防感染。节育器要一次放至宫底部。哺乳期子宫小而软，易穿孔，操作须谨慎。术后应卧床休息 3 日，1 周内避免从事重体力劳动，2 周内禁止性交及盆浴，3 个月内在排便或经期时应注意宫内节育器有无脱落。术后定期随访。

5. 不良反应 放置后最常见的不良反应为出血和腰酸坠胀。

6. 并发症

（1）子宫穿孔 如子宫位置及大小检查不准确或哺乳期子宫薄而软，放置时均易引起子宫穿孔而放置于宫腔外。确定穿孔后，应根据其所在位置，经阴道或腹部取出节育器。

（2）感染 如操作时未严格执行无菌操作，引起上行性感染，或生殖道原有感染病灶，皆可引起炎症发作。发生感染后，应立即取出宫内节育器，并应用抗生素控制感染。

（3）节育器嵌顿 放置宫内节育器时引起子宫肌壁损伤或放置时间过长，都可使部分器体嵌入子宫肌壁。一旦出现节育器嵌顿应及时取出嵌顿的节育器。取出困难时，应借助 B 超或宫腔镜取出，可避免发生子宫穿孔。

（4）节育器脱落 放置节育器时操作不规范，未将节育器放至宫底部；或选择的节育器大小及形态与宫腔不符均可使节育器脱落。脱落多发生于放置后 1 年内，以前 3 个月多见，常于月经期与经血一起排出。

（5）带器妊娠 如宫内节育器嵌顿、移位、位置下移或未放置于宫底部，均可发生带器妊娠，应在行人工流产术的同时取出节育器。

7. 宫内节育器取出术

（1）适应证 带器后出现并发症或不良反应、治疗无效者，改用其他避孕措施或绝育者，带器后避孕失败妊娠者，有生育或无避孕需求者，放置期限已满需更换者，围绝经期停经 1 年者可行宫内节育器取出术。

（2）禁忌证 处在疾病急性期或全身状况不良者，宜在病情好转后取出；发生殖道炎症者，宜在给予抗感染治疗且治愈后取出。

（3）取出时间 常在经净后 3~7 日取出；带器后出现不良反应或并发症，如子宫不规则出血，可随时取出，应同时行诊断性刮宫，取组织送检；带器早孕者，需于行人工流产术时取出；带器异位妊娠者，需在术前诊刮时或术后出院前取器。

（4）取器方法 取器前观察宫口尾丝或借助 B 超、X 线检查以确定宫腔内是否存在节育器及类型。常规消毒，有尾丝者，以血管钳夹住尾丝轻轻牵引取出。如无尾丝，先以探针探查宫内节育器位置，再用取环钳或取环钩牵引取出，取出时动作应轻柔。如取器困难，可于 B 超辅助下，或于宫腔镜下取出。

（二）阴茎套

阴茎套也称"避孕套"，是男用避孕工具。性交时套于阴茎上，将精液排于阴茎套内，阻止精子进入阴道而达到避孕的目的。如使用得当，有效率可达 93%~95%，阴茎套还具有预防性疾病传播的作用。

二、激素避孕

激素避孕为我国目前常用的女用避孕药，是一种高效避孕方法，主要为人工合成的甾体类激素。

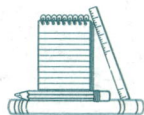

（一）作用机理

激素避孕的作用机理主要是干扰下丘脑－垂体－卵巢轴的正常功能，抑制排卵；改变宫颈黏液的性状，使其黏稠而量少，不利于精子穿过；改变子宫内膜的形态、功能，使子宫内膜与胚胎发育不同步，不适宜受精卵着床；改变输卵管功能，影响受精卵在输卵管内正常运动，阻止受精卵着床。

（二）药物种类

1. 短效口服避孕药　制剂可选用复方炔诺酮片（避孕药1号，每片含炔雌醇0.035mg，炔诺酮0.625mg）、复方甲地孕酮片（避孕药2号，每片含炔雌醇0.035mg，甲地孕酮1.0mg）、复方18甲基炔诺酮（每片含炔雌醇0.035mg，18甲基炔诺酮0.3mg）、复方去氧孕烯片（妈富隆，每片含炔雌醇0.02mg或0.03mg，去氧孕烯0.15mg）生育年龄的健康妇女均适用。

2. 长效注射避孕药　目前有单孕激素制剂和雌、孕激素复合制剂两种。雌、孕激素复合制剂因剂量大、不良反应大，很少应用。单孕激素制剂多选用醋酸甲羟孕酮避孕针或庚炔诺酮避孕针。

3. 长效口服避孕药　可选择复方炔雌醚－18甲基炔诺酮（每片含炔雌醚3mg，18甲基炔诺酮12mg），或复方炔雌醚－氯地孕酮（每片含炔雌醚3.3mg，氯地孕酮15mg）。

4. 速效避孕药　又称"探亲避孕药"，适用于短期探亲时服用。可选取炔诺酮探亲片（每片含炔诺酮5.0mg），或甲地孕酮探亲避孕1号（每片含甲地孕酮2.0mg），或炔诺孕酮探亲避孕片（每片含炔诺孕酮3.0mg），或53号避孕片（每片含双炔失碳脂7.5mg）。

5. 缓释避孕药

（1）皮下埋植剂　在月经周期第7日时，将硅胶囊自前臂内侧呈扇形植入皮下，可避孕5年。

每环内含甲地孕酮250mg，放置后可避孕1年。

（2）其他　包括微球和微囊避孕针、避孕贴片等。

（三）激素类避孕药的禁忌证

有严重心血管疾病及血栓性疾病者，急、慢性肝炎或肾炎者，癌前病变、恶性肿瘤、子宫或乳房有肿块者，内分泌异常者，哺乳期有哺乳要求者，有严重偏头痛且反复发作者，月经稀发或年龄超过45岁者，年龄在35岁以上的吸烟患者和精神病患者长期服药者属激素类避孕药的禁忌范围。

（四）激素类避孕药的不良反应

1. 类早孕反应　激素刺激胃肠道黏膜可出现食欲不振、恶心、呕吐，伴有乏力、头晕。轻症可不做处理，重症可对症治疗或口服维生素 B_6 20mg、维生素 C 100mg、山莨菪碱10mg，每日3次，连续服用1周。

2. 对月经的影响　多数妇女服药后月经变规律、经期缩短、经量减少、痛经症状减轻或消失。1%~2%月经不调的妇女发生闭经。长效注射避孕药使用后头3个月，可有月经量多或月经紊乱。

3. 突破性出血　激素类避孕药漏服、迟服、服用方法错误、药片质量受损或内源性雌孕激素不足可引起阴道不规则少量流血，称突破性出血。轻者点滴出血，不需处理。出血量多者，应加服雌激素，直至停药。出血量多者如正值经期或临近经期，可停止服药，待出血第5日再开始下一周期用药。

4. 体重增加　服用激素类避孕药可致体重增加，但不影响健康，只要均衡饮食，减少盐分

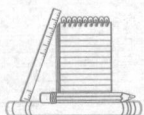

摄入，适当运动，可减轻此不良反应。

5. 面部蝴蝶斑　少数妇女服用激素类避孕药后面部出现褐色斑点，停药后可消退或减轻。

6. 其他　虽未发现激素类避孕药可增加生殖器官肿瘤的发生机会及影响受孕，但仍建议长期服用避孕药者停药 6 个月后再受孕。

三、其他避孕方法

（一）紧急避孕法

在无防护性生活后或避孕失败后的几小时或几日内，妇女为防止非意愿性受孕而采取的避孕方法，称紧急避孕或房事后避孕。通过阻止或延迟排卵，干扰受精或阻碍着床而达到避孕目的，适用于性生活中未使用任何避孕方法、避孕失败或遭到性暴力者。紧急避孕可采用紧急放置带铜宫内节育器、服用紧急避孕药等方法。

（二）外用避孕工具

包括阴茎套、女用避孕套和阴道杀精剂。

（三）安全期避孕法

安全期避孕法即自然避孕，是指通过基础体温测定、宫颈黏液检查或通过月经周期推算以确定排卵日期达到避孕目的的方法。卵子排出后可存活 1~2 天，精子进入阴道可存活 2~3 天，受精常发生在排卵后 24 小时内，故排卵日及其前后 4~5 天最易受孕，避开此受孕时间即为安全期避孕。但妇女排卵过程可受性活动、情绪、健康状况或外界环境等因素影响而有所波动，故安全期避孕法并不绝对可靠。

项目二　避孕失败的补救措施

一、手术流产

手术流产即人工流产，是指因意外妊娠、疾病等原因，用手术终止妊娠的方法。按妊娠时间长短，手术方式有负压吸引术和钳刮术。

（一）负压吸引术

1. 适应证及禁忌证　负压吸引术适用于妊娠 10 周内因疾病不宜继续妊娠，或妊娠 10 周内要求终止妊娠者。禁忌证为各种急性病、生殖道急性炎症、全身状况不良不能耐受手术、妊娠剧吐致酸中毒、术前 2 次体温在 37.5℃ 或以上者。

2. 手术操作

（1）术前准备　术前需详细询问病史，常规行内科检查、双合诊检查、辅助检查以明确早孕的诊断。行实验室常规检查，包括阴道分泌物常规、血常规、凝血功能检查。受术者知情同意并签署同意书。

（2）术前预备　术者穿无菌衣，戴帽、口罩及无菌手套。受术者排空膀胱，取膀胱截石位，常规消毒外阴、阴道，铺巾。双合诊检查子宫的位置、大小及双侧附件情况。

（3）探测宫腔　用阴道窥器暴露宫颈，以宫颈钳夹住宫颈前唇，将探针伸入宫腔探测子宫屈向及深度。通常妊娠 6~8 周时，宫腔深 8~10cm；妊娠 9~10 周时，宫腔深 10~12cm。

（4）扩张宫颈　用宫颈扩张器缓慢轻柔扩张宫颈管，扩张器选择通常由小号到大号，循序

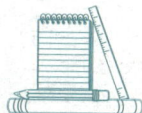

渐进，扩张至比选用的吸头大半号或 1 号为宜。

（5）吸管吸引　根据宫腔深度选择合适的吸管及调整负压的大小。将吸管连接负压装置，将吸管头部缓慢送入宫底部，遇阻力后略向后退，注意探入吸管的深度不宜超过子宫探针所测得的宫腔深度。将吸管开口对准胚胎着床部位，调整负压为 400～500mmHg，将吸管按顺时针方向吸宫腔 1～2 圈，吸取胚胎组织。若宫腔深度缩小、子宫壁变粗糙、吸管内有震动感、有少量血性泡沫排出且无出血，说明已吸干净，关闭负压，取出吸管。

（6）检查宫腔　负压吸宫结束，以小号刮匙轻轻搔刮宫腔 1 周，尤其是宫底及两侧宫角部，检查是否刮宫彻底。吸出物用纱布过滤，观察有无绒毛、胚胎组织及水泡状物，有异常者，应送病理检查。

（二）钳刮术

适用于妊娠 10～14 周，通过机械或药物方法使宫颈松软，然后用卵圆钳钳夹胎儿及胎盘，但易造成出血、穿孔、裂伤等，现在多用药物使胎儿排出后再进行清宫。

（三）人工流产的并发症及防治

1. 术中出血　多发生于妊娠月份较大者，胚胎组织无法迅速排出、子宫收缩不良则出血量大。可在扩张宫颈后，于宫颈处注射缩宫素以促进子宫收缩，同时立即钳取或吸取胚胎组织。

2. 子宫穿孔　是人工流产术的严重并发症。若器械探入宫腔的长度超过探针探测的宫腔深度而突然出现"无底"感觉，可诊断为子宫穿孔。如穿孔较小，妊娠物已清除且无明显并发症者，应立即停止手术，给予缩宫素和抗生素，安排患者住院严密观察；如胚胎组织尚未吸净者，可于 B 超或腹腔镜监视下完成手术。如穿孔裂伤较大，内出血量多或疑有脏器损伤者，应立即剖腹探查并行相应处理。

3. 人工流产综合征　指受术者在术中或术后出现心律不齐、心动过缓、血压下降、面色苍白、汗出、头晕、胸闷，甚至晕厥和抽搐，应立即停止手术，给予吸氧，一般能自行恢复，重者静脉注射阿托品 0.5～1mg。

4. 吸宫不全　若术后流血时间长，流血量多或流血停止后又大量流血，应疑为吸宫不全，血或尿 HCG 检测和 B 超检查可协助诊断。如无感染征象，应及早行刮宫术，刮出物送病理检查，术后应用抗生素预防感染；伴感染者，应控制感染后再行刮宫术。

5. 漏吸　确诊为宫内妊娠，因子宫畸形、宫体过度倾曲、胎囊过小或操作不熟练等，造成操作时未吸出胚胎及绒毛，致继续妊娠或胚胎停止发育，称为漏吸。确诊漏吸，应再次行负压吸引术。

6. 术后感染　术后若发生急性子宫内膜炎、盆腔炎性疾病等，应及时足量应用抗生素，控制感染。

7. 羊水栓塞　少见，偶发生于人工流产钳刮术后。

二、药物流产

在妊娠早期用药物终止早孕的方法称为药物流产。药物流产适用于停经不足 49 天，确诊宫内妊娠且无用药禁忌证的 18～40 岁的健康育龄妇女。药物流产应在具备抢救失血性休克和过敏性休克的条件下进行。

目前常用治疗方案为米非司酮与米索前列醇配伍应用，完全流产率达 95% 左右。米非司酮有抗孕激素及抗糖皮质激素作用；米索前列醇有兴奋子宫和软化宫颈的作用。

1. 用药方法　米非司酮 25mg 口服，每日 2 次，连服 3 天，第 4 日服用米索前列醇 0.6mg。

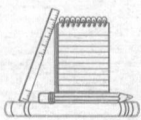

如药物流产失败，应及时行终止妊娠手术；用药后如发生不全流产，出血量多者需行刮宫术。药物流产的主要不良反应是产后出血量多或出血时间长，或有轻度的恶心、呕吐、腹痛、腹泻等表现。

2. 禁忌证　有心血管疾病、青光眼、结肠炎、哮喘、癫痫等前列腺素药物禁忌证者，有肾上腺或其他内分泌疾病、妊娠期皮肤瘙痒史、血液病、血液栓塞等米非司酮禁忌者，过敏体质、带器妊娠、异位妊娠、妊娠剧吐、长期服用抗结核、抗癫痫、抗抑郁、抗前列腺素药者等禁用药物流产。

项目三　绝　育

通过手术或用药物粘连栓堵输卵管管腔，阻止精子与卵子相遇而达到绝育目的的方法，称为输卵管绝育术，是一种安全、永久性节育措施。目前，临床上常用的方法有输卵管结扎术或腹腔镜下输卵管绝育术。

一、经腹输卵管结扎术

（一）适应证与禁忌证

1. 适应证　已婚妇女、夫妇双方自愿接受绝育手术者，或有全身性疾病、遗传性疾病不宜妊娠者可行经腹输卵管结扎术。

2. 禁忌证　严重全身性疾病者、有急慢性盆腔炎及皮肤尤其腹部有感染病灶者、处于各种病的急性发作期者、严重神经症者、24 小时内体温 2 次在 37.5℃或以上者，为经腹输卵管结扎术禁忌证。

（二）术前准备

术前需详细询问病史，进行全身检查及妇科检查，检验血常规、肝功能、白带常规及出凝血时间，行腹部及外阴皮肤准备，行普鲁卡因皮试。

（三）手术时间

手术通常选择在月经干净后 3 ~ 7 日进行，人工流产或分娩后宜在 48 小时内进行，剖宫产手术或其他妇科手术可同时进行。哺乳或闭经妇女可在排除早孕后进行。

（四）麻醉及手术方法

手术采用局部浸润麻醉或硬膜外麻醉。提取输卵管包括指板取管法、吊钩取管法和卵圆钳夹取法三种。结扎常采用抽心近端包埋法和双折结扎切除法。

（五）术后并发症

有出血或血肿、感染、损伤邻近器官、绝育失败等。

二、经腹腔镜输卵管绝育术

（一）禁忌证

腹腔粘连、心肺功能不全、膈疝等，余同经腹输卵管结扎术。

（二）术前准备

受术者取头低臀高仰卧位，具体操作方法同经腹输卵管结扎术。

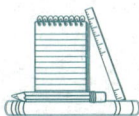

（三）手术步骤

手术采用局麻、硬膜外麻醉或全身麻醉。于脐孔下缘作 1cm 小切口，将气腹针插入腹腔，充入 CO_2 2~3L，然后放置腹腔镜。将弹簧夹或硅胶环在腹腔镜下放置于输卵管峡部，或采用双极电凝法烧灼输卵管峡部 1~2cm，以阻断输卵管通道。

（四）术后处理

术后静卧 6 小时方可下床活动；观察生命体征的变化。

复习思考

1. 常用的避孕方法有哪些？
2. 简述人工流产与药物流产的优缺点。
3. 简述人工流产的适应证和禁忌证。
4. 如何诊断人工流产的并发症？
5. 简述绝育手术的适应证和禁忌证。

扫一扫，查阅
复习思考题答案

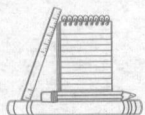

附录一　中医妇科常用方剂

一　画

一贯煎（《柳州医话》）　沙参　麦冬　当归　生地黄　川楝子　枸杞子

二　画

二仙汤（《中医方剂临床手册》）　仙茅　淫羊藿　巴戟天　当归　盐知母　盐黄柏

二至丸（《医方集解》）　女贞子　旱莲草

八物汤（《济阴纲目》）　当归　川芎　芍药　熟地黄　延胡索　川楝子　炒木香　槟榔

八珍汤（《正体类要》）　当归　川芎　白芍　熟地黄　人参　茯苓　炙甘草　白术

人参养荣汤（《太平惠民和剂局方》）　人参　黄芪　白术　茯苓　炙甘草　当归　熟地黄　白芍　陈皮　远志　五味子　肉桂

三　画

下乳涌泉散（《清太医院配方》）　当归　川芎　天花粉　白芍　生地黄　柴胡　青皮　漏芦　桔梗　通草　白芷　穿山甲　王不留行　甘草

大补元煎（《景岳全书》）　人参　山药　熟地黄　杜仲　当归　山茱萸　枸杞子　炙甘草

大黄牡丹汤（《金匮要略》）　大黄　牡丹皮　桃仁　冬瓜仁　芒硝

小柴胡汤（《伤寒论》）　柴胡　黄芩　人参　半夏　甘草　生姜　大枣

小营煎（《景岳全书》）　当归　白芍　熟地黄　山药　枸杞子　炙甘草

四　画

开郁种玉汤（《傅青主女科》）　当归　白芍　牡丹皮　香附　白术　茯苓　天花粉

五味消毒饮（《医宗金鉴》）　蒲公英　金银花　野菊花　紫花地丁　紫背天葵

止带方（《世补斋医书》）　猪苓　茯苓　车前子　泽泻　茵陈　赤芍　牡丹皮　黄柏　栀子　牛膝

少腹逐瘀汤（《医林改错》）　小茴香　干姜　延胡索　没药　当归　川芎　肉桂　赤芍　蒲黄　五灵脂

内补丸（《女科切要》）　鹿茸　菟丝子　潼蒺藜　黄芪　肉桂　桑螵蛸　肉苁蓉　制附子　白蒺藜　紫菀茸

丹栀逍遥散（《内科摘要》）　柴胡　牡丹皮　栀子　当归　白芍　白术　茯苓　炙甘草　煨姜　薄荷

六味回阳汤（《景岳全书》）　人参　制附子　炮姜　炙甘草　熟地黄　当归

五　画

玉屏风散（《医方类聚》）　黄芪　白术　防风

甘露消毒丹（《温热经纬》）　滑石　茵陈　黄芩　射干　石菖蒲　川贝母　木通　藿香　连翘　薄荷　白蔻仁

左归丸（《景岳全书》）　熟地黄　山药　枸杞子　山茱萸　菟丝子　鹿角胶　龟甲胶　川

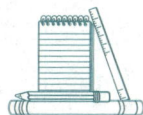

牛膝

　　右归丸(《景岳全书》)　　熟地黄　制附子　肉桂　山药　山茱萸　枸杞子　菟丝子　鹿角胶　当归　杜仲

　　龙胆泻肝汤(《医宗金鉴》)　　龙胆　黄芩　栀子　生地黄　当归　泽泻　车前子　木通　柴胡　甘草

　　归肾丸(《景岳全书》)　　熟地黄　山药　山茱萸　茯苓　当归　枸杞子　杜仲　菟丝子

　　归脾汤(《济生方》)　　人参　黄芪　当归　白术　茯神　龙眼肉　远志　酸枣仁　木香　甘草　生姜　大枣

　　四君子汤(《太平惠民和剂局方》)　　人参　白术　茯苓　炙甘草

　　四物汤(《太平惠民和剂局方》)　　熟地黄　当归　白芍　川芎

　　四神丸(《证治准绳》)　　补骨脂　吴茱萸　肉豆蔻　五味子　生姜　大枣

　　生化汤(《傅青主女科》)　　当归　川芎　桃仁　炮姜　炙甘草

　　生脉二至止血汤(《中医妇科验方集锦》)　　人参　北沙参　麦冬　五味子　女贞子　旱莲草　茜草根　补骨脂　赤石脂　益母草　甘草

　　生脉散(《内外伤辨惑论》)　　人参　麦冬　五味子

　　生铁落饮(《医学心悟》)　　生铁落　天冬　麦冬　贝母　胆南星　橘红　远志　连翘　茯苓　茯神　玄参　钩藤　丹参　辰砂　石菖蒲

　　失笑散(《太平惠民和剂局方》)　　炒蒲黄　五灵脂

　　仙方活命饮(《校注妇人良方》)　　金银花　防风　白芷　当归尾　陈皮　赤芍　穿山甲　天花粉　贝母　乳香　没药　皂角刺　甘草

　　白术散(《全生指迷方》)　　白术　茯苓　大腹皮　生姜皮　陈皮

　　白虎加人参汤(《伤寒论》)　　石膏　知母　粳米　甘草　人参

　　半夏白术天麻汤(《医学心悟》)　　半夏　白术　天麻　茯苓　陈皮　甘草　生姜　大枣　蔓荆子

　　加味五淋散(《医宗金鉴》)　　黑栀子　赤茯苓　当归　白芍　黄芩　甘草梢　生地黄　泽泻　车前子　木通　滑石

　　加味乌药汤(《医宗金鉴》)　　乌药　砂仁　木香　延胡索　香附　甘草　槟榔

　　加味圣愈汤(《医宗金鉴》)　　当归　白芍　川芎　熟地黄　人参　黄芪　杜仲　续断　砂仁

　　加味温胆汤(《医宗金鉴》)　　陈皮　制半夏　茯苓　甘草　枳实　竹茹　黄芩　黄连　麦冬　芦根　生姜

　　加减一阴煎(《景岳全书》)　　生地黄　熟地黄　白芍　麦冬　知母　地骨皮　炙甘草

　　加减苁蓉菟丝子丸(《中医妇科治疗学》)　　肉苁蓉　菟丝子　桑寄生　覆盆子　熟地黄　枸杞子　当归　艾叶

　　圣愈汤(《兰室秘藏》)　　人参　黄芪　当归　川芎　熟地黄　生地黄

　　六　画

　　夺命散(《妇人大全良方》)　　没药　血竭

　　当归地黄饮(《景岳全书》)　当归　熟地黄　山茱萸　山药　杜仲　怀牛膝　甘草

　　当归芍药散(《金匮要略》)　　当归　白芍　川芎　白术　茯苓　泽泻

　　当归补血汤(《内外伤辨惑论》)　　当归　黄芪

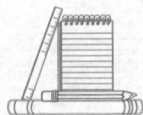

血府逐瘀汤（《医林改错》） 当归 生地黄 赤芍 川芎 桃仁 红花 柴胡 枳壳 桔梗 牛膝 甘草

安宫牛黄丸（《温病条辨》） 牛黄 郁金 水牛角 黄连 黄芩 栀子 朱砂 雄黄 冰片 麝香 珍珠 金箔衣 蜂蜜

导赤散（《小儿药证直诀》） 生地黄 甘草梢 木通 淡竹叶

七 画

寿胎丸（《医学衷中参西录》） 菟丝子 桑寄生 续断 阿胶

杞菊地黄丸（《医级》） 熟地黄 山茱萸 山药 泽泻 牡丹皮 茯苓 枸杞子 菊花

苍附导痰丸（《叶氏女科证治》） 茯苓 半夏 苍术 陈皮 甘草 香附 胆南星 枳壳 生姜 神曲

两地汤（《傅青主女科》） 生地黄 地骨皮 玄参 白芍 阿胶 麦冬

身痛逐瘀汤（《医林改错》） 当归 川芎 桃仁 红花 五灵脂 没药 秦艽 羌活 地龙 牛膝 香附 甘草

肠宁汤（《傅青主女科》） 当归 熟地黄 阿胶 人参 山药 续断 麦冬 肉桂 甘草

完带汤（《傅青主女科》） 人参 白术 白芍 山药 苍术 陈皮 柴胡 黑芥穗 车前子 甘草

补中益气汤（《脾胃论》） 人参 黄芪 白术 当归 陈皮 升麻 柴胡 炙甘草

补肾固冲丸（《中医学新编》） 菟丝子 续断 巴戟天 杜仲 当归 熟地黄 鹿角霜 枸杞子 阿胶 党参 白术 大枣 砂仁

八 画

苓桂术甘汤（《金匮要略》） 茯苓 白术 桂枝 甘草

肾气丸（《金匮要略》） 熟地黄 山药 山茱萸 泽泻 茯苓 牡丹皮 桂枝 附子

易黄汤（《傅青主女科》） 山药 芡实 黄柏 车前子 白果

固冲汤（《医学衷中参西录》） 白术 黄芪 煅龙骨 煅牡蛎 山茱萸 白芍 海螵蛸 茜草根 棕榈炭 五倍子

固阴煎（《景岳全书》） 人参 熟地黄 山药 山茱萸 远志 炙甘草 五味子 菟丝子

知柏地黄丸（《医宗金鉴》） 熟地黄 山茱萸 山药 泽泻 茯苓 牡丹皮 知母 黄柏

定经汤（《傅青主女科》） 菟丝子 白芍 当归 熟地黄 山药 白茯苓 炒芥穗 柴胡

参附汤（《校注妇人良方》） 人参 附子

参苓白术散（《太平惠民和剂局方》） 人参 白术 扁豆 茯苓 甘草 山药 莲子肉 桔梗 薏苡仁 砂仁

九 画

荆防四物汤（《医宗金鉴》） 荆芥 防风 白芍 熟地黄 当归 川芎

茯苓导水汤（《医宗金鉴》） 茯苓 槟榔 猪苓 砂仁 木香 陈皮 泽泻 白术 木瓜 大腹皮 桑白皮 紫苏叶

香砂六君子汤（《名医方论》） 人参 白术 茯苓 甘草 半夏 陈皮 木香 砂仁 生姜 大枣

香棱丸（《济生方》） 木香 丁香 小茴香 枳壳 川楝子 青皮 三棱 莪术

保阴煎（《景岳全书》） 生地黄 熟地黄 黄芩 黄柏 白芍 山药 续断 甘草

顺经汤（《傅青主女科》） 熟地黄 当归 沙参 白芍 茯苓 黑荆芥 牡丹皮

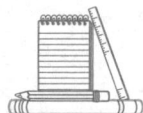

独参汤（《十药神书》）　人参

独活寄生汤（《备急千金要方》）　独活　桑寄生　秦艽　防风　细辛　当归　川芎　白芍
干地黄　桂心　茯苓　杜仲　人参　怀牛膝　甘草

胎元饮（《景岳全书》）　人参　当归　杜仲　白芍　熟地黄　白术　陈皮　炙甘草

养荣壮肾汤（《叶氏女科证治》）　桑寄生　续断　杜仲　独活　当归　防风　肉桂　生姜
川芎

养精种玉汤（《傅青主女科》）　熟地黄　山茱萸　白芍　当归

宫外孕Ⅰ号方（山西医学院第一附属医院方）　赤芍　丹参　桃仁

宫外孕Ⅱ号方（山西医学院第一附属医院方）　丹参　赤芍　桃仁　三棱　莪术

举元煎（《景岳全书》）　人参　炙黄芪　炒白术　炙甘草　炒升麻

十　画

泰山磐石散（《景岳全书》）　人参　黄芪　当归　续断　黄芩　川芎　白芍　熟地黄　白
术　炙甘草　砂仁　糯米

桂枝茯苓丸（《金匮要略》）　桂枝　茯苓　赤芍　牡丹皮　桃仁

桃红四物汤（《医宗金鉴》）　桃仁　红花　当归　川芎　白芍　熟地黄

真武汤（《伤寒论》）　附子　生姜　茯苓　白术　白芍

逐瘀止血汤（《傅青主女科》）　生地黄　大黄　赤芍　牡丹皮　当归尾　枳壳　桃仁
龟甲

逐瘀止崩汤（《安徽中医验方选集》）　当归　川芎　三七　没药　五灵脂　丹皮炭　炒丹
参　炒艾叶　阿胶（蒲黄炒）　龙骨　牡蛎　海螵蛸

柴胡疏肝散（《景岳全书》）柴胡　枳壳　香附　陈皮　白芍　川芎　炙甘草

逍遥散（《太平惠民和剂局方》）　柴胡　当归　茯苓　白芍　白术　炙甘草　煨姜　薄荷

健固汤（《傅青主女科》）　人参　白术　茯苓　薏苡仁　巴戟天

胶艾汤（《金匮要略》）　阿胶　艾叶　当归　川芎　白芍　干地黄　甘草

凉膈散（《太平惠民和剂局方》）　大黄　朴硝　甘草　栀子　薄荷叶　黄芩　连翘　竹叶

调肝汤（《傅青主女科》）　当归　白芍　山茱萸　巴戟天　阿胶　山药　甘草

桑菊饮（《温病条辨》）　桑叶　菊花　连翘　薄荷　桔梗　杏仁　芦根　甘草

通乳丹（《傅青主女科》）　人参　黄芪　当归　麦冬　木通　桔梗　猪蹄

通窍活血汤（《医林改错》）　赤芍　川芎　桃仁　红花　老葱　麝香　生姜　红枣

十一画

理冲汤（《医学衷中参西录》）　生黄芪　党参　白术　山药　天花粉　知母　三棱　莪术
生鸡内金

萆薢渗湿汤（《疡科心得集》）　萆薢　生薏苡仁　黄柏　赤茯苓　牡丹皮　泽泻　通草
滑石

黄芪汤（《济阴纲目》）　黄芪　白术　防风　熟地黄　煅牡蛎　茯苓　麦冬　大枣　甘草

黄芪桂枝五物汤（《金匮要略》）　黄芪　桂枝　白芍　生姜　大枣

银甲丸（《王渭川妇科治疗经验》）　金银花　连翘　升麻　红藤　蒲公英　生鳖甲　紫花
地丁　生蒲黄　椿根皮　大青叶　茵陈　琥珀末　桔梗

银翘散（《温病条辨》）　连翘　金银花　桔梗　薄荷　竹叶　芦根　甘草　荆芥穗　淡豆
豉　牛蒡子

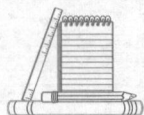

脱花煎（《景岳全书》）　当归　川芎　红花　肉桂　川牛膝　车前子

羚角钩藤汤（《重订通俗伤寒论》）　羚羊角　桑叶　贝母　生地黄　钩藤　菊花　茯神　白芍　甘草　竹茹

清肝止淋汤（《傅青主女科》）　当归　白芍　生地黄　牡丹皮　黄柏　牛膝　制香附　黑豆　阿胶　红枣

清肝引经汤（全国妇科高等教材审定方）　当归　白芍　生地黄　牡丹皮　栀子　黄芩　川楝子　茜草　牛膝　白茅根　甘草

清经散（《傅青主女科》）　牡丹皮　地骨皮　白芍　熟地黄　青蒿　白茯苓　黄柏

清热固经汤（《简明中医妇科学》）　生地黄　地骨皮　炙龟甲　牡蛎粉　阿胶　黄芩　藕节　陈棕炭　甘草　焦栀子　地榆

清热调血汤（《古今医鉴》）　牡丹皮　黄连　生地黄　当归　白芍　川芎　红花　桃仁　莪术　香附　延胡索

清营汤（《温病条辨》）　犀角（水牛角代，下同）　生地黄　玄参　竹叶心　麦冬　金银花　连翘　黄连　丹参

清暑益气汤（《温热经纬》）　西洋参　石斛　麦冬　黄连　竹叶　荷梗　知母　甘草　粳米　西瓜翠衣

十二画

趁痛散（《校注妇人良方》）　当归　黄芪　白术　炙甘草　桂心　独活　牛膝　生姜　薤白

紫雪丹（《温病条辨》）　石膏　寒水石　磁石　滑石　犀角　羚羊角　沉香　玄参　青木香　升麻　丁香　硝石　麝香　朱砂　炙甘草　朴硝

温土毓麟汤（《傅青主女科》）　巴戟天　覆盆子　白术　人参　山药　神曲

温经汤（《妇人大全良方》）　人参　当归　川芎　白芍　肉桂心　莪术　牡丹皮　甘草　牛膝

温胞饮（《傅青主女科》）　附子　肉桂　巴戟天　菟丝子　补骨脂　杜仲　人参　白术　山药　芡实

滋血汤（《证治准绳》）　人参　山药　黄芪　白茯苓　川芎　当归　白芍　熟地黄

十三画

解毒活血汤（《医林改错》）　连翘　葛根　柴胡　枳壳　当归　赤芍　生地黄　红花　桃仁　甘草

十四画

毓麟珠（《景岳全书》）　当归　熟地黄　白芍　川芎　人参　白术　茯苓　炙甘草　菟丝子　杜仲　鹿角霜　川椒

膈下逐瘀汤（《医林改错》）　当归　川芎　赤芍　桃仁　红花　枳壳　延胡索　五灵脂　牡丹皮　乌药　香附　甘草

十五画

增液汤（《温病条辨》）　玄参　麦冬　生地黄

鲤鱼汤（《备急千金要方》）　鲤鱼　白术　白芍　当归　茯苓　生姜

二十一画

癫狂梦醒汤（《医林改错》）桃仁　赤芍　柴胡　香附　青皮　陈皮　大腹皮　桑白皮　苏子　木通　半夏　甘草

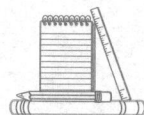

附录二　医师资格考试大纲

〔中医执业助理医师（具有规定学历 师承或确有专长）〕中医妇科学

单元	细目	要点
第一单元　女性生殖器官	一、外生殖器	1. 阴户的位置
		2. 阴户的功能
	二、内生殖器	1. 阴道的位置及功能
		2. 子门的位置及功能
		3. 子宫的位置形态及功能和特性
第二单元　女性生殖生理	一、月经的生理	1. 月经的生理现象
		2. 月经产生的机理
		3. 月经的周期变化
		4. 绝经机理
	二、带下生理	1. 带下的生理现象及作用
		2. 带下产生的机理
	三、妊娠生理	1. 受孕机理
		2. 妊娠的生理现象
		3. 预产期的计算方法
	四、产褥生理	1. 临产先兆
		2. 正产现象
		3. 产褥期生理
	五、哺乳生理	哺乳生理
第三单元　妇科疾病的病因病机	一、病因	1. 寒热湿邪
		2. 情志因素
		3. 生活因素
		4. 体质因素
	二、病机	1. 脏腑功能失常
		2. 气血失调
		3. 冲任督带损伤
		4. 胞宫、胞脉、胞络受损
		5. 肾－天癸－冲任－胞宫轴失调

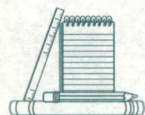

续表

单元	细目	要点
第四单元　妇科疾病的诊断与辨证	一、四诊	1. 问诊
		2. 望诊
		3. 闻诊
		4. 切诊
	二、辨证要点	1. 常用辨证方法
		2. 月经病、带下病、妊娠病、产后病的辨证要点
		3. 辨病与辨证
第五单元　妇科疾病的治疗	一、常用内治法	1. 调补脏腑
		2. 调理气血
		3. 温经散寒
		4. 利湿祛痰
		5. 调理冲任督带
		6. 调治胞宫
		7. 调节肾－天癸－冲任－胞宫生殖轴
	二、常用外治法	1. 坐浴
		2. 外阴、阴道冲洗
		3. 阴道纳药
		4. 贴敷法
		5. 宫腔注入
		6. 直肠导入
		7. 中药离子导入
第六单元　月经病	一、概述	1. 月经病的定义
		2. 月经病的病因病机
		3. 月经病的诊断
		4. 月经病的辨证
		5. 月经病的治疗原则
		6. 治疗中应注意的问题
	二、月经先期	1. 概述
		2. 病因病机
		3. 月经先期与经间期出血的鉴别
		4. 辨证论治
	三、月经后期	1. 概述
		2. 病因病机
		3. 月经后期与早孕的鉴别
		4. 辨证论治
	四、月经先后无定期	1. 概述
		2. 病因病机

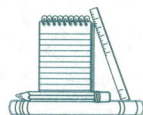

续表

单元	细目	要点
	四、月经先后无定期	3. 鉴别诊断
		4. 辨证论治
	五、月经过多	1. 概述
		2. 病因病机
		3. 辨证论治
	六、月经过少	1. 概述
		2. 病因病机
		3. 月经过少与激经的鉴别
		4. 辨证论治
	七、经期延长	1. 概述
		2. 病因病机
		3. 辨证论治
	八、经间期出血	1. 概述
		2. 病因病机
		3. 鉴别诊断
		4. 辨证论治
第六单元　月经病	九、崩漏	1. 概述
		2. 病因病机
		3. 崩漏的诊断与鉴别诊断
		4. 崩漏治疗原则及塞流、澄源、复旧的含义
		5. 急症处理和辨证论治
		6. 崩漏血止后的治疗
		7. 预防与调护
	十、闭经	1. 概述
		2. 病因病机
		3. 闭经的诊断
		4. 鉴别诊断
		5. 闭经的治疗原则
		6. 辨证论治
	十一、痛经	1. 概述
		2. 病因病机
		3. 辨证要点
		4. 痛经发作时的急症处理
		5. 辨证论治
		6. 预防与调护
	十二、经行乳房胀痛	1. 概述
		2. 病因病机
		3. 辨证论治

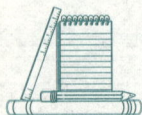

续表

单元	细目	要点
	十三、经行头痛	1. 概述
		2. 病因病机
		3. 辨证论治
	十四、经行感冒	1. 概述
		2. 病因病机
		3. 辨证论治
	十五、经行身痛	1. 概述
		2. 病因病机
		3. 辨证论治
	十六、经行泄泻	1. 概述
		2. 病因病机
		3. 辨证论治
第六单元　月经病	十七、经行浮肿	1. 概述
		2. 病因病机
		3. 辨证论治
	十八、经行吐衄	1. 概述
		2. 病因病机
		3. 辨证论治
	十九、经行情志异常	1. 概述
		2. 病因病机
		3. 辨证论治
	二十、绝经前后诸证	1. 概述
		2. 病因病机
		3. 辨证论治
		4. 预防与调护
	一、概述	1. 带下病的定义
		2. 带下病的治疗原则
	二、带下过多	1. 概述
		2. 病因病机
		3. 辨证要点
第七单元　带下病		4. 辨证论治
		5. 外治法
		6. 预防与调护
	三、带下过少	1. 概述
		2. 病因病机
		3. 辨证论治
		1. 妊娠病的定义
		2. 妊娠病的范围
第八单元　妊娠病	一、概述	3. 妊娠病的诊断
		4. 妊娠病的发病机理

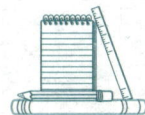

单元	细目	要点
第八单元　妊娠病	一、概述	5. 妊娠病的治疗原则
		6. 妊娠期间用药的注意事项
	二、妊娠恶阻	1. 概述
		2. 病因病机
		3. 鉴别诊断
		4. 辨证论治
		5. 妊娠恶阻的调摄
	三、异位妊娠	1. 概述
		2. 病因病机
		3. 异位妊娠的诊断与鉴别诊断
		4. 异位妊娠的临床表现
		5. 急症处理及手术适应证
		6. 辨证论治
		7. 预防与调护
	四、胎漏、胎动不安	1. 概述
		2. 病因病机
		3. 流产鉴别诊断
		4. 辨证论治
		5. 预防与调护
	五、滑胎	1. 概述
		2. 病因病机
		3. 诊断
		4. 辨证论治
		5. 预防与调护
	六、子肿	1. 概述
		2. 子气、皱脚、脆脚的含义
		3. 病因病机
		4. 辨证论治
	七、妊娠小便淋痛	1. 概述
		2. 病因病机
		3. 辨证论治
第九单元　产后病	一、概述	1. 产后病的定义
		2. 产后"三冲""三病""三急"的含义
		3. 产后病的病因病机
		4. 产后病的诊断与产后"三审"
		5. 产后病的治疗原则
		6. 产后用药"三禁"
		7. 产后病的预防与调护
	二、产后发热	1. 概述
		2. 病因病机
		3. 诊断

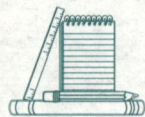

续表

单元	细目	要点
	二、产后发热	4. 急症处理
		5. 辨证论治
		6. 预防与调护
	三、产后腹痛	1. 概述
		2. 病因病机
		3. 鉴别诊断
		4. 辨证论治
		5. 预防与调护
第九单元 产后病	四、产后身痛	1. 概述
		2. 病因病机
		3. 鉴别诊断
		4. 辨证论治
	五、产后恶露不绝	1. 概述
		2. 病因病机
		3. 鉴别诊断
		4. 辨证论治
		5. 预防与调护
	六、缺乳	1. 概述
		2. 病因病机
		3. 辨证论治
	一、概述	1. 妇科杂病的定义
		2. 妇科杂病的范围
		3. 病因病机
		4. 杂病的治疗
	二、癥瘕	1. 概述
		2. 病因病机
		3. 鉴别诊断
		4. 辨证论治
第十单元 妇科杂病	三、盆腔炎	1. 概述
		2. 病因病机
		3. 盆腔炎的诊断
		4. 鉴别诊断
		5. 辨证论治
		6. 预防与调护
	四、不孕症	1. 概述
		2. 病因病机
		3. 不孕症的诊断
		4. 辨证论治
		5. 辨病与辨证结合
		6. 预防与调护

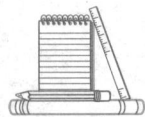

续表

单元	细目	要点
第十单元　妇科杂病	五、阴痒	1. 概述
		2. 病因病机
		3. 诊断
		4. 辨证论治
		5. 阴痒的外治法
	六、阴挺	1. 概述
		2. 病因病机
		3. 子宫脱垂的诊断与分度
		4. 辨证论治
		5. 预防与调护
第十一单元　计划生育	一、避孕	1. 工具避孕
		2. 药物避孕
	二、人工流产	1. 人工流产的适应证和禁忌证
		2. 人工流产并发症的诊断与防治
		3. 药物流产的适应证和禁忌证
	三、经腹输卵管结扎术	绝育手术的适应证和禁忌证
第十二单元　妇产科特殊检查与常用诊断技术	一、妇科检查	1. 双合诊
		2. 三合诊
	二、妇科特殊诊断技术	1. 基础体温测定
		2. 常用女性内分泌激素测定
		3. 宫腔镜检查
		4. 腹腔镜检查

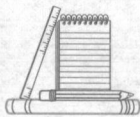

主要参考书目

1. 罗颂平．中医妇科学．北京：人民卫生出版社，2016.

2. 谈勇．中医妇科学．10 版．北京：中国中医药出版社，2016.

3. 杜惠兰．中西医结合妇产科学．10 版．北京：中国中医药出版社，2016.

4. 陈景华．中医妇科学．北京：中国中医药出版社，2015.

5. 盛红．中医妇科学．北京：人民卫生出版社，2014.

6. 谢幸，苟文丽．妇产科学．8 版．北京：人民卫生出版社，2013.

7. 肖承悰，刘雁峰．中医妇科临床技能实训．北京：人民卫生出版社，2013.

8. 马宝璋，齐聪．中医妇科学．9 版．北京：中国中医药出版社，2012.

9. 蔚永运．边学边用针灸治疗常见病．北京：人民军医出版社，2010.

10. 乐杰．妇产科学．7 版．北京：人民卫生出版社，2009.

11. 王云凯，王富春．中医妇科学．北京：中国中医药出版社，2009.

12. 谈勇．中医妇科学图表解．北京：人民卫生出版社，2008.

13. 韩延华．百灵妇科传真．北京：中国中医药出版社，2007.

14. 李云端．中医妇科学．北京：中国中医药出版社，2006.

15. 张建华．针灸治疗常见病证图解．南昌：江西科学技术出版社，2006.

16. 北京中医医院，北京市中医学校．刘奉五妇科经验．北京：人民卫生出版社，2006.

17. 张玉珍．新编中医妇科学．北京：人民军医出版社，2001.

18. 陈立怀．新编中医妇科临床手册．南昌：江西科学技术出版社，2000.

19. 洪家铁．中西医临床妇科学．北京：中国中医药出版社，1996.

20. 曹国文．妇科探真．西安：陕西科学技术出版社，1986.

21. 冯晓玲，张婷婷．中医妇科学．11 版．北京：中国中医药出版社，2021.

22. 谢幸，孔北华，段涛．妇产科学．9 版．北京：人民卫生出版社，2018.

23. 周小琳．中医妇科学．5 版．北京：人民卫生出版社，2023.

24. 刘雁峰，梁雪芳，徐莲薇．中医妇科学．4 版．北京：人民卫生出版社，2021.

25. 孔北华，马丁，段涛．妇产妇学．10 版．北京：人民卫生出版社，2024.

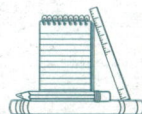

全国中医药行业职业教育"十四五"规划教材

教材目录

注：凡标☆者为"十四五"职业教育国家规划教材。

序号	书 名	主 编		主编所在单位	
1	医古文	刘庆林	江 琼	湖南中医药高等专科学校	江西中医药高等专科学校
2	中医药历史文化基础	金 虹		四川中医药高等专科学校	
3	医学心理学	范国正		娄底职业技术学院	
4	中医适宜技术	肖跃红		南阳医学高等专科学校	
5	中医基础理论	陈建章	王敏勇	江西中医药高等专科学校	邢台医学院
6	中医诊断学	王农银	徐宜兵	遵义医药高等专科学校	江西中医药高等专科学校
7	中药学	李春巧	林海燕	山东中医药高等专科学校	滨州医学院
8	方剂学	姬水英	张 尹	渭南职业技术学院	保山中医药高等专科学校
9	中医经典选读	许 海	姜 侠	毕节医学高等专科学校	滨州医学院
10	卫生法规	张琳琳	吕 慕	山东中医药高等专科学校	山东医学高等专科学校
11	人体解剖学	杨 岚	赵 永	成都中医药大学	毕节医学高等专科学校
12	生理学	李开明	李新爱	保山中医药高等专科学校	济南护理职业学院
13	病理学	鲜于丽	李小山	湖北中医药高等专科学校	重庆三峡医药高等专科学校
14	药理学	李全斌	卫 昊	湖北中医药高等专科学校	陕西中医药大学
15	诊断学基础	杨 峥	姜旭光	保山中医药高等专科学校	山东中医药高等专科学校
16	中医内科学	王 飞	刘 菁	成都中医药大学	山东中医药高等专科学校
17	西医内科学	张新鹃	施德泉	山东中医药高等专科学校	江西中医药高等专科学校
18	中医外科学☆	谭 工	徐迎涛	重庆三峡医药高等专科学校	山东中医药高等专科学校
19	中医妇科学	周惠芳		南京中医药大学	
20	中医儿科学	孟陆亮	李 昌	渭南职业技术学院	南阳医学高等专科学校
21	西医外科学	王龙梅	熊 炜	山东中医药高等专科学校	湖南中医药高等专科学校
22	针灸学☆	甄德江	张海峡	邢台医学院	渭南职业技术学院
23	推拿学☆	涂国卿	张建忠	江西中医药高等专科学校	重庆三峡医药高等专科学校
24	预防医学☆	杨柳清	唐亚丽	重庆三峡医药高等专科学校	广东江门中医药职业学院
25	经络与腧穴	苏绪林		重庆三峡医药高等专科学校	
26	刺法与灸法	王允娜	景 政	甘肃卫生职业学院	山东中医药高等专科学校
27	针灸治疗☆	王德敬	胡 蓉	山东中医药高等专科学校	湖南中医药高等专科学校
28	推拿手法	张光宇	吴 涛	重庆三峡医药高等专科学校	河南推拿职业学院
29	推拿治疗	唐宏亮	汤群珍	广西中医药大学	江西中医药高等专科学校

序号	书 名	主编		主编所在单位	
30	小儿推拿	吕美珍	张晓哲	山东中医药高等专科学校	邢台医学院
31	中医学基础	李勇华	杨 频	重庆三峡医药高等专科学校	甘肃卫生职业学院
32	方剂与中成药☆	王晓戎	张 彪	安徽中医药高等专科学校	遵义医药高等专科学校
33	无机化学	叶国华		山东中医药高等专科学校	
34	中药化学技术	方应权	赵 斌	重庆三峡医药高等专科学校	广东江门中医药职业学院
35	药用植物学☆	汪荣斌		安徽中医药高等专科学校	
36	中药炮制技术☆	张昌文	丁海军	湖北中医药高等专科学校	甘肃卫生职业学院
37	中药鉴定技术☆	沈 力	李 明	重庆三峡医药高等专科学校	济南护理职业学院
38	中药制剂技术	吴 杰	刘玉玲	南阳医学高等专科学校	娄底职业技术学院
39	中药调剂技术	赵宝林	杨守娟	安徽中医药高等专科学校	山东中医药高等专科学校
40	药事管理与法规	查道成	黄 娇	南阳医学高等专科学校	重庆三峡医药高等专科学校
41	临床医学概要	谭 芳	向 军	娄底职业技术学院	毕节医学高等专科学校
42	康复治疗基础	王 磊		南京中医药大学	
43	康复评定技术	林成杰	岳 亮	山东中医药高等专科学校	娄底职业技术学院
44	康复心理	彭咏梅		湖南中医药高等专科学校	
45	社区康复	陈丽娟		黑龙江中医药大学佳木斯学院	
46	中医养生康复技术	廖海清	艾 瑛	成都中医药大学附属医院针灸学校	江西中医药高等专科学校
47	药物应用护理	马瑜红		南阳医学高等专科学校	
48	中医护理	米健国		广东江门中医药职业学院	
49	康复护理	李为华	王 建	重庆三峡医药高等专科学校	山东中医药高等专科学校
50	传染病护理☆	汪芝碧	杨蓓蓓	重庆三峡医药高等专科学校	山东中医药高等专科学校
51	急危重症护理☆	邓 辉		重庆三峡医药高等专科学校	
52	护理伦理学☆	孙 萍	张宝石	重庆三峡医药高等专科学校	黔南民族医学高等专科学校
53	运动保健技术	潘华山		广东潮州卫生健康职业学院	
54	中医骨病	王卫国		山东中医药大学	
55	中医骨伤康复技术	王 轩		山西卫生健康职业学院	
56	中医学基础	秦生发		广西中医学校	
57	中药学☆	杨 静		成都中医药大学附属医院针灸学校	
58	推拿学☆	张美林		成都中医药大学附属医院针灸学校	